AF260422

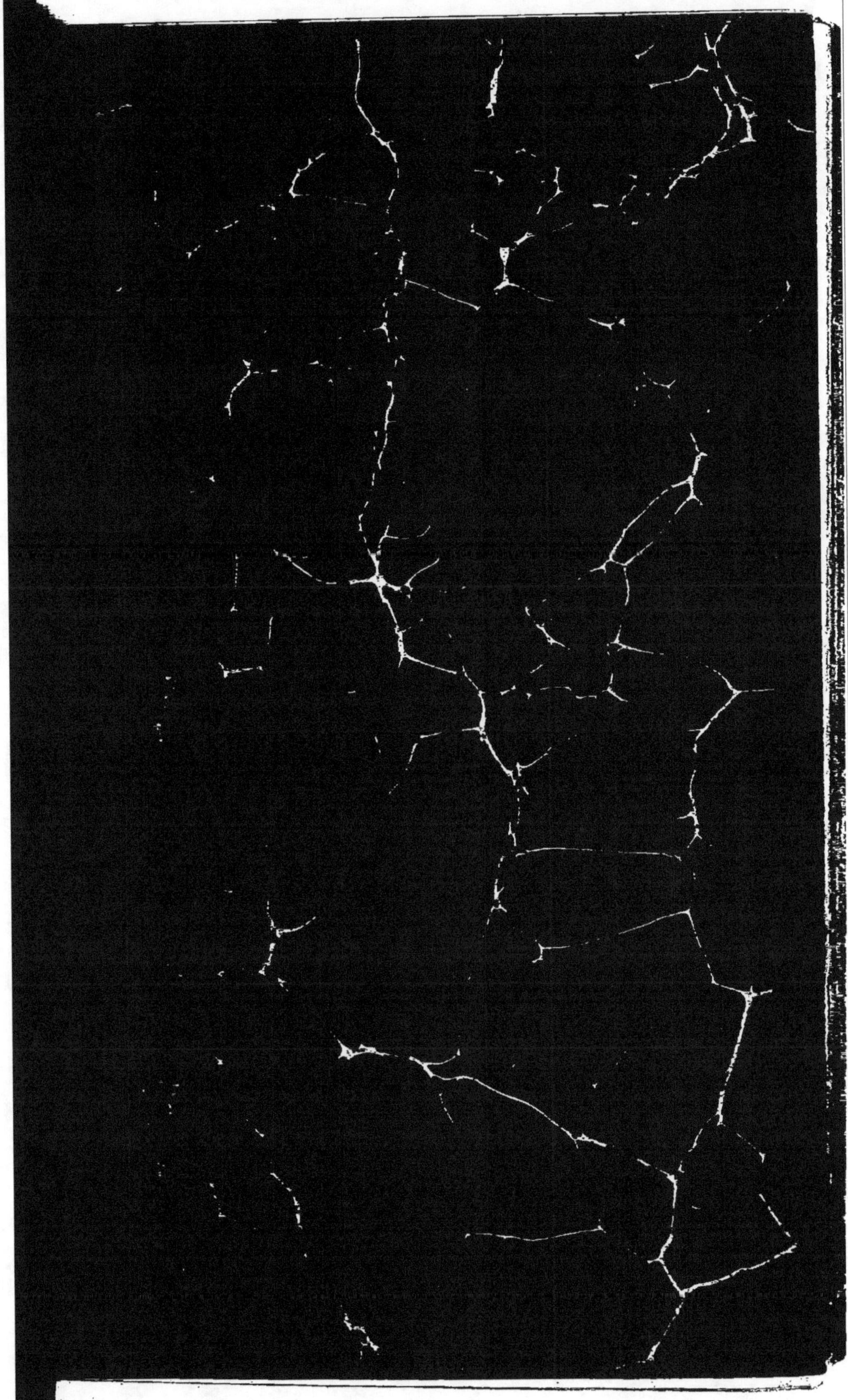

Tc ¹¹/₁₀₂

T. 2839.
C. 3. D. a. a.

# LA

# MACROBIOTIQUE.

# Librairie de J.-B. Baillière.

TRAITÉ DE LA MALADIE SCROFULEUSE ; ouvrage couronné par l'Académie impériale de la Nature ; par C.-G. HUFELAND, traduit de l'allemand, accompagné de notes, par J.-B. BOUSQUET, D. M., et suivi d'un Mémoire sur les scrofules, et de quelques réflexions sur le traitement du cancer, par M. le baron LARREY, in-8, fig. 6 f.

TRAITÉ DES DIFFORMITÉS DU SYSTÈME OSSEUX , ou de l'emploi des moyens mécaniques et gymnastiques dans le traitement de ces affections ; par F. HUMBERT, médecin-directeur de l'établissement orthopédique de Mosley. Paris, 1838. 4 v. in-8, atlas de 174 pl. gr. in-4. 65 f.

TRAITÉ DES MALADIES DES ENFANS NOUVEAU-NÉS ET A LA MAMELLE , fondé sur de nouvelles observations cliniques et d'anatomie pathologique, faites à l'hôpital des Enfans-Trouvés de Paris, dans le service de M. BARON ; par C. BILLARD, D. M. P., ancien interne de cet hôpital ; *troisième édition*, avec une notice sur la vie et les ouvrages de l'auteur, et *augmenté de notes*, par OLLIVIER (d'Angers), D. M. P. Paris, 1837, 1 fort vol. in-8. 9 f.

MÉDECINE MATERNELLE , ou l'Art de conserver les enfans ; par Alphonse LEROY, professeur de la Faculté de Médecine de Paris. *Deuxième édition*. Paris, 1830, in-8. 6 f.

DES MALADIES MENTALES , considérées sous les rapports médical, hygiénique et médico-légal , par E. ESQUIROL , médecin en chef de la maison d'aliénés de Charenton , membre de l'Académie royale de Médecine, etc. Paris, 1838, 2 forts vol. in-8, avec 27 planch. gravées. 20 f.

NOUVEAUX ÉLÉMENS D'HYGIÈNE ; par Charles LONDE, D. M. P., membre de l'Académie royale de Médecine. *Deuxième édition entièrement refondue*. Paris, 1838, 2 vol. in-8. 12 f.

GYMNASTIQUE MÉDICALE , ou l'Exercice appliqué aux organes de l'homme, d'après les lois de la physiologie et de la thérapeutique ; par Charles LONDE , D. M. P., in-8. 4 f.

DE LA PROSTITUTION DANS LA VILLE DE PARIS, considérée sous le rapport de l'hygiène publique , de la morale et de l'administration ; ouvrage appuyé de documens statistiques, puisés dans les archives de la préfecture de police, avec cartes et tableaux, par A.-J.-B. PARENT-DUCHATELET, membre du Conseil de salubrité de la ville de Paris ; *deuxième édition* revue et augmentée, ornée du portrait de l'auteur. Paris, 1837. 2 forts vol. in-8. 16 f.

HYGIÈNE PUBLIQUE , ou Mémoires sur les questions les plus importantes de l'hygiène, appliquée aux professions et aux travaux d'utilité publique, par A.-J.-B. PARENT-DUCHATELET. Paris, 1836, 2 forts vol. in-8, avec 18 planches. 16 f.

HYGIÈNE MORALE , ou application de la physiologie à la morale et à l'éducation, par C. BROUSSAIS, médecin et professeur à l'hôpital de perfectionnement du Val-de-Grâce. Paris, 1837, in-8. 5 f.

TRAITÉ DE LA VACCINE et des Éruptions varioleuses ou varioliformes ; *ouvrage rédigé sur la demande du gouvernement*, par J.-B. BOUSQUET, D. M., secrétaire du conseil et membre de l'Académie royale de Médecine , chargé des vaccinations gratuites. Paris, 1833, in-8. 6 f.

COURS DE PHRÉNOLOGIE , professé à la Faculté de Médecine de Paris, par F.-J.-V. BROUSSAIS, membre de l'institut , professeur à la Faculté de Médecine de Paris, etc. Paris, 1836, in-8. 9 f.

DES HABITATIONS et de l'influence de leurs dispositions sur l'homme en santé et en maladie ; par M. PIORRY, médecin de l'hôpital de la Pitié. Paris, 1838, in-8. 3 fr.

PARIS. — IMPRIMERIE DE BOURGOGNE ET MARTINET, rue Jacob, n. 30.

# LA
# MACROBIOTIQUE,

OU

## L'ART DE PROLONGER LA VIE
## DE L'HOMME,

SUIVI

DE CONSEILS SUR L'ÉDUCATION PHYSIQUE DES ENFANS,

### PAR C.-F. HUFELAND,

Premier médecin et conseiller d'État du roi de Prusse.

TRADUIT DE L'ALLEMAND

### PAR A.-J.-L. JOURDAN,

Membre de l'Académie royale de médecine.

———

**NOUVELLE ÉDITION.**

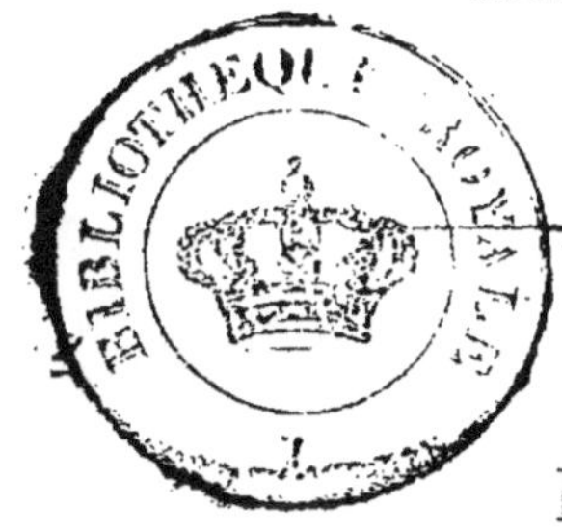



## PARIS,

### CHEZ J. B. BAILLIÈRE,

LIBRAIRE DE L'ACADÉMIE ROYALE DE MÉDECINE,

RUE DE L'ÉCOLE-DE-MÉDECINE, 13 BIS.

A LONDRES, MÊME MAISON, 219, REGENT STREET.

## 1838.

# PRÉFACE.

La vie de l'homme, considérée sous le point de vue de la physique, est à proprement parler une opération chimico-animale produite par le jeu des forces réunies de la nature et par un changement continuel qu'éprouve la matière. Comme tous les autres phénomènes physiques, elle doit avoir des lois, des limites et une durée déterminées, puisqu'elle dépend de la somme des forces et de la quantité des matériaux dévolus à chaque être, de la manière dont ces élémens sont mis en œuvre, et de beaucoup d'autres circonstances, tant extérieures qu'intérieures. De même aussi que tous ces phénomènes, elle peut être accélérée ou ralentie. C'est en ramenant son essence et ses besoins à un petit nombre de principes rigoureux, et prenant ensuite l'expérience pour guide, qu'on parvient à déterminer les conditions capables de la précipiter ou de la retarder. On déduit de là des règles relatives aux précautions hygiéniques et médicales qui peuvent la prolonger, et il en résulte une science particulière, appelée *macrobiotique*, ou l'art de prolonger la vie. C'est cette science qui fait l'objet de l'ouvrage que je livre au public.

Il ne faut pas confondre l'art de prolonger la vie avec la médecine ordinaire, ou la diététique médicale, car il a un autre but, d'autres moyens et d'autres bornes. Le but de la médecine est la santé; celui de la macrobiotique, une longue vie. Les moyens de la médecine ne sont calculés que d'après l'état présent des choses, et d'après les changemens qui peuvent y survenir; ceux de la macrobiotique le sont d'après le cours entier de la vie. La médecine se contente de rétablir la santé, sans examiner si les agens dont elle se sert abrègent l'existence, ce qui est fort ordinaire, et elle regarde les maladies comme des maux qu'on ne peut trop se hâter de guérir; la macrobiotique fait voir que certaines maladies peuvent servir à prolonger la vie. La médecine déploie toutes ses ressources pour faire arriver l'homme au plus haut degré de perfection et de vigueur physiques dont il est susceptible; la macrobiotique montre qu'il faut savoir s'arrêter à temps, parce qu'en fortifiant trop le corps, on peut accélérer et par conséquent abréger l'existence. La médecine pratique n'est donc réellement qu'une science accessoire, qui apprend à reconnaître, à prévenir et à combattre une partie des ennemis de la vie, les maladies, mais qui doit toujours être soumise aux lois de la macrobiotique.

Une longue vie a été, dans tous les temps, le premier vœu de l'homme, l'objet principal de ses recherches. Mais combien les idées qu'il s'est faites des moyens de conserver et de prolonger ses jours ont été et sont encore confuses et contradictoires! Le théologien rit de nos efforts, et demande s'il est quelqu'un qui puisse ajouter une ligne à sa taille ou une minute à la durée de son existence. Le médecin praticien nous dit : Pourquoi perdre votre temps à chercher des méthodes particulières ? faites usage de mon art, prenez soin de votre santé, prévenez les maladies, et faites-vous guérir de celles qui vous atteignent. L'adepte nous montre son elixir, en nous assurant que celui qui fait usage de cet esprit vital incorporé peut être certain de vivre long-temps. Le philosophe croit trancher la difficulté en méprisant la mort, et doubler la vie en multipliant les jouissances. La foule immense des empiriques et des charlatans qui se sont emparés de la multitude, lui font croire que le meilleur moyen pour vivre long-temps consiste à se faire saigner, ventouser ou purger en temps opportun.

J'ai donc cru qu'il était utile et même nécessaire de fixer enfin les idées sur un objet si important, et de remonter à des principes simples et incontestables, pour donner de l'ensemble à la science, et la présenter sous une forme systématique, dont personne encore n'avait songé à la revêtir. Mais à ce but principal se sont jointes peu à peu d'autres vues secondaires, dont je dois entretenir le lecteur, afin qu'il puisse juger de l'ensemble de mon travail. D'abord j'ai cru que réduire l'art de vivre long-temps en un corps de doctrine était le meilleur moyen de faire apprécier l'importance de certaines règles diététiques; car je sais par expérience qu'on produit bien peu d'impression en se contentant de dire que telle chose ou tel genre de vie est favorable ou contraire à la santé. En effet, lorsqu'on parle ainsi, on n'exprime qu'une idée relative, dont la vérité dépend du plus ou moins de force de la constitution, ou d'autres circonstances encore, et se rapporte aux suites immédiates, qui ne s'observent souvent point, ce qui inspire aux personnes étrangères à la médecine de la défiance contre tous les préceptes analogues qu'on leur donne. Au contraire, on est certain de les intéresser beaucoup lorsqu'on leur dit que telle chose ou tel régime prolonge ou abrège la vie; car ce résultat dépend moins des circonstances, et l'on ne peut pas en juger d'après les suites immédiates. En second lieu, mes cahiers devinrent bientôt des espèces d'archives, dans lesquelles je déposais plusieurs de mes idées favorites, que j'étais flatté de pouvoir rattacher à un fil aussi beau que celui de la vie.

D'après le point de vue sous lequel j'envisage mon sujet, je devais le traiter non seulement en médecin, mais encore en moraliste. Peut-on écrire sur la vie de l'homme sans entrer en rapport avec le monde moral dont elle fait partie? Et m'en occupant, j'ai senti plus que jamais qu'on ne saurait séparer l'homme physique de l'homme moral, et je crois que ce ne sera pas le moindre avantage de mon livre d'avoir rehaussé la valeur des vérités morales dans l'esprit de beaucoup de personnes, en leur faisant voir jusqu'à quel point elles sont nécessaires même à la conservation et à la prolongation de la vie, et d'avoir prouvé d'une manière incontestable qu'il n'y a pas jusqu'au physique de l'homme qui ne soit calculé sur une destinée supérieure à celle qui l'attend ici-bas ; que c'est en cela que consiste la différence entre lui et la brute, et que sans culture morale il est sans cesse en contradiction avec sa propre nature, tandis qu'elle seule le rend parfait, même sous le point de vue purement physique. Puissé-je être assez heureux pour contribuer à la fois par mes faibles efforts à prolonger ses jours et à le rendre meilleur ! J'affirme au moins que l'un est impossible sans l'autre. La perfection physique et la perfection morale sont aussi étroitement unies que le corps et l'âme. Elles viennent des mêmes sources, et se confondent ensemble. C'est leur réunion qui produit pour résultat la perfection de la nature humaine.

Mon ouvrage n'étant pas destiné aux médecins seulement, mais à toutes les classes de la société, j'ai été obligé, tantôt d'être plus court, et tantôt d'être un peu plus long, que je ne l'aurais été dans un livre écrit uniquement pour ceux qui se consacrent à l'art de guérir. J ai eu surtout en vue les jeunes gens, persuadé que c'est à leur âge qu'on pose les fondemens d'une vie longue et exempte de maladies, et qu'on ne saurait pardonner aux instituteurs de la jeunesse la négligence qu'ils mettent à l'instruire de tout ce qui concerne son bien-être physique. Tel est le motif pour lequel je me suis attaché de préférence à développer les points les plus importans à cet âge. Tel est aussi celui qui m'a déterminé à écrire de manière que les jeunes gens pussent me lire sans danger. Je crois qu'il serait avantageux non seulement de leur recommander la lecture de cet ouvrage, mais encore d'en faire usage dans les écoles, pour perfectionner l'instruction sous le rapport des objets qui intéressent de plus près notre bien-être physique; car c'est dans les écoles que cette instruction devrait se donner, et l'expérience m'a convaincu qu'elle vient souvent trop tard dans les universités.

Les mères ont été chargées par la nature du soin de développer nos premières facultés. Je m'estimerai heureux si, en éclairant leur tendresse, j'obtiens qu'elles dotent l'État d'hommes sains, robustes et utiles à leurs semblables.

LA

# MACROBIOTIQUE,

ou

## L'ART DE PROLONGER LA VIE

### DE L'HOMME.

---

## PREMIÈRE PARTIE.

### HISTOIRE ET THÉORIE DE L'ART.

---

## CHAPITRE PREMIER.

### HISTOIRE DE L'ART.

La nature entière est soumise à l'influence et à l'action d'une force incompréhensible, émanation immédiate de la Divinité, que l'on appelle *force vitale*. A chaque pas nous rencontrons des phénomènes attestant que cette force est présente partout, et qu'elle revêt des formes variées à l'infini. Vivre est le cri de tout ce qui nous entoure. C'est la vie qui fait végéter la plante, qui donne le sentiment et l'action à l'animal ; mais c'est dans l'homme, premier

anneau de la création visible, qu'elle se montre dans
toute sa perfection, dans tout son éclat, dans toute sa
plénitude. Si nous parcourons la série des êtres, nous
n'en trouvons aucun qui nous offre une réunion aussi
complète de presque routes les forces vivantes de l'u-
nivers, aucun non plus qui joigne une aussi longue
durée à autant d'énergie vitale. Il n'est donc pas surprenant que celui qui possède un pareil bien dans
sa plus grande perfection, y attache tant de prix, et
que la seule idée de vivre ait déjà tant de charmes
pour lui. Plus un corps nous paraît jouir de la vie et
du sentiment de son existence, et plus il nous intéresse. Rien n'agit sur nous avec autant de force, et ne
nous détermine à de si grands sacrifices, rien ne développe mieux et ne fait agir avec tant d'énergie
les ressorts les plus cachés de notre être, que le désir de conserver nos jours et de les sauver dans un
moment critique. Privé de toutes les jouissances de
la vie, en proie à des douleurs sans remède, plongé
pour jamais dans un noir cachot, l'homme attache
encore du prix à l'existence, et il ne faut rien moins
que la destruction de ses organes les plus délicats,
que l'affaiblissement et l'extinction totale du sentiment intérieur, pour lui rendre la vie indifférente ou
odieuse ; tant est sage et sublime l'union que la nature a établie en nous entre l'existence et l'amour
de la vie, cet instinct si digne d'un être raisonnable,
cette base de la félicité des individus et du bonheur
de la société ! Quoi donc de plus naturel que de se

demander s'il ne serait pas possible de prolonger la vie et les plaisirs trop passagers qu'elle procure? Aussi les hommes se sont-ils appliqués de diverses manières à la solution de ce problème ; aussi a-t-il été dans tous les temps un sujet favori de méditation pour les philosophes , une source intarissable de rêveries pour les visionnaires , et un appât offert à la crédulité par les charlatans , qui n'ont pas trouvé de meilleur moyen pour en imposer à la multitude, que de se vanter d'entretenir commerce avec les esprits , de posséder la pierre philosophale, ou d'avoir le secret de prolonger la vie. C'est un des chapitres les plus intéressans de l'anthropologie, que celui qui traite de cette multitude d'expédiens , quelquefois opposés, auxquels on a eu recours pour se mettre en possession d'un bien si désiré ; et comme, de nos jours , les Cagliostro et les Mesmer y ont fourni des matériaux importans, on me pardonnera, j'espère, de ne passer à l'objet principal de ce livre qu'après avoir jeté un coup d'œil rapide sur les méthodes qui ont été tour à tour conseillées pour prolonger l'existence de l'homme.

Cette idée fut en vogue dès les premiers âges du monde, chez les Égyptiens, les Grecs et les Romains. Dans l'Égypte, berceau de tant d'extravagances, on invoqua la puissance de l'art, et l'on eut recours à des moyens que n'enseignait pas la nature, mais qui furent sans doute suggérés pour un climat que la chaleur et les inondations rendent malsain. On croyait avoir trouvé le secret de prolonger la vie dans les moyens propres à exciter le vomissement et la sueur, de sorte qu'il était généralement reçu de prendre au moins deux vomitifs par mois, et qu'au lieu de se demander, Comment vous portez-vous? on s'abordait en disant, Comment suez-vous?

Le même instinct se développa d'une manière tout-à-fait différente en Grèce, sous l'influence du plus beau des climats. Les Grecs furent convaincus de bonne heure que le plus sûr moyen d'accroître l'énergie vitale et de reculer les bornes de la vie con- siste à faire un usage raisonnable de tout ce qui nous entoure, et à exercer continuellement nos forces. Hippocrate, comme tous les philosophes et médecins de ces temps éloignés, ne connaissait d'autre secret que la tempérance, la jouissance d'un air pur, les bains, et surtout l'usage journalier des frictions sur tout le corps, joint à l'exercice. C'est dans ce dernier moyen que les Grecs avaient mis le plus de confiance. Ils inventèrent des méthodes et tracèrent des règles pour varier la force et la direction du mouvement imprimé au corps. De là naquit la *gymnastique*. Mais les plus grands philosophes n'oublièrent pas que l'exercice du corps et celui de l'esprit doivent mar- cher de front. Cet art, presque entièrement perdu pour nous, fut porté en Grèce à une perfection sur- prenante. On sut l'approprier à tous les tempéra- mens, à toutes les situations, à tous les besoins de la vie, et l'on s'en servit principalement pour entretenir les organes intérieurs dans un juste degré d'activité, afin non-seulement de les rendre moins accessibles aux causes morbifiques, mais encore de guérir les maladies elles-mêmes. Un certain Hérodicus alla jusqu'au point de prescrire à ses malades de se promener et de se soumettre à l'usage des frictions; plus la maladie les accablait, et plus il les faisait redoubler d'efforts pour triompher de cet épuisement. Il eut le talent de prolonger par cette méthode la vie de tant d'hommes d'une constitution faible et délicate, que Platon lui reprocha d'avoir très-mal agi envers ces malheureux, en leur faisant pousser jusqu'aux bornes de la vieillesse une vie dont le flambeau semblait toujours prêt à s'éteindre. C'est dans les ouvrages de Plutarque qu'on trouve les idées les plus claires et les plus conformes à la nature sur l'art de conserver et de prolonger l'existence; et cet illustre philosophe prouva lui-même l'excellence de ses préceptes, par la longue carrière qu'il parcourut d'une manière si heureuse. En terminant, il trace des règles qui ne sont pas moins applicables à notre siècle qu'au sien : elles consistent à se tenir la tête au frais et les pieds au chaud, à jeûner un jour entier plutôt que de recourir aux remèdes pour la moindre indisposition, et à ne jamais oublier le corps pour l'esprit.

Il est un autre moyen singulier de prolonger la vie, qui date également d'une époque fort éloignée de nous: c'est la *gérocomique*. Ce moyen consiste à rajeunir, ou du moins à conserver un corps usé par l'âge, en le plongeant au milieu de l'atmosphère d'un autre corps qui soit dans toute la vigueur de la première jeunesse. L'histoire du roi David fournit un exemple bien connu de l'emploi de cette méthode, mais on trouve dans les ouvrages des médecins plusieurs faits qui attestent qu'elle était fort répandue autrefois. Les modernes eux-mêmes y ont eu recours avec avantage. Le grand Boerhaave fit coucher un vieux bourg-mestre d'Amsterdam entre deux jeunes filles, et il assure que ce moyen augmenta sensiblement les forces et la vivacité du vieillard. Quand on considère quels effets produit sur un membre paralysé la vapeur qui s'élève du corps d'un animal qu'on vient de mettre à mort, et combien l'application d'un animal vivant est puissante pour calmer les douleurs causées par un mal violent, on doit convenir que cette méthode n'est point tout-à-fait à dédaigner.

C'est probablement pour la même raison que les Grecs et les Romains attachaient tant d'importance à l'haleine d'une personne bien portante. On trouva, dans le siècle dernier, à Rome, une ancienne inscription conçue en ces termes: ÆSCULAPIO. ET. SANITATI. L. CLODIUS. HERMIPPUS. QUI. VIXIT. ANNOS. CXV. DIES V. PUELLARUM. ANHELITU. QUOD. ETIAM. POST. MORTEM. EJUS. NON. PARUM. MIRANTUR. PHYSICI. JAM. POSTERI. SIC. VITAM. DUCITE. Que cette inscription soit authentique ou apocryphe, elle donna naissance, vers le commencement du siècle, à une dissertation très-savante, dans laquelle le docteur Cohausen démontra qu'Hermippus avait été administrateur d'un hospice d'enfans trouvés, ou directeur d'une école de jeunes filles à Rome, et qu'il devait d'avoir prolongé si long-temps sa vie à ce que sa place lui imposait l'obligation de vivre continuellement au milieu de la jeunesse. En conséquence, ce médecin donne le conseil de respirer matin et soir l'haleine de jeunes filles encore innocentes, et il assure que l'on contribuerait ainsi beaucoup à augmenter et à entretenir les forces vitales, l'haleine contenant encore, à cet âge, *de l'avis des adeptes*, la matière première dans toute sa pureté.

Mais l'époque la plus féconde en idées nouvelles et extravagantes sur l'art de prolonger la vie, fut cette nuit de mille ans, cette période du moyen âge, durant laquelle le fanatisme étouffa toutes les notions simples et naturelles. Le besoin de charmer les loisirs de la vie des cloîtres conduisit bien les moines à quelques découvertes en chimie et en physique, mais on fit moins usage de ces inventions nouvelles pour éclaircir les idées que pour les embrouiller, pour éclairer les humains que pour alimenter la superstition. C'est durant cette nuit profonde qu'on vit éclore les productions les plus monstrueuses de l'esprit, et que naquirent, ou du moins se développèrent, les idées absurdes d'ensorcellement, de sympathie des corps, de pierre philosophale, de vertus occultes, de chiromancie, de cabale, de médecine universelle, qui, loin d'être oubliées, reparaissent seulement sous une autre forme, sous un vernis plus moderne, et servent encore tous les jours à égarer les hommes. C'est pendant cette éclipse de la raison qu'au lieu de regarder, à l'instar des anciens, la conservation et la prolongation de la vie comme des dons de la nature, et d'employer les moyens les plus simples pour s'en assurer la jouissance, on crut arriver plus sûrement au but par des transmutations chimiques, par le secours de la matière première, qu'on s'imaginait avoir concentrée dans le récipient des alambics, par le soin attentif de se prémunir contre l'influence des mauvaises constellations, et par mille autres rêveries semblables. Qu'il me soit permis de rapporter quelques-uns de ces préceptes , qui , malgré leur absurdité, ne laissèrent pas que de trouver des partisans.

L'un des plus impudens charlatans en ce genre fut Paracelse, ou, pour le désigner par son nom tout entier, qui le caractérise si bien, Philippe-Auréole-Théophraste Paracelse Bombast de Hohenheim. Cet homme avait parcouru la moitié du globe, rassemblant de tous côtés des recettes, et, ce qui était rare de son temps, il avait appris dans les mines à connaître et à travailler les métaux. Il débuta par répéter tout ce qu'on avait enseigné jusqu'alors, et par traiter les hautes écoles avec un profond mépris, se donnant lui-même pour le plus grand philosophe et le premier médecin de l'univers, et professant hautement qu'il n'y avait point de maladie qu'il ne pût guérir, ni de vie qu'il ne pût prolonger. Je ne citerai que le commencement de son principal ouvrage, pour donner une idée de son insolence et du ton que les charlatans du quinzième siècle prenaient en s'adressant au peuple. « C'est vous qui devez me suivre, et non pas » moi qui vous suivrai, Avicenne, Rhazès, Galien, » Mésué; vous aussi, docteurs de Paris, de Mont- » pellier, de Souabe, de Misnie, de Cologne, de » Vienne, des bords du Danube et du Rhin; vous, » îles de la mer; toi, Italie; toi, Dalmatie; toi, Athè- » nes; vous, Grecs; vous, Arabes; vous, Israélites, » c'est vous qui me suivrez : mon règne est arrivé! » On voit qu'il avait raison de dire de lui-même : « La » nature ne m'a pas fait subtil; ce n'est pas non plus » notre manière d'être, à nous autres qui vivons au » milieu des forêts de sapin. » Mais il avait le talent de débiter ses extravagances dans un langage si obscur et si mystique, qu'on était tenté de croire que cette enveloppe grossière cachait des secrets merveilleux, qu'il y a encore aujourd'hui des gens qui se creusent la tête pour trouver ces prétendus secrets, et que du moins il était impossible de le réfuter. Cet artifice et les effets surprenans de quelques préparations chimiques, dont Paracelse avait introduit l'usage en médecine, firent beaucoup de sensation, et acquirent une telle réputation à cet homme, qu'il lui arrivait en foule des disciples et des malades de toutes les parties de l'Europe, et qu'Érasme lui-même ne dédaigna pas de le consulter. Il mourut à cinquante ans, quoiqu'il prétendît posséder la pierre de l'immortalité. En examinant son soufre végétal, qu'il décorait de ce nom pompeux, on a reconnu que ce n'était autre chose qu'une liqueur spiritueuse, analogue aux gouttes d'Hoff-mann.

Non content d'avoir invoqué le secours de la chimie et de la nécromancie pour prolonger les jours de l'homme, on voulut encore y faire servir la puissance des astres. On admettait généralement alors que les astres, qu'il ne faudrait cependant pas non plus croire absolument sans action, présidaient, par leur influence, à la vie et aux destinées des humains, que chaque planète ou chaque constellation dirigeait vers le bien ou le mal la vie tout entière de l'être né sous son empire, et qu'en conséquence un astrologue n'avait besoin que de connaître l'heure et la minute de la naissance d'une personne, pour pouvoir déterminer son tempérament, l'étendue de ses facultés intellectuelles, sa destinée, ses maladies, enfin le genre et l'heure de sa mort. Telle était la croyance non-seulement du peuple, mais encore des personnages les plus éminens et les plus éclairés. On est même étonné de l'opiniâtreté et de la persévérance avec lesquelles on tint à ce préjugé, quoiqu'il ne dût sans doute pas manquer de circonstances dans lesquelles les prédictions des astrologues s'étaient trouvées fausses. Les évêques, le haut clergé, les philosophes et les médecins les plus célèbres tiraient des horoscopes, et l'on faisait même, dans les universités, des cours publics sur cette prétendue science, comme aussi sur la géomancie et la cabale. Qu'on me permette, pour prouver ce que j'avance, de dire un mot du fameux Thurneisen, homme vraiment extraordinaire, et l'un des phénomènes les plus remarquables en ce genre. Thurneisen vivait, dans le dix-septième siècle, à la cour de l'électeur de Brandebourg; il était tout à la fois médecin du prince, chimiste, tireur d'horoscopes, faiseur de calendrier, imprimeur et libraire. Sa réputation d'astrologue était si grande, qu'il ne naissait pas un enfant dans une famille riche d'Allemagne, de Pologne, de Hongrie, de Danemarck, et même d'Angleterre, sans qu'on lui expédiât sur-le-champ un courrier pour lui annoncer le moment précis de la naissance. Huit, dix ou douze messages semblables lui arrivaient souvent à la fois, et il finit par être tellement accablé de travaux, qu'il fut obligé de se donner des adjoints. La bibliothèque de Berlin possède encore plusieurs volumes entiers des consultations qu'on lui adressait, et parmi lesquelles on trouve des lettres de la reine Elisabeth. Thurneisen imprimait aussi tous les ans un calendrier astrologique, dans lequel il marquait en peu de mots, ou au moyen de signes arbitraires, non-seulement le caractère de l'année en général, mais encore les principaux événemens qu'elle devait offrir, et la nature de chaque jour en particulier. A la vérité, il ne publiait ordinairement ses explications que l'année suivante, mais l'argent et les prières le déterminaient quelquefois à les donner d'avance. Admirons ce que peuvent un hasard heureux et l'art de rendre des oracles en termes vagues : son calendrier eut un débit prodigieux pendant plus de vingt ans, et, joint à d'autres charlataneries analogues, lui procura une fortune de quelques centaines de milliers de florins.

Mais comment pouvait-on trouver des moyens de prolonger la vie dans un art précisément qui lui assigne un terme inévitable ? Voici la manière, vraiment ingénieuse, dont on s'y prenait. On supposait que, comme chaque homme est soumis à l'influence d'une certaine constellation, de même aussi tout autre corps, plante ou animal, et même un pays entier ou une maison, a sa constellation propre qui le régit. On admettait surtout une corrélation et une sympathie parfaite entre les planètes et les métaux. Ainsi, dès qu'un homme savait de quels astres et de quelles constellations devaient provenir son malheur et ses maladies, il n'avait besoin, pour se conserver bien portant et heureux, que de se servir des alimens, des boissons et des habitations placés sous l'influence de planètes opposées. Cette doctrine fit naître une diététique toute nouvelle, mais bien différente de celle des Grecs. Survenait-il un jour qui, étant soumis à une constellation malheureuse, menaçât d'une maladie grave ou d'un autre accident quelconque; aussitôt on se rendait dans un lieu placé sous un astre tutélaire, ou bien l'on prenait des alimens et des médicamens qui, par la protection d'une constellation favorable, fussent capables de détruire l'influence du mauvais astre (1). Par la même raison on se flattait de prolonger la vie au moyen des talismans et des amulettes. Les métaux étant en rapport parfait avec les planètes, il suffisait de porter sur soi un talisman fait avec un métal convenable, fondu, coulé ou gravé sous certaines constellations, pour s'approprier la vertu tout entière et la protection de la planète correspondante. Ainsi l'on avait des talismans non-seulement pour détourner les maladies provenant de l'influence d'une planète, mais encore pour se garantir de toutes les maladies astrales ; on en avait aussi qui, par l'alliage de divers métaux, et les moyens particuliers employés pour les fondre, acquéraient la propriété miraculeuse de détruire toute l'influence de la constellation fâcheuse qui avait présidé à la naissance, de faire parvenir aux honneurs, et de procurer une réussite assurée en affaires et en mariage. Si le

(1) A cette époque, Marsile Ficin, dans son *Traité sur l'art de prolonger la vie*, conseillait aux personnes prudentes de consulter tous les sept ans un astrologue, afin de savoir quels dangers elles avaient à courir durant les sept années suivantes. Il leur recommandait surtout de respecter les remèdes des trois mages, l'or, l'encens et la myrrhe, et d'en faire un emploi convenable. Pensa dédia, en 1470, au sénat de Leipsick, un traité intitulé *De prorogandá vitá, aureus libellus,* dans lequel il recommandait instamment aux membres de cette assemblée de s'attacher par-dessus toutes choses à connaître les constellations qui leur étaient favorables ou défavorables, et d'être bien sur leurs gardes tous les sept ans, époque à laquelle arrive le règne de Saturne, planète dont l'influence est très-maligne et très-dangereuse.

talisman portait l'empreinte de Mars dans le signe du scorpion, et s'il avait été fondu sous cette constellation, il rendait vainqueur et invulnérable à la guerre. Les soldats allemands étaient si fortement imbus de cette idée, qu'un historien, en rendant compte d'une défaite qu'ils essuyèrent en France, dit qu'on trouva des amulettes au cou de tous les morts et de tous les prisonniers. Mais les divinités planétaires représentées sur ces talismans ne devaient pas avoir une forme antique, il fallait qu'elles eussent une figure et un costume extraordinaires et mystiques. On possède encore un talisman de ce genre, qui était destiné à préserver des maladies produites par l'influence de la planète Jupiter, et qui porte la figure d'un Jupiter. Ce dieu y ressemble parfaitement à un ancien bourgeois de Wittemberg, ou à un professeur de l'université de Bâle : le menton ombragé d'une longue barbe, il est couvert d'un large vêtement fourré, tient un livre ouvert dans la main gauche, et de la droite fait des gestes déclamatoires. Je n'aurais pas insisté aussi long-temps sur ces extravagances, si Cagliostro ne les avait renouvelées, et si elles n'avaient encore séduit quelques têtes dans les dernières années du dix-huitième siècle.

Plus les opinions admises dans ces temps de ténèbres nous paraissent absurdes, et plus nous devons honorer la mémoire d'un homme qui sut ne pas y asservir son esprit, et qui trouva dans la tempérance et l'observation des préceptes de la nature les moyens de prolonger son existence. Cet homme est l'Italien Cornaro, qui, en suivant avec une constance inouïe un régime simple et sévère, atteignit un âge fort avancé, dans lequel il trouva la récompense des privations qu'il s'était imposées, et donna ainsi un exemple bien instructif à la postérité. On ne peut lire sans un vif intérêt le récit que ce vieillard fait, à quatre-vingt-trois ans, des moyens qu'il a mis en usage pour se conserver, et de la sérénité, de la satisfaction qu'il devait à son genre de vie. Jusqu'à l'âge de quarante ans il avait mené la conduite la plus déréglée, tourmenté sans cesse par des coliques, par des douleurs dans les articulations et par la fièvre; enfin il en était arrivé au point que ses médecins lui déclarèrent qu'il n'avait guère plus de deux mois à vivre, que tout médicament était inutile, et qu'il n'y avait qu'un régime extrêmement sévère qui pût le sauver. Il suivit leur conseil, éprouva du mieux dès les premiers jours, et, au bout d'un an, se trouva non-seulement rétabli tout-à-fait, mais encore mieux portant qu'il n'avait jamais été. Il résolut donc de se retrancher encore davantage, et de ne manger que ce qui était strictement nécessaire pour sa subsistance. Ainsi, pendant soixante ans, il ne prit chaque jour que douze onces d'alimens et treize de boissons; en outre il évitait tout ce qui pouvait l'échauffer ou le refroidir, et surtout les passions. Ce régime uniforme communiqua un équilibre si parfait à son corps et à son âme, que rien ne pouvait plus l'ébranler; il perdit dans sa

vieillesse un procès considérable : cet événement conduisit deux de ses frères au tombeau, mais quant à lui, ni sa santé ni son repos n'en furent troublés. Un jour, ayant été jeté à bas de sa voiture et traîné par les chevaux, il se démit les bras et les jambes : les luxations furent réduites, et il ne tarda pas à se rétablir sans avoir employé aucun remède. Mais le fait suivant est plus remarquable encore, et prouve combien il y a de danger à s'écarter le moins du monde d'une habitude contractée depuis long-temps. Lorsque Cornaro eut atteint sa quatre-vingtième année, ses amis, sous prétexte que son âge exigeait plus de soutien, le pressèrent vivement d'ajouter quelque chose à sa nourriture. Il pensait bien que les organes digestifs devaient s'affaiblir en raison de l'affaiblissement général du corps, et que par conséquent il fallait plutôt diminuer qu'augmenter la quantité de nourriture dans la vieillesse : cédant toutefois à des instances réitérées, il porta ses alimens à quatorze onces et sa boisson à seize. « A peine, dit-il lui-même, eus-je vécu de la
» sorte pendant dix jours, que, perdant ma gaieté or-
» dinaire, je devins pusillanime, fantasque, à charge
» à moi-même et aux autres. Le douzième jour je
» fus attaqué d'un point de côté qui dura vingt-
» quatre heures ; survint ensuite une fièvre qui se
» prolongea pendant trente-cinq jours avec une telle
» violence qu'on désespérait de moi ; je me rétablis
» enfin, par la grâce de Dieu et la reprise de mon
» ancien régime. Aujourd'hui, dans ma quatre-vingt-

» troisième année, je suis parfaitement sain de corps
» et d'esprit ; je monte à cheval sans le secours de
» personne, je gravis seul les coteaux les plus escar-
» pés, et dernièrement encore j'ai écrit une comédie
» pleine de gaieté et d'innocentes plaisanteries. Quand
» je rentre chez moi, en revenant du sénat ou de mes
» affaires, j'y trouve onze petits enfans , dont l'édu-
» cation, les jeux et les ris font les délices de ma
» vieillesse; souvent même je mêle mes chants aux
» leurs, car ma voix est maintenant plus claire et plus
» forte qu'elle ne le fut jamais dans ma jeunesse.
» Enfin, je ne connais ni les incommodités ni la
» maussaderie qui sont le partage ordinaire de la vieil-
» lesse. » Cornaro vécut dans ces heureuses dispositions jusqu'à l'âge de cent ans, mais son exemple
n'a pas trouvé d'imitateurs (1).

Il fut un temps où l'on connaissait si peu le prix
du sang en France, que, pendant les dix derniers mois
du règne de Louis XIII, on saigna quarante-sept
fois ce monarque, à qui l'on fit prendre en outre deux
cent quinze purgations et deux cent dix lavemens.
A la même époque on cherchait, par une méthode
directement opposée, à rajeunir l'homme, à prolonger ses jours, et à le guérir des maladies incurables,
en remplissant ses veines du sang d'un jeune animal.
Cette méthode, appelée *transfusion*, consistait à

(1) Il faudrait avoir grand soin de consulter son médecin avant
d'adopter un régime aussi sévère , qui ne convient pas à tout le
monde.

ouvrir deux veines, et tandis qu'on laissait sortir le vieux sang par l'une, on introduisait dans la seconde, au moyen d'un petit tube, le sang qui coulait de l'artère d'une autre créature vivante. L'expérience fut faite plusieurs fois et avec succès sur des animaux, en Angleterre; on parvint ainsi à rendre, du moins pour quelque temps, la faculté d'entendre, celle de se mouvoir, et une sorte de vivacité à des moutons et à des chevaux qui étaient sourds ou paralysés depuis long-temps. On essaya même de donner du courage à des animaux naturellement timides, en leur injectant dans les veines le sang d'un animal farouche et cruel. Enhardi par le succès, on ne craignit pas d'essayer ce remède sur des hommes. Les docteurs Riva et Denys, à Paris, furent assez heureux pour tirer un jeune homme d'une léthargie désespérée, en le saignant vingt fois, et lui faisant couler du sang d'agneau dans les veines; un fou, dont on remplaça le sang par du sang de veau, fut également guéri. Mais comme on n'opérait que sur des sujets atteints de maladies incurables, et abandonnés par la médecine, il ne tarda pas à en succomber plusieurs, et personne depuis lors n'a osé pratiquer de nouveau la transfusion; cependant elle a réussi parfaitement aussi à Iéna, sur des animaux. On ne devrait donc pas la proscrire sans réserve; car, outre que le sang étranger qu'elle introduirait dans nos veines ne tarderait pas à se convertir en notre propre sang, et qu'elle pourrait, de cette manière, contribuer à rajeunir et à prolonger la vie, il y a des maladies, surtout parmi celles qui affectent l'âme et le système nerveux, dans lesquelles l'impression extraordinaire et subite causée par ce nouveau sang sur les organes les plus nobles ne manquerait certainement pas d'opérer une révolution salutaire.

Bacon, dont le génie embrassait toutes les sciences, et qui fut le premier à ramener sur la voie de la vérité l'esprit humain depuis si long-temps abusé par l'erreur, ce grand homme lui-même trouva le problème de la prolongation de la vie digne de son attention et de ses recherches. Ses idées à ce sujet étaient hardies et nouvelles. La vie lui paraissait comparable à une flamme consumée sans cesse par l'air qui l'entoure ; il arrive un moment où tous les corps, même les plus durs, sont enfin détruits par cette dissolution continuelle. Bacon concluait de là que nous pouvons prolonger nos jours en évitant cette consommation et renouvelant de temps en temps nos humeurs. Pour éviter la consommation extérieure, il recommandait surtout les bains froids, et la coutume, si généralement admise chez les anciens, de s'oindre le corps d'huile au sortir du bain. Pour diminuer la consommation intérieure, il prescrivait la tranquillité d'esprit, un régime rafraîchissant et l'emploi de l'opium et des narcotiques, afin d'apaiser la trop grande vivacité des mouvemens internes et de retarder la destruction dont ces mouvemens sont nécessairement accompagnés. Enfin, il voulait que, pour obvier à l'épaississement et à l'altération des

humeurs, qui sont le résultat inévitable des progrès
de l'âge, on les renouvelât tous les deux ou trois
ans, en se soumettant d'abord à une diète sévère
et aux purgatifs, pour débarrasser le corps des
humeurs anciennes et corrompues, puis ayant recours à un régime analeptique et à des bains fortifians , afin de remplir les vaisseaux épuisés de
nouveaux sucs vivifians, et de se rajeunir ainsi de
temps en temps. On ne saurait disconvenir qu'il n'y
ait du vrai dans ces idées , qui , sauf quelques légères
modifications, trouveront toujours à être appliquées.

On a malheureusement fait, dans ces derniers
temps, plus de progrès dans les arts qui abrègent
la vie, que dans celui qui la prolonge. Il a paru et
il paraît encore tous les jours assez de charlatans qui
promettent de suspendre la marche de la nature,
par des sels décorés de noms pompeux, par des
teintures aurifères, par des lits célestes, et par la
vertu magique du magnétisme animal. Mais on n'a
pas tardé à se convaincre que le célèbre *thé de
longue vie*, du comte Saint-Germain, n'était qu'un
mélange de bois de santal avec des feuilles de séné et
de fenouil; que l'*élixir de vie,* tant vanté par Cagliostro, n'était qu'un élixir stomachique ordinaire,
beaucoup plus fort seulement que de coutume; que
la vertu magique du magnétisme animal se rédui-
sait à des impressions exercées sur les sens et l'imagination; enfin, que les teintures aurifères et les sels
essentiels étaient plus propres à enrichir leurs in-

venteurs qu'à prolonger l'existence des personnes qui en faisaient usage.

Le magnétisme animal mérite de nous arrêter un peu dans cette revue. Un médecin banqueroutier et couvert de mépris, mais très-enthousiaste, et moins guidé sans doute par des intelligences invisibles que par des hommes cachés dans l'ombre du mystère, Mesmer, conçut l'idée de fabriquer des aimans artificiels, et de les débiter comme un remède souverain contre une foule de maladies, telles que paralysies, rhumatismes goutteux, maux de dents, douleurs de tête, et autres semblables. Voyant que cette manœuvre lui réussissait, il alla plus loin, et assura n'avoir plus besoin d'aimans artificiels, étant lui-même le grand aimant qui devait magnétiser l'univers. Toute sa personne renfermait, disait-il, une telle quantité de vertu magnétique, qu'il n'avait besoin, pour la communiquer, que de toucher un autre individu, d'étendre son doigt vers lui, ou même seulement de le regarder. Il citait en effet des exemples de personnes qui assuraient que ses attouchemens, ses seuls regards, leur avaient causé une sensation pareille à celle que pourrait produire en elles un coup de bâton ou de barre de fer. Dès lors Mesmer appela cette vertu *magnétisme animal*, dénomination bizarre dans laquelle il embrassa toutes les choses auxquelles les hommes attachent le plus de prix, la sagesse, la vie et la santé, qu'il se vantait de pouvoir communiquer et répandre à volonté.

Lorsqu'on ne voulut plus tolérer ses extravagances à Vienne, Mesmer se rendit à Paris, et ce fut dans cette ville qu'il commença réellement à jouer un grand rôle. On courut chez lui avec un empressement extraordinaire; chacun voulait être guéri par lui, chacun voulait participer à sa vertu magnétique, afin de pouvoir faire des miracles comme lui. Il institua une société secrète, dans laquelle on n'était admis qu'en payant cent louis d'or, et il finit par dire hautement que c'était lui dont la Providence avait fait choix pour opérer l'œuvre de la régénération du genre humain, qui se dégradait d'une manière si évidente. Rien ne me paraît plus propre à le bien faire connaître, que la note suivante qu'il fit lancer dans le public par le P. Hervier, l'un de ses apôtres :

« Voyez une découverte qui procure des avantages » inappréciables au genre humain, et une gloire im- » mortelle à son auteur ! Voyez une révolution uni- » verselle ! La terre sera habitée par d'autres hom- » mes, qui ne seront arrêtés dans leur carrière par » aucune faiblesse, et ne connaîtront nos maux que » par ouï-dire ! Les mères auront moins à souffrir » des dangers de la grossesse et des douleurs de l'en- » fantement : elles mettront au jour des enfans plus » forts , qui ramèneront l'activité, l'énergie et la » beauté du monde dans son enfance. Les bêtes et » les plantes, également susceptibles de vertu magné- » tique, seront exemptes de maladies : les troupeaux » se propageront plus aisément ; les plantes de nos

» jardins auront plus de force ; les arbres produiront
» de plus beaux fruits ; l'esprit humain, en posses-
» sion de ce secret merveilleux, commandera peut-
» être à la nature des effets plus surprenans encore...
» Et qui sait jusqu'où peut s'étendre son influence! »

Ne croirait-on pas entendre le récit d'un rêve dés-
ordonné ? Mais ces brillantes promesses, ces espérances magnifiques disparurent tout d'un coup devant l'examen sévère du magnétisme que fut chargée
de faire une commission, à la tête de laquelle se
trouvait Franklin. Le brouillard se dissipa, et de tout
ce tissu de jongleries il n'est resté que l'électricité
animale, et la certitude que certains attouchemens
ou frottemens peuvent la mettre en mouvement,
mais aussi que, sans le concours d'un esprit faible
ou d'une imagination ardente, elle ne produirait jamais les phénomènes extraordinaires qu'on lui attribuait, encore bien moins serait-elle capable de prolonger la vie de l'homme.

Vers le même temps parut le docteur Graham,
avec son *lit céleste*. Ce lit avait, disait-on, la merveilleuse propriété de faire renaître sans cesse les
forces de celui qui se couchait dessus, et surtout celle d'exalter à souhait la faculté procréatrice.
Mais ce lit miraculeux avait lui-même une existence
si frêle, qu'il périt bientôt entre les mains de créan
ciers impitoyables. Il fut vendu à l'encan, par pièces
détachées, et l'on découvrit alors que tout le secret

consistait en une réunion d'émanations électriques,
de stimulations exercées sur les organes des sens,
de vapeurs odoriférantes, des sons de l'harmoni-
ca, etc. Il procurait, à la vérité, pendant une nuit,
des jouissances plus vives et plus multipliées ; mais
la force vitale n'en était que plus promptement épuisée, et la durée de la vie devait en souffrir.

Enfin on parut sur le point d'abandonner entièrement l'art de prolonger la vie aux charlatans, d'autant mieux que la partie la plus éclairée de la société
se dédommageait de l'impossibilité supposée d'arriver
à la découverte de cet art, en faisant moins consister
la durée de la vie dans le nombre des jours, que
dans le bon emploi qu'on en fait et les jouissances que
l'on se procure.

Cependant, comme il n'est pas possible d'admettre
l'identité de deux idées aussi disparates, et que, d'un
autre côté, les modernes ont singulièrement perfectionné et rectifié leurs notions sur la nature de la vie
organique et de ses conditions, il ne peut qu'être
utile de faire servir ces nouvelles connaissances au
développement d'un sujet qui présente tant d'importance, et d'établir ainsi l'art de prolonger la vie sur
les principes de la physique animale, afin d'en déduire des règles de conduite plus sûres. Il doit résulter aussi de là un autre avantage, qui n'est pas
à dédaigner, c'est que cet art sera désormais hors
de la portée des enthousiastes et des charlatans,

qui, comme on sait, ne peuvent obtenir de succès sur un terrain quelconque que quand les routes n'y sont pas encore éclairées par le flambeau de l'observation et de la philosophie.

# CHAPITRE II.

## RECHERCHES SUR LA FORCE VITALE ET SUR LA DURÉE DE LA VIE EN GÉNÉRAL.

Le premier pas à faire, quand il s'agit des moyens de prolonger la vie, c'est de chercher à bien connaître la nature de cette vie, et particulièrement celle de la force vitale, qui en est le principe et la source.

Serait-il donc impossible de pénétrer la nature intime de cette flamme sacrée, et d'apprendre à distinguer ce qui peut l'alimenter ou l'affaiblir ? Je sens combien l'entreprise que je forme est téméraire. Je vais m'approcher d'un sanctuaire dont tant de présomptueux ont été obligés de s'éloigner éblouis et confus, et dont Haller lui-même, confident favori de la nature, a dit que nul mortel ne peut y pénétrer. Mais les difficultés ne doivent pas nous rebuter. La nature est une bonne mère ; elle aime et récompense celui qui la cherche ; et quand nous n'atteindrions pas toujours le but, trop élevé peut-être, vers lequel tendent nos vœux, nous sommes certains au moins de trouver sur notre route assez d'objets nouveaux et intéressans qui nous dédommageront des efforts que nous ferons pour en approcher. Seulement qu'on se garde bien de vouloir pénétrer d'un pas trop hardi et trop précipité dans l'asile où la vérité se cache. Ayons des intentions pures, avançons avec précaution, soyons attentifs à éviter les illusions de l'imagination et des sens, en un mot, suivons la route la plus sûre, quoique ce ne soit pas la plus commode, la route de l'observation et du modeste examen, au lieu de nous abandonner au vol hardi de l'esprit d'hypothèse, qui finit ordinairement par prouver au monde entier que nous n'avions que des ailes de cire. En suivant cette route nous serons certains d'éviter le sort de ces philosophes dont Bacon disait avec tant de justesse : « Semblables à des hi- » boux, ils ne voient que dans les ténèbres de leurs » rêveries; mais comme la lumière de l'expérience » les éblouit, ce qu'il y a de plus clair est précisé- » ment ce qu'ils n'aperçoivent point. » C'est en suivant cette route dans les dispositions d'esprit dont je viens de parler, que les amis de la nature se sont plus rapprochés d'elle, depuis Bacon, qu'on ne l'avait jamais fait dans aucun temps, qu'ils ont découvert ses secrets les plus profonds, et qu'ils se sont appropriés ses forces les plus cachées, de manière à produire des effets qui surprennent nos contemporains et qui étonneront encore la postérité. C'est en suivant cette route que, sans connaître l'essence des choses, on a réussi, par d'infatigables recherches, à calculer et approfondir assez leurs qualités et leurs

forces pour pouvoir au moins les connaître et les uti-
liser sous le rapport pratique. C'est de cette manière
enfin que l'esprit humain est parvenu à commander
à des êtres inconnus, et à les diriger suivant sa volonté et ses besoins. Le magnétisme et l'électricité
sont deux principes qui échappent même à nos sens,
et dont on ne connaîtra peut-être jamais la nature ;
cependant nous nous en sommes rendus maîtres, et
nous nous les sommes tellement asservis qu'ils servent, l'un à nous guider au sein des mers, l'autre à
allumer une lampe près de notre lit.

Peut-être parviendrai-je aussi à me rapprocher un
peu davantage de la nature. Je crois que le meilleur
moyen d'y réussir consiste à déterminer d'abord
d'une manière exacte ce qu'on doit entendre par vie
et par force vitale, et quelles sont les propriétés qui
appartiennent à l'une et à l'autre ; puis à interroger
la nature sur la durée de la vie en général et dans
les divers corps organisés en particulier ; enfin, à
rassembler des exemples, et à les comparer ensemble,
afin de tirer des circonstances dans lesquelles la vie
d'un être animé dure plus ou moins long-temps, des
conclusions indiquant les causes les plus vraisem-
blables de la longueur ou de la brièveté de la vie.
Après ces prolégomènes, nous serons en mesure pour
résoudre d'une manière à la fois raisonnable et satisfaisante la question de savoir s'il est possible de prolonger la durée de la vie humaine.

Qu'est-ce que la vie ? Qu'est-ce que la force vitale ?

Ces questions sont du grand nombre de celles que nous rencontrons à chaque pas, en étudiant la nature. Simples en apparence, elles ne roulent que sur des phénomènes fort ordinaires, sur des faits dont nous sommes témoins chaque jour, et cependant il est très-difficile d'y répondre. Dès qu'un philosophe emploie le mot *force*, on peut être assuré qu'il se trouve dans l'embarras, car il explique une chose par un mot qui est lui-même une énigme. En effet, a-t-on attaché jusqu'à présent une idée claire à ce mot de *force*? C'est pourtant ainsi qu'il s'est introduit en physique une infinité de forces, telles que la gravitation, l'attraction, l'électricité, le magnétisme, etc., qui ne sont autre chose dans le fond que l'$x$ des algébristes, c'est-à-dire la grandeur inconnue que nous cherchons. Cependant, comme il nous faut des signes pour représenter des choses dont on ne peut nier l'existence, mais dont l'essence est incompréhensible, j'emploierai aussi le mot *force*, prévenant toutefois que je n'entends en aucune manière décider si ce que nous appelons *force vitale* est une matière particulière ou seulement une propriété de la matière.

La force vitale est sans contredit une des plus générales, des plus puissantes et des plus incompréhensibles de la nature. Elle remplit et meut tout. Elle est probablement la source de toutes les autres forces du monde physique, ou au moins du monde organique. C'est elle qui produit, conserve et renouvelle tout, et qui, depuis tant de milliers d'années, fait reparaître, à chaque printemps, la création aussi brillante et aussi fraîche que quand elle sortit des mains du Créateur. Vrai souffle de la Divinité, elle est inépuisable et infinie comme elle. C'est elle enfin qui, perfectionnée et exaltée par une organisation plus parfaite, enflamme le principe de la pensée et de l'âme, et donne à l'être raisonnable, non-seulement l'existence, mais encore le sentiment et les jouissances de la vie ; car j'ai toujours observé que le sentiment qu'on a du prix et du bonheur de l'existence est en raison du plus ou moins d'énergie de la force vitale, et que, comme une certaine surabondance de vie dispose davantage à tous les plaisirs, à toutes les entreprises, et fait trouver plus de charmes à la vie, de même rien n'est plus propre qu'un défaut de force vitale à produire ce dégoût et cet ennui de la vie qui malheureusement caractérisent trop bien notre siècle.

Quand on étudie avec soin les phénomènes de la force vitale dans le monde organisé, on arrive à reconnaître en elle les propriétés et les lois suivantes :

1° La force vitale est l'agent le plus subtil, le plus pénétrant et le plus invisible que nous connaissions jusqu'à présent dans la nature ; elle l'emporte même, à cet égard, sur la lumière, l'électricité et le magnétisme, avec lesquels elle semble, d'ailleurs, avoir la plus grande analogie sous d'autres rapports.

2° Quoiqu'elle pénètre tous les corps, il y a cependant des modifications de la matière pour lesquelles elle paraît avoir plus d'affinité que pour d'autres ; elle s'y unit

plus intimement et en plus grande quantité, et s'iden-
tifie en quelque sorte avec elles. Nous appelons cette
modification de la matière *structure organique*, ou
simplement *organisation*, et nous donnons le nom
d'*organisés* aux corps qui la possèdent, c'est-à-dire
aux végétaux et aux animaux. Cette structure organique semble consister en une certaine disposition,
en un certain mélange des particules les plus déliées,
et sous ce rapport nous trouvons une analogie frappante entre la force vitale et le magnétisme. En effet,
un coup appliqué dans une certaine direction sur un
morceau de fer, et qui change la disposition respective
de ses plus petites molécules, y éveille aussitôt la vertu
magnétique, qui peut être détruite ensuite par une
commotion imprimée en sens inverse. Ce qui prouve
qu'au moins la structure organique ne consiste pas
dans le tissu fibreux accessible à la vue, c'est qu'on
ne découvre aucune trace de ce tissu dans l'œuf,
qui jouit cependant de la vie organique.

3° La force vitale peut exister à l'état libre ou à
l'état latent, et sous ce rapport elle a beaucoup
d'analogie avec le calorique et l'électricité. De même
que ces deux derniers principes peuvent exister dans
un corps sans trahir en aucune manière leur présence, jusqu'à ce qu'un excitateur approprié les fasse
entrer en activité, de même aussi la force vitale peut
exister pendant long-temps, dans un corps organisé,
à l'état latent et sans se manifester autrement qu'en
conservant ce corps et l'empêchant de se corrompre.

C'est ce dont on connaît des exemples surprenans. Un grain de blé peut se conserver de la sorte pendant des années entières, et un œuf pendant plusieurs mois, sans s'altérer, ni se dessécher ou s'évaporer; il suffit ensuite de l'excitation produite par la chaleur pour que la vie passe de cet état latent à l'état libre. Il y a même plus; la vie organique déjà développée peut redevenir latente, persister pendant quelque temps dans cet état, et maintenir, tant qu'elle y demeure, l'organisation qui lui a été confiée; c'est ce dont les polypes nous offrent des exemples fort remarquables.

4° Comme la force vitale paraît avoir une affinité différente pour les divers corps organisés, et qu'elle existe en plus grande proportion dans les uns, en moindre quantité dans les autres, de même elle est plus enchaînée dans certains, et moins adhérente dans d'autres. Ce qu'il y a de remarquable, c'est qu'elle paraît tenir bien moins à ceux dans lesquels elle existe en plus grande quantité et dans toute sa perfection. Ainsi le polype, qui n'a qu'une vie faible et incomplète, la retient avec plus de force qu'un animal plus parfait des classes supérieures. Cette observation est d'une grande importance pour l'objet de nos recherches.

5° La force vitale donne à chaque corps qu'elle remplit un caractère spécial et des rapports particuliers avec le reste de l'univers. En effet, elle lui communique d'abord la faculté de recevoir des impressions, comme autant d'excitations, et de réagir sur elles. En second lieu, elle le soustrait jusqu'à un certain point aux lois générales, physiques et chimiques de la nature morte, de sorte qu'on peut dire avec raison que sa présence fait passer un corps du monde mécanique et chimique dans un monde nouveau, le monde organisé ou vivant. Ici les lois générales de la nature ne règnent qu'en partie et avec certaines restrictions. Toutes les impressions sont modifiées et réfléchies dans un corps animé autrement qu'elles ne le sont dans un corps inanimé. Voilà pourquoi, dans un être vivant, il ne s'exécute aucune action purement mécanique ou chimique ; tout y porte le caractère et le sceau de la vie. Un coup, une excitation, le froid, la chaleur, agissent sur lui d'après des lois particulières; et l'on doit considérer tous les effets qu'il produit comme un composé des impressions extérieures et des réactions de la force vitale.

Telle est aussi la source des particularités propres à chaque espèce, et même à chaque individu. Nous voyons tous les jours des plantes qui croissent à côté l'une de l'autre, dans le même sol, et qui reçoivent la même nourriture, présenter des différences énormes dans leurs formes, leurs sucs et leurs propriétés. Nous observons la même chose dans le règne animal. C'est ce fait qu'on exprime quand on dit que chaque être vivant a sa nature propre.

6° La force vitale est le plus grand moyen de conservation du corps qu'elle anime. Non-seulement elle enchaîne l'organisation tout entière, mais encore elle résiste puissamment à l'action destructive des autres forces de la nature, en tant que cette action repose sur les lois de la chimie, dont elle a le pouvoir de suspendre ou au moins de modifier l'influence. J'entends surtout parler ici des effets de la putréfaction, de la délitescence et du froid. Aucun être vivant ne se corrompt; il faut toujours que la force vitale soit affaiblie ou détruite pour que la putréfaction puisse s'établir. Même dans son état latent, cette force prévient la corruption. On ne voit point un œuf se gâter, une graine, une chrysalide, un animal asphyxié tomber en putréfaction, tant que la force vitale existe encore en eux; et c'est un phénomène vraiment surprenant qu'elle puisse préserver de la corruption, pendant soixante, quatre-vingts, et même cent ans, un corps qui y a autant de disposition que celui de l'homme. Quant à la seconde espèce de destruction, la délitescence, qui finit par tout dissoudre, même les corps les plus durs, la force vitale y résiste par le pouvoir qu'elle a de lier et d'enchaîner les élémens organiques. Elle résiste également à la soustraction dangereuse du calorique, c'est-à-dire au froid. Un corps vivant ne peut se geler, c'est-à-dire qu'aussi long-temps que sa force vitale conserve de l'énergie, le froid n'a pas de prise sur lui. Au milieu des montagnes de glace qui hérissent les deux pôles, là où la nature entière semble être glacée par le froid, on trouve des êtres vivans, on voit même des hommes qui supportent le plus épouvantable abaissement de température (1). Et cela n'est pas moins vrai pour l'état latent de la force vitale, que pour son état de liberté et d'activité pleine et entière; un œuf et une graine qui jouissent encore de la vie se gèlent beaucoup plus tard que quand ils en sont totalement privés. L'ours passe l'hiver entier engourdi sous la neige, et la grenouille, plongée dans un état de mort apparente, le passe sous la glace, tous deux sans se geler; car ce n'est que quand le froid augmente jusqu'au point d'affaiblir ou d'étouffer la force vitale, qu'il peut triompher d'elle, et pénétrer les corps organisés, qui sont privés désormais de la vie. Ce phénomène dépend principalement de la propriété qu'a la force vitale de développer de la chaleur, comme nous le verrons bientôt.

7° La perte absolue de la force vitale entraîne donc la dissolution de la combinaison organique du corps qu'elle remplissait auparavant. La matière de ce corps obéit alors aux lois et aux affinités chimiques de la nature morte, dont elle fait désormais partie; elle se décompose, elle se résout en ses élémens. C'est dans ces circonstances qu'on voit s'établir la putréfaction, qui seule peut nous convaincre que la force vitale a entièrement abandonné un corps organisé. Mais quelle est grande et consolante l'idée que cette putréfaction,

______

(1) Le *galanthus nivalis* croît sous la neige, à travers laquelle il fait sortir sa fleur. Hunter fit geler des poissons dans l'eau, qui resta fluide autour d'eux tant qu'ils vécurent, et ne gela entièrement que quand ils furent morts.

qui semble anéantir la vie, sert à en développer une
nouvelle, et n'est qu'une opération fort importante,
destinée à rendre promptement libres et aptes à contracter de nouvelles combinaisons organiques les parties qui, sous cette forme, n'étaient plus capables de
vivre ! A peine un corps est-il ainsi dissous, qu'aussitôt
ses particules se raniment en des milliers de vermis-
seaux, ou renaissent sous la forme d'une herbe élégante, d'une belle fleur; elles rentrent, de cette manière, dans le grand cercle des êtres vivans, et,
après avoir subi plusieurs métamorphoses, peut-être
redeviennent-elles l'année d'ensuite parties consti-
tuantes d'un être aussi parfait que l'était celui avec
lequel elles ont semblé se détruire. Leur mort apparente n'était donc que le passage à une nouvelle vie,
et la force vitale n'abandonne un corps qu'afin de
pouvoir bientôt après s'unir à lui d'une manière plus
intime et plus parfaite.

8° Certaines impressions affaiblissent, anéantis-
sent même la force vitale, tandis que d'autres l'excitent, l'activent et l'alimentent. Parmi les agens qui
la détruisent, on distingue surtout le froid, le plus
grand ennemi de tout ce qui a vie. Il est vrai qu'un
degré modéré de froid peut fortifier, en concentrant
la force vitale et l'empêchant de se dissiper; mais c'est
toujours pour elle un fortifiant purement négatif, et
lorsqu'il devient excessif, il la détruit entièrement. Le
froid empêche la vie de se développer, la graine de
germer, et le poulet de se former dans l'œuf.

Il faut encore ranger ici certaines commotions qui paraissent agir, soit en anéantissant la force vitale, soit en opérant un changement défavorable dans l'organisation intime et la disposition respective des molécules. C'est ainsi qu'une violente commotion électrique, que la foudre tue subitement un végétal ou un animal, souvent même sans qu'on puisse apercevoir la moindre trace de lésion dans les organes. De même, dans les êtres plus parfaits, les agitations violentes de l'âme, telles que celles qui sont causées par la crainte ou par la joie, peuvent anéantir tout d'un coup la force vitale.

Enfin, il y a encore certaines puissances physiques qui agissent sur la force vitale de manière à l'affaiblir considérablement, et même à la détruire, et auxquelles, pour cette raison, nous avons coutume de donner le nom de poisons. Tels sont les miasmes putrides, l'eau distillée de laurier-cerise, l'huile essentielle d'amandes amères, etc.

Mais il existe des agens d'une espèce opposée, qui ont une certaine affinité avec la force vitale, qui l'excitent, la raniment, et lui fournissent, suivant toutes les probabilités, un aliment très-subtil : ce sont principalement la lumière, la chaleur, l'air, ou plutôt l'oxigène, et l'eau, quatre dons du ciel, que l'on peut avec raison nommer les génies protecteurs de la vie.

Au premier rang se place la lumière, l'agent, sans contredit, qui a le plus d'affinité avec la vie, et qui,

sous ce rapport, joue un rôle bien plus important
que celui qu'on lui attribue communément. Chaque
créature a une vie d'autant plus parfaite qu'elle jouit
davantage de l'influence de la lumière. Qu'on prive
un végétal ou un animal de la clarté du jour, quelque
nourriture qu'on lui donne, quelques soins qu'on lui
prodigue, on le verra successivement perdre sa
couleur et toute sa vigueur, cesser de croître et se
rabougrir. L'homme lui-même, lorsqu'il est privé de
la lumière, devient pâle, mou, débile, et finit par
perdre toute son énergie, comme l'attestent les exemples, malheureusement trop nombreux, des personnes qui ont été renfermées pendant long-temps
dans un cachot. Je ne crois pas m'avancer trop en
disant que la vie organique n'est possible que sous
l'influence de la lumière, et qu'ainsi elle en dépend
probablement ; car, dans les entrailles de la terre,
dans les cavernes les plus profondes, où règne une
nuit éternelle, on ne rencontre que ce que nous
appelons des corps inorganiques. Là rien ne respire,
rien ne jouit du sentiment ; on n'y trouve, tout au
plus, que quelques espèces de moisissures ou de
lichens, qui sont le premier degré de la végétation, et
le plus imparfait ; on s'aperçoit même, en y regardant
de près, que la plupart de ces plantes équivoques ne
croissent que sur le bois pourri, ou dans son voisinage. Il n'est donc pas jusqu'à ces lieux où il ne faille
que le germe de la vie organique soit apporté par le
bois et par l'eau, ou produit par la putréfaction,

source de la vie, qui, sans cela, n'existerait pas dans ces abîmes.

Le second agent, non moins favorable que le précédent à la force vitale, est la chaleur ; elle seule est capable de développer le premier germe de la vie. Quand l'hiver a plongé la nature entière dans un état qui ressemble à la mort, il suffit de la douce température que le printemps ramène, pour la réveiller et ranimer toutes ses forces engourdies. Plus on s'approche du pôle, et plus on semble s'avancer dans l'empire de la mort ; on finit même par trouver des contrées où il n'existe aucune espèce de plantes, ni d'insectes, ni d'autres animaux, et qui ne peuvent être habitées que par les baleines, les ours, et autres créatures massives, capables de conserver la chaleur nécessaire à l'entretien de leur existence. En un mot, partout où il y a vie, il y a plus ou moins de chaleur, et un lien indestructible unit ensemble ces deux phénomènes : la chaleur donne la vie, la vie développe de la chaleur, et il est difficile de déterminer laquelle est la cause, et laquelle est l'effet.

Le fait suivant mérite d'être rapporté, en ce qu'il met dans toute son évidence la puissance extraordinaire qu'a la chaleur pour produire et alimenter la vie. Un carabinier se jeta tout nu dans le Rhin par une des croisées de l'hôpital militaire de Strasbourg. Son absence ne fut pas remarquée sur-le-champ, et il y avait près d'une demi-heure qu'il était dans l'eau, quand on l'en retira. Il paraissait mort : on le coucha dans un lit bien bassiné, la tête haute, les bras étendus le long du corps, et les jambes rapprochées l'une de l'autre; on lui appliqua sans relâche des serviettes chaudes sur le corps, principalement sur l'estomac et les membres inférieurs; on plaça aussi, en différens endroits de son lit, des pierres chaudes, enveloppées dans des linges. Au bout de sept ou huit minutes, on aperçut un léger mouvement dans les paupières supérieures. Quelque temps après, la mâchoire inférieure, qui avait été jusqu'alors appliquée avec force contre la supérieure, s'abaissa, et il sortit de l'eau par la bouche; le malade put avaler quelques cuillerées de vin, son pouls se ranima, et une heure après il avait recouvré la parole. Il est manifeste, d'après cet exemple, que la chaleur agit avec autant d'énergie dans l'asphyxie que quand elle opère le développement du premier germe de la vie: elle alimente alors la plus petite étincelle qui reste encore de cette vie, la ranime, et la convertit peu à peu en une flamme petillante.

Le troisième des principaux alimens de la vie est l'air. Aucun être ne peut vivre sans air, et la plupart meurent peu de temps après qu'on les en a privés, souvent même sur-le-champ. Ce qui prouve surtout combien son influence est grande, c'est que les animaux qui respirent ont beaucoup plus de force vitale, et une vie plus parfaite, que ceux qui ne respirent pas. C'est l'oxigène, l'un des principes constituans de notre atmosphère, qui fournit l'aliment le plus nécessaire et le plus réparateur à la force vitale, et, dans ces derniers temps, où les progrès surprenans de la chimie ont fourni les moyens de se le procurer pur, on a observé qu'il faisait éprouver un sentiment général de force et d'activité à ceux qui le respiraient. C'est lui qui constitue le principe vivifiant de l'air, et qui passe dans le sang par la respiration.

L'eau, parce qu'elle contient de l'oxigène, est aussi un agent favorable à la vie ; elle en est, au moins, une des conditions, puisque aucun phénomène vital ne peut avoir lieu sans liquides.

Je crois donc pouvoir assurer que la lumière, la chaleur, l'oxigène et l'eau sont les vrais moyens d'alimentation et de conservation de la force vitale. Les alimens ordinaires, à part l'oxigène et le calorique qu'ils contiennent, semblent servir plutôt à conserver les organes et à réparer leurs pertes continuelles. Autrement il serait impossible de concevoir comment certaines créatures peuvent vivre long-temps sans prendre de nourriture proprement dite. Considérons le poulet dans l'œuf : sans avoir la moindre communication avec l'extérieur, il se développe, et devient un animal parfait. Un ognon de jacinthe, ou de toute autre liliacée, peut, sans autre nourriture que la vapeur de l'eau, donner des feuilles et pousser une tige qui se charge des plus belles fleurs. Les animaux, ceux même dont l'organisation est assez compliquée, présentent aussi des phénomènes qu'il serait impossible d'expliquer autrement. Ainsi, par exemple, le

docteur anglais Fordyce renferma des poissons dorés
de la Chine dans des vases remplis d'eau, qu'il renou-
velait d'abord toutes les vingt-quatre heures, puis
tous les trois jours seulement : les poissons vécurent
de cette manière pendant l'espace de quinze mois,
sans recevoir aucune espèce de nourriture; et, ce
qu'il y eut de plus surprenant, c'est qu'ils grossirent
du double. Mais, comme on aurait pu supposer que
l'eau contenait une multitude de molécules nutritives
invisibles, Fordyce la fit distiller, puis lui rendit l'air
que l'action du feu lui avait fait perdre, et couvrit les
vases avec une gaze pour empêcher les insectes d'y
tomber. Malgré toutes ces précautions, les poissons ne
laissèrent pas que d'y vivre fort long-temps; ils grossirent même, et rendirent des excrémens. Comment
des hommes pourraient-ils supporter de si longs jeû-
nes, si l'aliment immédiat de la force vitale provenait
des alimens eux-mêmes? Un officier français, après
avoir essuyé beaucoup de contrariétés, tomba dans
un état habituel de mélancolie, résolut de se laisser
mourir de faim, et suivit cette résolution avec tant de
persévérance, qu'il passa quarante-six jours sans rien
manger; seulement, le cinquième jour il demanda
une demi-chopine d'anisette, qu'il consomma en trois
jours. Mais, comme on lui représenta que c'était boire
trop d'eau-de-vie, il n'en mit plus que trois gouttes
dans chaque verre d'eau; et, de cette manière, la
même quantité lui dura jusqu'au trente-neuvième
jour. A cette époque il cessa aussi de boire; et pen-

dant huit jours entiers il ne prit rien du tout. Dès le trente-sixième il avait été obligé de s'aliter. Ce qu'il y a de remarquable, c'est que cet homme, d'ailleurs extrêmement propre, exhala, tant que dura son jeûne, une très-mauvaise odeur, dépendant de la dépravation de ses humeurs, qui ne pouvaient se renouveler, et que sa vue s'affaiblit beaucoup. Aucune représentation n'avait pu le faire renoncer à son funeste dessein, et on le regardait déjà comme perdu, lorsque tout à coup le hasard ranima en lui la voix de la nature : ayant vu entrer dans sa chambre un enfant qui tenait à la main un morceau de pain et de beurre, ce spectacle lui donna un appétit si violent, qu'il demanda de la soupe avec instance. On lui donna, de deux en deux heures, quelques cuillerées de crème de riz; peu à peu on lui permit des alimens plus solides, et il finit par se rétablir, quoique lentement. Mais, ce qui est fort extraordinaire, c'est que, tant que cet officier jeûna, il jouit de la plénitude de ses facultés intellectuelles, et répondit à ceux qui l'appelaient par son nom, tandis que, quand la nourriture lui eut rendu ses forces, sa tête se dérangea de nouveau, et sa folie reparut.

9° Il est encore une autre cause qui tend à affaiblir ou à diminuer la force vitale : ce sont les pertes qu'elle éprouve par le fait même de son exercice. Toutes les fois qu'elle agit, elle diminue, et elle finit même par s'épuiser totalement quand son action est trop violente ou trop continue. Nous pouvons chaque

jour nous convaincre de cette vérité, car les efforts
que nous faisons pour marcher ou pour penser nous
fatiguent. Mais ce qui la met encore davantage en évidence, ce sont les expériences galvaniques, dans lesquelles on voit, après la mort d'un animal, ses muscles
et ses nerfs, qui conservent encore une étincelle de
vie, se montrer sensibles à l'irritation produite par le
contact des armatures métalliques. Si l'on répète souvent l'expérience, et que l'irritation galvanique ait
beaucoup d'intensité, la force vitale se trouve bientôt
épuisée; tandis que, dans le cas contraire, elle persiste plus long-temps, et qu'on peut même, quoiqu'elle paraisse totalement éteinte, la provoquer à de
nouveaux effets, pourvu qu'en suspendant les irritations pendant quelque temps, on lui donne le temps
de s'accumuler. Il résulte de là un nouveau moyen
fortifiant, qui est le repos. La force vitale, cessant d'a-
gir, peut par cela même se concentrer et augmenter
réellement.

1o° Les effets immédiats de la force vitale ne consistent pas uniquement à percevoir des impressions
comme autant d'excitations, et à réagir sur elles, mais
encore à convertir en substance organique, c'est-à-dire
à combiner, d'après les lois de l'organisation, les substances qui parviennent au corps, et à leur donner
la forme et la structure nécessaires au but de l'organisme. C'est là ce qu'on appelle la *force plastique,*
la *force reproductive.*

11° La force vitale remplit toutes les parties du

corps organisé vivant; elle existe aussi bien dans les solides que dans les fluides; mais elle se manifeste de différentes manières, selon la diversité des organes, dans les nerfs par la sensibilité, dans les muscles par l'irritabilité, etc. Ces phénomènes ont lieu pendant quelque temps d'une manière visible et progressivement croissante, jusqu'à ce que le corps organisé ait atteint le degré de perfection qui lui est assigné. Mais la force plastique et créatrice ne cesse pas d'agir à cette époque : l'acte qui avait constitué d'abord la génération, puis l'accroissement, devient un renouvellement continuel, et cette reproduction non interrompue est un des principaux moyens conservateurs des êtres vivans.

En voilà asséz sur l'essence de cette force merveilleuse. Il nous sera moins difficile maintenant d'établir quelque chose de positif sur le rapport qui existe entre elle et la vie elle-même, sur ce qu'on entend proprement par la *vie*, et sur sa durée.

On appelle *vie*, dans les êtres organisés, l'état d'activité de la force vitale et l'action des organes, qui en est inséparable. Ainsi la force vitale n'est qu'une capacité, et la vie elle-même est l'action. Toute vie est donc une suite continuelle d'actions de la force vitale et d'efforts organiques. Il résulte nécessairement de là une consommation continuelle de la force et des organes; et il faut, pour que la vie puisse subsister, que les pertes de cette force et de ces organes soient continuellement aussi réparées. On peut donc considérer

la vie comme une opération qui consomme sans cesse
des matériaux, et dire que son essence consiste dans
une alternative continuelle de destruction et de réparation de nous-mêmes. On l'a souvent comparée à
une flamme, et cette comparaison est très-juste. Les
forces destructives et créatrices sont toujours en action, toujours en contact, et chaque instant de notre
existence est un singulier mélange de destruction et
de création. Tant que la vie conserve sa vivacité première et son énergie, les forces créatrices ont le dessus, de sorte que le corps croît et se perfectionne.
Peu à peu l'équilibre s'établit entre les forces rivales,
et la consommation se trouve dans un rapport tel avec
la régénération, que le corps n'augmente ni ne décroît.
Enfin, la diminution de la force vitale et la détériora-
tion des organes font que la consommation l'emporte sur la régénération : c'est alors que le corps se
dégrade peu à peu, jusqu'au moment inévitable de
son entière dissolution. Voilà ce que nous voyons partout : la vie de chaque être est partagée en trois périodes, celle d'accroissement, celle d'état stationnaire,
et celle de dépérissement.

La durée de la vie dépend donc, en général, des
circonstances suivantes :

1° Elle dépend de la quantité de force vitale con-
tenue dans le corps. Nul doute qu'une grande somme
de cette force ne dure davantage et ne soit consom-
mée moins vite qu'une plus faible. Mais nous savons,
par ce qui précède, que la force vitale a plus d'af-

finité pour certains corps que pour d'autres, qu'elle existe en plus grande quantité dans les uns que dans les autres, enfin que certaines influences extérieures l'affaiblissent, tandis que d'autres l'alimentent et l'excitent. Voilà donc la première et la plus importante cause des différences qui existent dans la durée de la vie.

2° La vie consomme et détruit, non-seulement la force vitale, mais encore les organes ; la destruction vitale doit donc arriver plus tard dans un corps doué d'organes vigoureux, que dans un autre dont les organes sont délicats. En outre, l'action vitale elle-même exige une activité continuelle de la part de certains organes, auxquels nous donnons pour ce motif l'épithète de *vitaux* : or, dès que ces organes sont malades, ou incapables de remplir leurs fonctions, la vie ne peut plus continuer. Ainsi une certaine solidité d'organisation générale et un état convenable des organes vitaux sont la seconde condition d'où dépend la durée de la vie.

3° La consommation peut être plus ou moins prompte ; par conséquent sa durée, ou, ce qui revient au même, celle de la vie, peut être, toutes choses égales d'ailleurs quant aux forces et aux organes, ou plus longue ou plus courte, suivant que l'acte de destruction s'opère avec plus ou moins de lenteur, absolument de même qu'une bougie allumée par les deux bouts brûle une fois plus vite que celle qui l'est par un seul, ou que, plongée dans l'oxigène, elle brûle dix fois plus vite que dans l'air ordinaire, parce

que ce gaz accélère bien dix fois l'acte de la destruction. Telle est la troisième cause des différences
qu'on remarque dans la durée de la vie.

4° Enfin, comme la réparation des pertes est le
principal moyen de contre-balancer la consommation,
un corps qui aura en lui et hors de lui les moyens
de régénération les plus parfaits durera plus long-
temps que celui auquel ces moyens manqueront.

En un mot, la durée de la vie d'un être dépend de
la somme des forces vitales qu'il possède, du plus ou
moins de consistance de ses organes, de la rapidité ou
de la lenteur de la consommation, et de la perfection
ou de l'imperfection de l'acte régénérateur. Toutes les
idées relatives à l'art de prolonger la vie, tous les
moyens proposés ou à proposer pour atteindre ce but,
viennent se ranger dans l'une ou l'autre de ces quatre
catégories, et doivent être jugés d'après les principes
que je viens de développer. On tire de là plusieurs
conclusions instructives, et la solution de divers problèmes obscurs, dont je me contenterai d'effleurer ici
quelques-uns.

Le terme de la vie est-il fixé ou non? Cette question a souvent été une pomme de discorde entre les
philosophes et les théologiens, et plus d'une fois aussi
elle a fait naître des doutes sur l'utilité réelle de la médecine. On la résout sans peine à l'aide des idées qui ont
été exposées précédemment. Les deux partis ont également raison jusqu'à un certain point. Nul doute que
chaque espèce de créature, et même chaque indi-

vidu, n'ait un terme prescrit, aussi bien pour sa taille que pour la somme de ses forces vitales, l'énergie de ses organes, et la promptitude de ses pertes et de leur réparation; car la durée de la vie n'est qu'une suite de cette consommation continuelle, qui ne peut durer elle-même qu'autant que durent les forces et les organes. Aussi voyons-nous que, dans chaque classe d'êtres, la vie a une étendue déterminée, dont la carrière fournie par les divers individus se rapproche plus ou moins. Mais la consommation peut être accélérée ou retardée, et des circonstances favorables ou défavorables, destructives ou conservatrices, peuvent influer sur le corps; d'où il suit que, malgré cette détermination naturelle, le terme de la vie peut se trouver rapproché ou reculé.

Maintenant nous sommes à même de répondre d'une manière générale à la question de savoir s'il est possible de prolonger la vie. Sans doute, il est possible de le faire; non pas, à la vérité, par des moyens magiques, ou par des teintures aurifères, non pas en ayant recours à toutes ces méthodes dont les inventeurs promettent d'augmenter la somme de force vitale qui nous est dévolue, et de changer l'ordre établi par la nature; mais en ayant égard aux quatre conditions d'où dépend à proprement parler la durée de l'existence, c'est-à-dire en affermissant la force vitale, fortifiant les organes, retardant la consommation, et favorisant, facilitant la régénération. Ainsi, plus les alimens, les vétemens, le genre de vie,

le climat et même les pratiques de l'art rempliront ces
diverses conditions, et plus aussi ils contribueront à
prolonger la vie, tandis que plus ils leur seront contraires, et plus aussi ils en abrégeront la durée.

Je dois surtout insister ici sur ce que j'appelle *retardement de la consommation de la vie*, car c'est, à
mes yeux, le plus important de tous les moyens qu'on
puisse mettre en usage pour prolonger le cours de
notre existence. Si nous supposons une certaine somme
de force vitale et d'organes, faisant en quelque sorte
le fonds de notre vie, puisque celle-ci consiste dans leur
consommation, il est clair que ce fonds s'épuisera plus
ou moins vite, suivant que les organes agiront avec
plus ou moins d'énergie, et qu'ils éprouveront par conséquent des pertes plus ou moins rapides. Celui qui
consomme en un jour deux fois autant de force vitale
qu'un autre, épuise aussi une fois plus vite la somme
de cette force qui lui appartient en propre, et la
destruction des organes que l'on fait agir avec le
double d'effort doit être aussi plus prompte du
double. Ainsi l'énergie de la vie est en raison inverse
de sa durée, c'est-à-dire que plus elle a d'intensité, et
moins elle prend d'extension. L'expression *vivre vite*,
qui n'est guère moins répandue maintenant que la
chose elle-même, est donc parfaitement juste. On peut
en effet accélérer ou retarder la consommation vitale, qu'elle dépende d'ailleurs, soit d'actions, soit de
jouissances : en d'autres termes, on peut vivre vite ou
lentement. Cette vérité se trouve confirmée non-seule-

ment dans l'homme, mais encore dans la nature entière. Moins la vie d'un être a d'intensité, et plus elle dure long-temps : la chaleur, les engrais, la culture, augmentent la vigueur de la végétation, qui se développe plus vite et plus complétement, mais qui ne tarde pas non plus à périr. L'être même que la nature a doué d'une somme considérable de force vitale durera moins, si sa vie a beaucoup d'intensité, que celui qui, ayant moins de force vitale, mène une vie moins active : ainsi, par exemple, il est certain que les animaux des classes supérieures ont une force vitale infiniment plus abondante et plus parfaite que les plantes ; cependant un arbre vit cent fois plus long-temps qu'un cheval plein de fougue et d'ardeur, parce que sa vie est plus faible, et qu'elle a moins d'intensité. C'est ainsi que les causes débilitantes, pourvu qu'elles diminuent l'activité de la vie, deviennent des moyens de la prolonger, tandis que les stimulans et les fortifians nuisent à sa durée, quand ils accroissent trop son intensité. On voit d'après cela qu'une santé robuste peut être contraire à la durée de la vie, et un certain degré de faiblesse lui être favorable. Par conséquent le régime et les moyens propres à prolonger l'existence ne sont pas tout-à-fait ceux qu'on désigne sous le nom de fortifians. La nature nous donne à cet égard d'excellens préceptes, car elle attache à l'existence des créatures parfaites une condition qui arrête en elles la marche de la consommation de la vie, et prévient de cette manière une destruction trop rapide. Je veux parler du sommeil, dont toutes les créatures parfaites éprouvent le besoin; disposition extrêmement sage, qui a pour objet principal de régler et de retarder la consommation intérieure, et qui est en un mot pour la vie ce que le balancier est pour l'horloge. Le temps du sommeil est une suspension, une perte apparente de la vie ; mais l'interruption qu'il apporte à l'exercice de cette dernière est pour elle un des plus puissans moyens de prolongation. Douze à seize heures d'activité non interrompue, chez l'homme, occasionent une déperdition assez considérable pour accélérer le pouls et produire cette espèce de fièvre générale que tant d'individus éprouvent le soir: mais alors le sommeil vient à notre secours, il nous plonge dans un état passif; et après sept ou huit heures de repos, les pertes se trouvent tellement réparées, que le pouls et tous les autres mouvemens ont repris leur régularité et leur vitesse accoutumées, et que tout est rentré dans l'ordre (1). Aussi rien ne ruine davantage notre constitution qu'une longue insomnie. Les arbres eux-mêmes, ces nestors du règne végétal, ne vivraient pas si long-temps sans le sommeil qu'ils éprouvent chaque année en hiver (2).

---

(1) Les vieillards dorment moins que les jeunes gens, parce que leur vie ayant moins d'intensité, et leurs pertes étant plus faibles, ils ont moins besoin de réparation.

(2) Certaines plantes présentent quelque chose que l'on pourrait comparer au sommeil journalier de l'homme. Tous les soirs elles rapprochent leurs feuilles les unes des autres, ou les abaissent, elles fer-

ment leurs fleurs , et tout leur extérieur annonce un état de calme et de repos. On a attribué ce phénomène à la fraîcheur et à l'humidité qui règnent le soir, mais on l'observe également dans les serres. Quelques naturalistes l'ont regardé comme un effet de l'obscurité, mais il y a des plantes qui se ferment en été dès six heures après midi. Le *tragopogon luteum* se ferme même le matin , vers neuf heures, de sorte qu'on pourrait le comparer aux oiseaux et autres animaux nocturnes, qui ne sortent que la nuit et dorment le jour. Il n'y a presque pas d'heure dans la journée à laquelle une plante ne se ferme , et c'est là-dessus que repose l'idée ingénieuse d'une horloge de Flore.

# CHAPITRE III.

### DE LA DURÉE DE LA VIE DANS LES VÉGÉTAUX.

Nous allons passer en revue les diverses classes du monde organisé, afin d'y chercher des faits à l'appui de ce que j'ai avancé jusqu'ici ; nous aurons en même temps occasion d'apprendre à connaître les plus importantes parmi les circonstances accessoires qui influent sur la prolongation ou la diminution de la durée de la vie.

Quelle variété infinie dans la durée des êtres organisés, depuis la moisissure, qui périt au bout d'une heure ou deux, jusqu'au cèdre, qui peut vivre mille ans ! Quelle distance ! Quelle infinité de degrés intermédiaires ! Quelle diversité de vie ! Cependant la cause de cette durée plus ou moins longue doit dépendre de la nature propre de chaque être, et de la place qu'il occupe dans la création. A force de chercher on doit trouver cette cause, objet intéressant et sublime, mais en même temps d'une étendue incommensurable. Je me contenterai donc d'indiquer les principaux faits, et de les présenter sous un jour tel qu'on puisse les rattacher à l'objet de ce livre.

Nous apercevons d'abord les plantes, ce monde

immense de créatures, ce premier degré des corps organisés, ces êtres enfin qui se nourrissent par assimilation intérieure, qui forment chacun autant d'individus, et qui propagent leur espèce. Quelle diversité infinie dans la forme, l'organisation, la grandeur et la durée! D'après les calculs les plus modernes, le nombre des espèces végétale s'élève à près de soixante mille.

Toutes les plantes peuvent être rapportées, d'après la durée de leur vie, à trois classes principales, comprenant les annuelles, ou pour mieux dire celles qui ne vivent que six mois, naissant au printemps et mourant en automne; les bisannuelles, qui périssent à la fin de la seconde année; et les vivaces, qui durent depuis quatre jusqu'à mille ans.

Les végétaux chargés de sucs aqueux et pourvus d'organes délicats ont une existence très-courte; ils ne vivent qu'un an ou deux tout au plus : ceux qui ont des sucs plus épais et des organes plus vigoureux durent davantage; mais la présence du bois est nécessaire pour qu'une plante atteigne le plus haut terme de la longévité végétale.

Il y a même des différences notables entre les plantes qui ne vivent qu'un ou deux ans : celles qui sont d'une nature froide, et qui n'ont ni odeur ni saveur, ne durent pas aussi long-temps, toutes choses égales d'ailleurs, que celles qui exhalent une odeur forte, balsamique, et qui contiennent davantage d'huile essentielle. Par exemple la laitue, le froment, le seigle, l'orge, et toutes les espèces de céréales, ne vivent jamais plus d'un an; tandis que le thym, le pouliot, l'hysope, la mélisse, l'absinthe, la marjolaine, la sauge, etc., vivent deux ans et plus.

Les arbrisseaux et les arbres de petite stature peuvent durer jusqu'à soixante ans, et quelques-uns même prolongent leur existence du double. La vigne atteint un âge de soixante à cent ans, et porte des raisins jusqu'au dernier moment. Il en est de même du romarin. L'acanthe et le lierre peuvent vivre au-delà d'un siècle. Il est d'autres plantes, telles que les diverses espèces de ronces, dont on a beaucoup de peine à déterminer l'âge, parce qu'elles enfoncent dans la terre leurs branches, qui deviennent bientôt après de nombreux arbrisseaux, de sorte qu'on ne peut distinguer les pieds nouveaux des anciens, et que les végétaux dont il s'agit perpétuent en quelque manière leur existence par cette disposition.

Les arbres les plus élevés et les plus forts, tels que le chêne, le tilleul, le hêtre, le marronier d'Inde, l'orme, l'érable, le platane, le cèdre, l'olivier, le palmier, le mûrier, le baobab (1), sont ceux qui vivent le plus long-temps. On peut assurer, sans craindre

(1) Le baobab (*adansonia digitata*) paraît être le végétal qui atteint l'âge le plus avancé. Son tronc acquiert jusqu'à vingt-cinq pieds de diamètre. Vers le milieu du siècle dernier, Adanson trouva inscrits les noms de voyageurs du quinzième et du seizième siècle sur des individus qui n'avaient que six pieds de diamètre, et les incisions faites à l'écorce ne s'étaient pas encore élargies beaucoup.

de commettre une erreur, que quelques-uns des cèdres du Liban, que le fameux châtaignier de Sicile, et que plusieurs des chênes sacrés sous lesquels les anciens Germains célébraient les cérémonies de leur culte, ont vécu mille ans et au-delà. Ces témoins respectables sont tout ce qui reste aujourd'hui des siècles passés; nous nous sentons saisis d'une sainte horreur lorsque le vent siffle à travers leur cime blanchie par le temps, et dont l'ombrage protégea jadis les druides et les sauvages Germains couverts de peaux d'ours.

Tous les arbres qui croissent rapidement, comme le sapin, le bouleau, le marronier d'Inde, etc., ont un bois moins solide, et vivent moins long-temps que les autres. Le chêne, au contraire, qui croît si lentement, a le bois plus dur qu'aucun arbre de nos forêts.

Les végétaux de petite taille durent en général moins long-temps que ceux qui sont très-grands et qui s'étendent beaucoup.

Les arbres qui ont le bois le plus compacte et le plus durable, ne sont pas toujours ceux qui vivent le plus; ainsi, par exemple, le buis, le cyprès, le genévrier, le noyer et le pommier ne vivent pas aussi long-temps que le tilleul, qui a cependant un bois plus tendre.

En général, ceux qui portent des fruits savoureux et délicats durent moins long-temps que ceux qui n'en donnent pas ou qui n'en donnent que de mauvais, et même parmi les premiers ceux qui portent des noix ou des glands fournissent une carrière plus longue que ceux qui portent des baies ou des fruits à noyau.

Les arbres de cette dernière catégorie qui vivent le moins, le pommier, le poirier, l'abricotier, le pêcher, le cerisier, etc., peuvent, quand tout leur est favorable, pousser leur existence jusqu'à soixante ans, surtout lorsqu'on a soin d'arracher la mousse qui croît sur leur tronc.

On peut admettre en thèse générale que les arbres qui se couvrent et se dépouillent lentement de feuilles et de fruits, deviennent plus âgés que ceux dont la feuillaison et la fructification se font avec beaucoup de promptitude. De même les arbres cultivés vivent généralement moins que les sauvageons, et ceux qui portent des fruits acides et acerbes plus long-temps que ceux qui en donnent de doux.

Il est très-digne de remarque que, quand on remue la terre tous les ans au pied des arbres, on les fait vé-géter avec plus de vigueur, et donner davantage de fruit, mais qu'en même temps on abrége la durée de leur existence. Si au contraire on ne fait cette opéra-tion que tous les cinq ou tous les dix ans, les arbres vivent plus long-temps. De même les arrosemens et les engrais fréquens augmentent leur rapport, mais abrégent leur vie.

Enfin, on peut prolonger beaucoup la durée d'une plante en lui coupant souvent les branches et les bourgeons. Les végétaux même d'une petite taille, et qui durent ordinairement peu, peuvent vivre jusqu'à quarante ans, quand on a l'attention de les tailler chaque année. On a remarqué aussi qu'en remuant la terre autour des vieux arbres auxquels personne n'a touché depuis long-temps, on leur fait pousser un feuillage plus abondant, et on les rajeunit en quelque sorte.

En réfléchissant à tous ces faits, qui sont fournis par l'expérience, on s'aperçoit aussitôt qu'ils viennent à l'appui des principes exposés plus haut sur la vie et sur sa durée.

Notre premier principe était que, plus la somme de force vitale est considérable, plus les organes sont forts, et plus aussi la vie dure long-temps ; or, nous voyons que les végétaux les plus volumineux et les plus parfaits, ceux par conséquent dans lesquels nous devons supposer la plus grande somme de force vitale, et que les plantes dont les organes sont les plus vigoureux et les plus durables, ont aussi la vie la plus longue, comme le chêne et le cèdre.

La masse du corps semble ici contribuer à la durée de la vie, et cela pour trois raisons :

1° Parce qu'elle annonce une somme plus considérable de force vitale ou de force plastique ;

2° Parce qu'elle donne plus de capacité vitale, plus de surface, et plus de points de contact avec les objets extérieurs ;

3° Parce que, plus un corps est volumineux, et

plus il faut de temps pour que la consommation, tant intérieure qu'extérieure, le détruise.

Cependant il y a des plantes qui, avec des organes solides et durables, durent moins que d'autres dont les organes sont plus délicats. Ainsi, le tilleul vit plus long-temps que le buis et le cyprès.

Ceci nous conduit à une loi très-importante pour la vie organique et pour l'objet de nos recherches, savoir que, dans le monde organisé, il n'y a qu'un certain degré de solidité qui soit favorable à la durée de l'existence, tandis qu'un degré trop considérable de ténacité abrége cette même existence. En général, parmi les êtres inorganiques, plus un corps est solide et plus il dure; mais, parmi les êtres organisés, dans lesquels la durée de l'existence dépend de l'activité des solides et de la circulation des fluides, ce principe souffre des exceptions; trop de solidité dans les organes, trop de viscosité dans les fluides, rend de meilleure heure les uns imperméables et les autres immobiles, produit des engorgemens, et amène plus promptement la vieillesse et la mort.

Mais ce n'est pas seulement des organes et de la somme de la force vitale que la durée de la vie dépend. Nous avons vu qu'elle tient beaucoup au plus ou moins de rapidité de la consommation, et au plus ou moins de perfection avec laquelle se fait la réparation des pertes. En est-il ainsi dans les végétaux ?

Oui, nous rencontrons aussi cette loi générale dans le règne végétal. Plus la vie d'une plante a d'intensité, plus la consommation se fait en elle avec force et rapidité, et plus cette plante passe vite, moins elle dure. D'un autre côté, plus elle a de moyens de réparation, soit en elle-même, soit hors d'elle, et plus sa durée se prolonge.

Portons d'abord nos regards sur la loi de consommation.

En général, la vie n'a qu'une très-faible intensité dans les plantes. La nutrition, l'accroissement et la génération sont les seules fonctions qui la constituent. Il n'y a ni locomotion soumise à la volonté, ni circulation réglée, ni mouvement musculaire, ni action nerveuse. L'acte de la génération ou de la floraison est sans contredit le plus haut degré de la consommation intérieure et le but final de la vie végétale ; mais aussi avec quelle rapidité marchent alors la dissolution et la destruction ! La nature, en cette occasion, semble prodiguer ses forces créatrices, et offrir l'idéal de la plus grande perfection possible.

Quelle délicatesse n'admire-t-on pas dans la forme de la fleur ? Quelles brillantes couleurs n'étale-t-elle pas à nos yeux étonnés, souvent même dans les plantes les moins apparentes, dans celle que nous aurions jugée la moins susceptible de prendre un pareil développement ? C'est en quelque sorte son plus bel habit qu'elle revêt pour célébrer son plus grand jour de fête, mais qui épuise pour toujours, ou du moins pour long-temps, la somme de sa force vitale.

Aussitôt après cette catastrophe, toutes les plantes, sans exception , perdent leur vigueur de végétation, demeurent stationnaires, puis vont en déclinant. C'est le premier pas qu'elles font vers la mort. Les végétaux annuels périssent aussitôt après. Quant aux arbres, ils meurent, au moins pour un temps; la vie s'arrête en eux pendant six mois, jusqu'à ce que leur puissante force régénératrice les mette de nouveau en état de pousser des feuilles et de produire des fleurs.

On explique de la même manière pourquoi toutes les plantes qui se reproduisent de bonne heure sont celles aussi qui meurent le plus promptement. La loi la plus constante, pour la durée de la vie dans le règne végétal , c'est que plus une plante fleurit vite, moins elle dure, et réciproquement : celles qui fleurissent la première année meurent aussi la première année, et celles qui ne donnent des fleurs qu'au bout de deux ans meurent dans le cours de la seconde année. Les arbres et les végétaux ligneux qui ne commencent à produire que vers la sixième, la neuvième ou la douzième année, sont les seuls qui vieillissent, et même, parmi eux, les espèces qui commencent le plus tard à se reproduire sont celles qui atteignent l'âge le plus avancé. Cette remarque est de la plus haute importance; elle confirme parfaitement mes idées sur la consommation, et fournit des données précieuses pour les recherches auxquelles nous nous livrerons dans la suite.

Quant à présent, nous pouvons décider l'importante question de savoir quelle influence la culture exerce sur la durée de la vie des plantes.

En général, l'art et la culture abrègent la vie des végétaux. On peut poser en principe que les plantes sauvages, abandonnées à elles-mêmes, vivent plus long-temps que celles qu'on cultive. Mais on ne peut pas en dire autant de tous les genres de culture; car il y a, par exemple, des plantes qui ne vivraient qu'un an ou deux dans la campagne, et qu'on fait durer bien plus long-temps à force de soins. C'est ce qui prouve que, même pour les végétaux, il y a des moyens de reculer le terme de la vie. Mais il s'agit seulement ici de savoir quelle différence existe entre la culture qui prolonge la vie et celle qui la raccourcit. Cette différence n'est pas sans importance pour les matières dont il nous reste à traiter. On peut la déduire des principes généraux que nous avons établis; plus la culture augmente l'intensité de la vie et la consommation intérieure, plus elle rend en même temps l'organisation elle-même délicate, et plus elle nuit à la durée de l'existence. C'est ce que nous voyons dans nos serres, où la chaleur, le fumier et les soins du jardinage entretiennent une activité intérieure continuelle, qui fait que les plantes produisent de meilleure heure et plus souvent des fruits d'une qualité supérieure à celle que leur nature comporte. Il en est de même lorsque, sans aucune influence extérieure, et uniquement par certaines opérations, telles que la greffe ou les divers artifices employés pour faire doubler les fleurs, on communique aux végétaux une organisation intérieure beaucoup plus parfaite et plus délicate que celle qu'ils ont naturellement. Ce genre de culture abrége aussi la durée.

D'un autre côté, la culture est le meilleur moyen que nous ayons de prolonger la durée des plantes, pourvu qu'elle n'augmente pas l'intensité de leur vie, qu'elle retarde la consommation intérieure, qu'elle diminue assez la viscosité des humeurs et la rigidité des organes pour leur conserver plus long-temps la perméabilité et le mouvement, enfin qu'elle arrête les influences destructives, et fournisse des moyens plus puissans de régénération. C'est ainsi qu'elle fait vivre un végétal plus long-temps que sa nature et sa position ne semblaient le comporter.

On peut donc, à l'aide de la culture, prolonger la vie des plantes de plusieurs manières différentes:

1° En coupant souvent les branches, pour diminuer la consommation. On enlève ainsi aux végétaux une partie des organes par lesquels ils épuisent trop vite leur force vitale, et on concentre en quelque sorte celle-ci dans leur intérieur.

2° En empêchant ou du moins retardant la fleuraison, et prévenant la perte des forces régénératrices. Nous savons que c'est là le plus haut degré de consommation vitale dans les plantes, de sorte qu'en agissant ainsi, nous contribuons doublement à prolonger la vie, et en prévenant l'épuisement des forces, et en les forçant de réagir et de servir comme moyens de conservation.

3° En écartant l'influence destructive du froid, du défaut de nourriture et du déplacement, afin d'entretenir les plantes dans l'état mitoyen d'une vie uniforme et modérée. Dans la supposition même où, par ce moyen, nous augmenterions l'intensité de leur vie, il fournit en revanche une source d'autant plus abondante de restauration.

4° La quatrième condition enfin d'où dépend la durée de tout être vivant, et par conséquent aussi celle d'une plante, c'est la faculté plus ou moins grande de se restaurer.

A cet égard nous partageons le règne végétal en deux grandes classes.

L'une comprend les plantes qui ne possèdent pas du tout cette faculté : c'est le cas de celles qui ne vivent qu'un an, et qui meurent après avoir accompli l'œuvre de la génération.

Dans l'autre nous rangeons les végétaux qui chaque année se régénèrent, c'est-à-dire poussent de nouveau des branches, des feuilles et des fleurs. Ceux-là peuvent atteindre l'âge de mille ans et plus. Chacun d'eux doit être considéré comme un terrain organisé qui produit tous les ans une foule de plantes parfaitement en harmonie avec sa nature. La sagesse éternelle se montre admirable et sublime dans cette disposition. Puisqu'il faut huit ou dix années afin de porter l'organisation et les sucs d'un arbre au degré de perfection nécessaire pour qu'il donne des fleurs et des fruits, si cet arbre devait partager le sort des autres plantes et périr après avoir consommé l'œuvre de la génération, combien la culture d'un pareil végétal serait ingrate ! combien le résultat serait peu proportionné à la dépense de temps et de soins ! combien enfin les fruits seraient rares ! Mais, pour prévenir cet inconvénient, la nature, par une disposition qu'on ne saurait trop admirer, fait acquérir peu à peu à la première plante assez de consistance et de solidité pour que le tronc prenne enfin la place du sol, et produise alors chaque année une foule de nouvelles plantes sous la forme d'yeux ou de bourgeons.

De là résulte un double avantage. D'abord les plantes, sortant d'un sol déjà organisé, y puisent des sucs élaborés et assimilés, qu'elles emploient aussitôt pour produire des fleurs et des fruits, ce qu'il ne serait pas possible de faire avec ceux qu'elles tirent immédiatement de la terre.

En second lieu, ces plantes plus délicates, qu'on peut au fond considérer comme des végétaux annuels, meurent après la fructification, sans que la plante principale ou le tronc cesse d'exister. La nature reste donc même en cela fidèle à sa loi fondamentale, qui est que l'œuvre de la génération perpétue l'espèce en épuisant les individus.

En un mot, les résultats qui découlent de tous ces faits sont qu'une plante ne peut atteindre un âge avancé qu'à la faveur des conditions suivantes :

1° Il faut qu'elle croisse lentement ;

2° Il faut qu'elle se propage lentement et tard ;

3° Il faut que ses organes aient un certain degré de solidité et de durée, qu'elle même ait assez de bois, et que ses sucs ne soient pas trop aqueux ;

4° Il faut qu'elle soit grande, et qu'elle ait beaucoup d'étendue ;

5° Enfin, il faut qu'elle s'élève dans l'atmosphère.

Tout état de choses contraire à celui-là abrège la durée de la vie.

# CHAPITRE IV.

### DE LA DURÉE DE LA VIE DANS LES ANIMAUX.

Le règne animal est la seconde grande classe, la partie la plus parfaite du monde organique. Il renferme une foule d'êtres qui diffèrent infiniment les uns des autres sous le rapport de la perfection et de la durée. Depuis l'éphémère, ce petit insecte qui ne vit pas plus d'un jour, et qui, au bout de vingt heures se trouve déjà un vieillard expérimenté qu'entoure une postérité nombreuse, jusqu'à l'éléphant, qui vit deux siècles, il y a un nombre prodigieux de degrés intermédiaires de capacité vitale et de durée. Dans un sujet si vaste, je me contenterai de rassembler quelques faits propres à jeter du jour sur la question de savoir d'où dépend la durée de la vie.

Je commencerai par la classe des vers, qui est la plus imparfaite, et qui tient de près au règne végétal. Les vers ayant le corps mou et délicat, il est très aisé de les offenser et de les détruire; mais, comme les plantes, ils ont un excellent moyen de compensation dans leur faculté reproductive, qui leur permet de réparer la perte de parties entières, et qui fait qu'ils continuent de vivre, même après qu'on les a coupés en deux ou trois tronçons, de sorte qu'il est difficile de rien dire de positif sur leur durée.

Il existe dans cette classe des êtres qui semblent être presque indestructibles, et sur lesquels Fontana et Goeze ont fait un grand nombre d'expériences curieuses. Fontana fit sécher des rotifères et des vibrions, au soleil le plus ardent, à la chaleur du four, et, six mois après, il les ranima en les plongeant dans un peu d'eau tiède.

Ces faits viennent à l'appui du principe que j'ai établi, savoir que plus l'organisation est imparfaite, et plus la vie dure long-temps. Il en est des animaux en question comme des graines, et l'on pourrait dire que ces premiers points de la création animale ne sont en quelque sorte que les germes, les graines, de la partie la plus parfaite du règne.

Les insectes, qui portent déjà davantage le caractère de l'animalité, et dont l'organisation est plus compliquée, n'ont pas une faculté reproductive capable d'opérer des merveilles semblables; mais la nature a pris une autre marche pour prolonger leurs jours : elle leur fait subir plusieurs métamorphoses successives. L'insecte passe quelquefois deux, trois ou quatre années sous la forme de larve, puis il se change en chrysalide, et vit encore pendant quelque temps dans cet état de mort apparente, au sortir duquel il se montre sous la forme d'une créature achevée; c'est seulement alors qu'il a des ailes, et qu'il est apte à la génération. Mais cet état, qu'on pourrait comparer à la floraison des plantes, est le plus court de tous; l'insecte ne tarde pas à mourir, parce qu'il a rempli sa destinée.

Je ne puis me dispenser ici de faire remarquer jusqu'à quel point ces phénomènes s'accordent avec mes idées fondamentales sur la cause de la durée de la vie. Combien la vie de l'insecte n'est-elle pas imparfaite dans les premiers temps de son existence, quand il est encore sous la forme de larve! ses mouvemens sont faibles, il n'est pas apte à la génération, il semble ne vivre que pour manger et digérer, à tel point qu'on voit des chenilles dévorer, dans l'espace de vingt-quatre heures, trois fois plus qu'elles ne pèsent. Ainsi la consommation intérieure est fort peu considérable, et la restauration énorme au contraire. Il n'est donc pas étonnant que, malgré leur petitesse et leur imperfection, les insectes puissent vivre si long-temps sous cette forme. On peut en dire autant de la chrysalide. Tant qu'il reste dans cet état intermédiaire, l'insecte ne prend aucune nourriture, mais il ne fait non plus aucune consommation, soit intérieure, soit extérieure. Une fois arrivé à la dernière période de son existence, quand il s'est parfaitement développé, qu'il est devenu un être aérien et ailé, son existence semble n'être que mouvement et génération, c'est-à-dire consommation intérieure continuelle; souvent même il ne peut songer alors ni à se nourrir ni à réparer aucune de ses pertes, car un grand nombre de papillons entre autres n'ont point de bouche. Un pareil raffinement d'organisation, une disproportion telle entre la consommation et la restauration rendent la durée impossible. L'expérience prouve en effet que l'insecte ne tarde pas à périr quand il est arrivé à son dernier état. Ainsi, dans cette classe, le même être nous fournit un exemple frappant, et de l'état le plus imparfait de la vie, et de son état le plus parfait, et de la durée relative qui est attachée à chacun de ces deux modes.

Les reptiles, ces êtres froids et amphibies, peuvent atteindre un âge fort avancé. Ils sont principalement redevables de cette prérogative à l'union intime et difficile à détruire qui existe entre leur force vitale et la matière, ainsi qu'au peu d'intensité de leur vie. On a des exemples surprenans de l'opiniâtreté avec laquelle ils tiennent à l'existence. On a vu des tortues vivre pendant quelque temps sans tête, ou supporter un jeûne de six mois, et des grenouilles sauter encore après qu'on leur avait arraché le cœur, ce qui prouve en même temps combien la vie de ces animaux a peu d'intensité, et combien aussi le besoin de restauration est faible chez eux. On a même trouvé des crapauds vivans dans des pierres et des blocs de marbre : qu'ils y eussent été renfermés avant ou après leur sortie de l'œuf, le fait n'est pas moins extraordinaire dans un cas que dans l'autre, car combien n'a-t-il pas fallu d'années pour produire le marbre et pour lui faire acquérir de la solidité !

Dans ces animaux, la force régénératrice n'exerce

pas une influence moins puissante sur la durée de la vie. Elle contre-balance l'action de mille dangers, de mille causes de mort, et répare la perte de parties entières. C'est ici qu'il faut placer la mue, à laquelle sont sujets la plupart des reptiles. Les serpens, les grenouilles, les lézards quittent leur peau chaque année, et cette sorte de rajeunissement semble influer sur la conservation et la prolongation de leur existence. Nous trouvons quelque chose d'analogue dans toutes les classes du règne animal : les insectes passent par diverses métamorphoses, les oiseaux muent, et la plupart des mammifères renouvellent leur pelage à des époques fixes.

Autant que nos observations nous permettent de l'assurer, la tortue et le crocodile sont les reptiles qui vivent le plus long-temps.

La tortue, animal paresseux et phlegmatique, qui grandit avec tant de lenteur qu'en vingt années sa taille augmente à peine de deux pouces, vit cent ans et plus.

Le crocodile, animal grand, vigoureux et plein de vie, dont une peau très-dure cuirasse le corps, qui est doué d'un appétit vorace, et qui digère avec une promptitude extraordinaire, vit aussi très-long-temps. S'il faut en croire quelques voyageurs, c'est le seul animal qui croisse pendant toute la durée de son existence.

Certains poissons parviennent à un âge surprenant, et ces animaux sont peut-être ceux qui vivent le plus, en proportion de leur grosseur. L'histoire romaine nous apprend qu'on vit plusieurs fois, dans les viviers impériaux, des murènes âgées de soixante ans, qui finissaient par se familiariser avec les hommes, et par s'apprivoiser tellement que l'orateur Crassus versa des larmes en apprenant la mort de l'une d'elles.

Le brochet, poisson très-vorace, et la carpe vivent jusqu'à cent cinquante ans, d'après des témoignages authentiques. Le saumon croît rapidement et vit peu, tandis que la perche, dont l'accroissement se fait avec plus de lenteur, vit aussi plus long-temps.

Je crois devoir faire remarquer, en passant, que la mort naturelle est beaucoup plus rare parmi les poissons que dans les autres classes du règne animal. Ces animaux semblent être soumis d'une manière spéciale à la loi du passage continuel de l'un dans l'autre, en vertu du droit du plus fort. Ils se dévorent réciproquement; les plus forts mangent les plus faibles, et on trouve dans l'eau moins de cadavres qu'ailleurs, l'animal qui succombe passant de suite dans le corps d'un autre animal vivant, ce qui rend plus rare que sur terre l'état mitoyen qu'on désigne sous le nom de mort. La corruption s'opère dans l'estomac du plus fort. Cet état de choses est une grande preuve de la sagesse divine. Supposons que les millions d'habitans des eaux qui meurent tous les jours demeurassent pendant vingt-quatre heures seulement sans sépulture, ou, ce qui revient au même, sans être dévorés; ils se putréfieraient sur-le-champ, et répandraient par-

tout les plus épouvantables émanations pestilentiel-
les. Dans l'eau, où la végétation, ce grand moyen
de corriger les effets de la putréfaction des substances
animales, est bien moins active et bien moins répandue, dans l'eau, dis-je, il fallait prévenir toute occasion de corruption, et en conséquence y faire régner
continuellement la vie.

Parmi les oiseaux, il en est aussi qui vivent très-
long-temps. Voici quelles sont sans contredit les circonstances qui y contribuent davantage :

1° Ces animaux sont parfaitement couverts ; car il
n'y a pas de couverture plus parfaite, et qui retienne
mieux la chaleur, que la plume.

2° Ils subissent tous les ans une sorte de reproduction et de rajeunissement qu'on appelle la mue. L'oiseau qui va muer tombe d'abord un peu malade, puis
ses plumes se détachent, et il lui en pousse de nouvelles.

3° Les oiseaux sont, de tous les animaux, ceux qui
respirent l'air le plus pur, et en même temps ceux qui
respirent le plus. L'air pénètre jusque dans leurs parties les plus intérieures, par exemple dans leurs os.

4° Ils se donnent beaucoup de mouvement; mais
ce mouvement est le plus favorable de tous à la santé,
parce qu'il est à la fois actif et passif, c'est-à-dire que
les oiseaux étant soutenus par l'air, ils n'ont d'efforts
à faire que pour la progression. Ce mouvement ressemble à l'équitation, qui l'emporte aussi sur tous les
autres exercices gymnastiques.

5° Leur urine, par une disposition particulière, entraîne beaucoup de particules terreuses, et détruit de cette manière une des principales causes qui, dans les autres animaux, amènent le dessèchement, une vieillesse précoce et la mort.

L'aigle royal, oiseau grand, fort, et à fibres très-coriaces, parvient à un âge fort avancé. On l'a vu quelquefois vivre plus de cent ans dans nos ménageries.

Il en est de même du vautour et du faucon, oiseaux voraces tous les deux. M. Selwend, à Londres, reçut il y a un certain nombre d'années, du cap de Bonne-Espérance, un faucon qui avait été pris portant au cou un anneau d'or, sur lequel étaient écrits ces mots en anglais : *A sa majesté Jacques, roi d'Angleterre, an* 1610. Cent quatre-vingt-douze années s'étaient écoulées depuis l'époque de la captivité de cet oiseau. Quel âge pouvait-il avoir quand il s'échappa? Il était de la grande espèce, et conservait encore assez de force et de vivacité; mais ses yeux étaient un peu troubles, sa vue faible, et les plumes de son cou blanches.

Le corbeau, animal carnassier, qui a une chair dure et noire, pousse également sa carrière jusqu'à cent ans. Il en est de même du cygne, oiseau bien couvert de plumes, qui aime l'eau courante, et qui vit de végétaux.

On distingue aussi le perroquet, qu'on a vu vivre soixante ans en captivité, sans compter l'âge qu'il pouvait avoir au moment où il avait été pris. Cet oiseau mange de tout et digère tout; sa chair est dure et d'un brun foncé.

Le paon vit jusqu'à vingt ans; mais le coq, animal vif, colère et lascif, vit beaucoup moins. Le moineau, oiseau très-enclin aux plaisirs de l'amour, vit encore moins long-temps, comme, en général, tous les petits oiseaux, à l'exception du merle et du chardonneret, dont la vie s'étend jusqu'à vingt années.

Si nous passons maintenant aux animaux les plus parfaits, à ceux qui se rapprochent le plus de l'homme, aux mammifères, nous trouvons également des différences notables dans la durée de leur vie.

Celui qui vit le plus long-temps est l'éléphant. Sa taille, la lenteur de son accroissement et la solidité de sa peau et de ses dents font qu'il a plus de droits qu'aucun animal à une longue vie. On assure qu'il peut arriver à l'âge de deux cents ans.

On ne sait pas bien précisément quelle est la durée de la vie du lion, mais on suppose qu'elle doit être assez considérable, parce qu'on a pris quelquefois des lions qui n'avaient plus de dents.

Vient ensuite l'ours, animal hivernant et phlegmatique, qui ne vit cependant pas long-temps; triste avertissement pour ceux qui croient trouver dans la paresse le secret de prolonger leur existence.

Au contraire, le chameau, animal maigre, sec, actif et infatigable, devient très-vieux. Il vit ordinairement cinquante années, et quelquefois il atteint l'âge de cent ans.

Le cheval ne vit guère plus de quarante ans. C'est, à la vérité, un animal grand et fort, mais il a un pelage peu fourni; il est très-sensible, et ses humeurs sont très-disposées à s'altérer. Cependant il se peut que les mauvais traitemens qu'il éprouve de la part de l'homme soient en partie cause du peu d'étendue de la carrière qu'il fournit, car nous ignorons jusqu'à quel âge il arrive dans l'état sauvage. Il en est de même de l'âne. Le produit du croisement de ces deux espèces, ou le mulet, vit plus long-temps que l'une et l'autre.

Ce qu'on a dit de la longévité des cerfs n'est qu'une fable; ces animaux ne vivent que trente ans, quelquefois cependant davantage.

Le taureau, malgré sa force et sa taille élevée, ne vit que quinze ou vingt ans, tout au plus.

La plupart des petits quadrupèdes, tels que la brebis, la chèvre, le renard, le lièvre, ne vivent guère que de sept à dix années. Il faut excepter le chien et le cochon, qui vivent jusqu'à quinze et vingt ans.

De tous ces faits on peut tirer les résultats suivans :

Les animaux ont, en général, plus de mouvement intérieur et extérieur, plus d'intensité de vie, une vie plus compliquée, plus parfaite, et par conséquent une consommation intérieure plus considérable que les végétaux; en outre, leurs organes sont plus délicats, plus développés et plus variés. Les animaux devraient donc, à la rigueur, vivre moins long-temps que les plantes. Mais, en revanche, la force vitale est plus abondante et plus énergique chez eux; ils ont davantage de points de contact avec ce qui les entoure, et par conséquent plus de voies ouvertes aux influences du dehors et aux agens réparateurs. Si donc il leur est plus difficile de parvenir à un âge très-avancé, il est rare aussi de les voir ne vivre que pendant un laps de temps très-court. L'âge de cinq à quarante ans est le terme moyen le plus ordinaire.

Plus un animal se développe et se forme promptement, et plus il périt vite. C'est une des lois les plus générales de la nature, à laquelle toutes les classes sont également soumises. Mais il ne faut pas confondre le développement avec l'accroissement, et calculer d'après cette idée; car il y a des animaux qui semblent croître tant qu'ils vivent, et chez lesquels l'accroissement fait partie de la nutrition. Les deux circonstances auxquelles on doit surtout avoir égard sont :

1° L'époque du premier développement de l'œuf, soit dans le corps, soit hors du corps de la mère;

2° Celle de la puberté, qu'on doit considérer comme le plus haut degré de perfection physique auquel il soit donné à l'animal de parvenir.

La règle doit donc être ainsi conçue : moins l'animal reste long-temps dans le sein de sa mère ou dans l'œuf, et moins aussi il vit long-temps. L'éléphant, qui porte pendant vingt mois, est aussi celui qui atteint l'âge le plus avancé. Le cerf, le taureau et le chien, dont les femelles ne portent que de trois à six mois, ne fournissent pas à beaucoup près une carrière aussi longue. *Quod citò fit, citò perit.*

Mais une loi bien plus constante encore, c'est que, plus l'animal atteint vite l'époque de la puberté, plus il est apte de bonne heure à la reproduction, et plus aussi son existence est courte. Cette loi, que nous avons déjà vu régner partout dans le règne végétal, s'applique aussi à toutes les classes du règne animal sans exception. Ce sont les insectes qui nous en fournissent l'exemple le plus frappant. La première période de leur existence, jusqu'à l'âge de puberté, c'est-à-dire celle durant laquelle ils se montrent sous la forme de larve, peut durer long-temps, même plusieurs années de suite; mais dès qu'ils ont subi leur dernière métamorphose, c'est-à-dire dès qu'ils sont devenus pubères, c'en est fait d'eux. Cette règle est tellement infaillible à l'égard des mammifères, qu'on peut fixer d'une manière très-approximative l'étendue de la vie d'un animal de cette classe, en considérant le temps qui s'écoule jusqu'à l'époque de la puberté comme formant le cinquième de la durée totale de son existence.

Le cheval, l'âne et le taureau entrent dans la puberté à l'âge de trois ou quatre ans, et vivent quinze ou vingt années. La brebis, qui vit huit ou dix ans, devient pubère à deux.

Les bêtes à cornes vivent en général moins long-temps que celles qui n'ont point de cornes.

Les animaux dont la chair est noire ou foncée en couleur ont la vie plus longue que ceux dont la chair est blanche.

Ceux qui ont un caractère tranquille et timide fournissent une carrière moins longue que ceux qui ont un caractère opposé.

Il semble aussi que la manière dont l'animal est couvert influe sur la durée de son existence. Les oiseaux, qui sont certainement les animaux les mieux couverts, sont aussi ceux qui vivent le plus long-temps. L'éléphant, le rhinocéros et le crocodile ont de même une peau très-dure et très-solide.

La nature du mouvement n'est pas non plus sans influence : la course paraît être moins favorable à la longévité que tout autre mode de progression, tandis que le nager, le vol, et en général tous les moüve-mens à la fois actifs et passifs, contribuent à la durée de la vie.

Les animaux confirment aussi ce principe que, moins la vie d'un être a d'intensité, et moins la consommation, tant extérieure qu'intérieure, est considérable en lui, c'est-à-dire que, pour parler le langage vulgaire, moins sa vie est parfaite, et plus il vit long-temps, mais que, plus son organisation est délicate et sa vie parfaite, et plus il est lui-même périssable. C'est ce que les faits démontrent sans réplique.

1° Les zoophytes, dont le corps ne consiste qu'en un estomac garni d'une ouverture qui fait office de

bouche et d'anus en même temps, ont une vie extrêmement dure et presque indestructible.

2° Les animaux à sang froid ont presque tous la
vie plus dure que ceux à sang chaud, ou, ce qui revient au même, les animaux qui ne respirent pas l'emportent à cet égard sur ceux qui respirent. La raison
en est que la respiration est la source de la chaleur
intérieure, et que la chaleur accélère la consommation. Ainsi la respiration contribue sans doute beaucoup à rendre un animal parfait, mais elle accroît en
même temps la source de ses pertes continuelles. Un
animal qui respire a, en quelque sorte, deux circula-
tions, la grande circulation générale, et la petite circulation qui se fait à travers les poumons; il a en
outre deux surfaces continuellement exposées au
contact de l'air, celle de la peau et celle des poumons; enfin l'excitation est toujours plus forte chez
lui, d'où il suit que sa consommation, tant intérieure
qu'extérieure, est beaucoup plus active et plus considérable.

3° Les animaux qui habitent l'eau vivent, en général, plus long-temps que ceux qui habitent l'air;
car ils transpirent moins, et l'eau ne consomme pas,
à beaucoup près, autant que l'air.

4° Enfin, rien ne prouve mieux quelle puissante
influence la diminution de la consommation extérieure a sur la durée de la vie, que les cas dans lesquels cette consommation ne peut pas avoir lieu du
tout. J'ai parlé de crapauds qu'on a trouvés renfermés

dans des pierres très-dures; or ces animaux ne pouvaient vivre ainsi que parce qu'ils n'éprouvaient point de pertes : rien ne s'exhalait de leur corps, dont aucune parcelle ne venait à se dissoudre, car le peu d'air renfermé avec eux ne pouvait manquer d'être bientôt saturé, de manière à ne pouvoir plus recevoir de nouvelles substances; voilà ce qui leur avait permis de rester si long-temps sans prendre de nourriture. En effet, le besoin des alimens ne provient que des pertes que l'exhalation et la consommation nous font éprouver. Mais ici le corps de l'animal ne pouvant jamais diminuer, il n'avait pas non plus besoin de réparation. La force vitale et l'organisation auraient donc pu s'y conserver cent fois plus long-temps qu'elles n'eussent fait dans l'état ordinaire.

La dernière condition de la longévité, une restauration ou régénération parfaite, se rencontre aussi dans le règne animal.

Le plus haut degré de restauration est la reproduction des organes détruits ou enlevés.

Nous trouvons cette faculté, à un degré prodigieux, dans les classes des zoophytes, des vers et des reptiles, animaux qui ont le sang froid, qui sont dépourvus d'os, ou qui n'ont que des os cartilagineux. Tous ces êtres parviennent à un âge fort avancé.

Le renouvellement des écailles chez les poissons, de la peau chez les serpens, les crocodiles, les grenouilles, etc., et des plumes chez les oiseaux, a quelque rapport avec ce phénomène. Nous voyons partout que plus la mue s'opère d'une manière parfaite, et plus la vie est longue en proportion.

Mais un objet de la plus haute importance, par rapport à la restauration, c'est la nourriture, qui établit une différence essentielle entre le règne végétal et le règne animal. Tandis que les plantes tirent indistinctement leur nourriture du dehors, c'est, au contraire, une loi immuable, chez tous les animaux, qu'elle entre et séjourne dans une cavité particulière, communément appelée *estomac*, avant de passer dans la masse des humeurs, et de devenir partie intégrante du corps. Le polype, qui est presque invisible, a tout aussi bien que l'éléphant ce caractère distinctif de l'animalité, une bouche et un estomac.

Voilà ce qui fait la base du règne animal, et la différence caractéristique entre l'animal et la plante; voilà ce qui est la source des avantages de l'individualité, et d'une vie intérieure plus parfaite, plus développée. C'est pour cette raison que la matière introduite dans le corps de l'animal y acquiert un plus haut degré de perfection que celle qui pénètre dans les plantes; les racines sont, pour ainsi dire, intérieures, et le fluide alimentaire qu'elles reçoivent a déjà été épuré, assimilé par le travail de la digestion. C'est pour cette raison que les animaux ont plus besoin que les plantes de sécrétions et d'excrétions. C'est pour cette raison que, chez eux, le fluide nourricier et tous les mouvemens vitaux marchent du dedans au dehors, tandis que, dans les plantes, ils procèdent du dehors au dedans. C'est pour cette raison que l'animal périt du dehors en dedans, au lieu que la plante meurt du dedans au dehors; on voit des arbres privés de la moelle et de tout le bois, et n'ayant plus que l'écorce, qui n'en continuent pas moins de vivre. C'est pour cela enfin que les animaux peuvent faire usage d'une nourriture beaucoup plus variée, se restaurer d'une manière bien plus complète, et contre-balancer ainsi la consommation plus considérable qu'ils font journellement.

# CHAPITRE V.

### DE LA DURÉE DE LA VIE DANS L'ESPÈCE HUMAINE.

Passons à la principale source de notre expérience, à l'histoire de l'homme, et réunissons des faits qui puissent répandre quelque lumière sur l'objet dont nous traitons.

Je rapporterai les exemples les plus remarquables de longévité, et nous verrons ensuite sous quel climat, dans quelles classes de la société, dans quelle situation de corps et d'esprit l'homme a vécu le plus long-temps. Recherche utile, qui nous fera connaître une partie intéressante de l'histoire du genre humain, et qui mettra sous nos regards l'imposante galerie des Nestors de tous les pays et de tous les peuples. J'y joindrai quelquefois une légère esquisse du moral des individus, afin de montrer en même temps jusqu'à quel point le caractère et le tempérament peuvent influer sur la durée de la vie.

On croit communément que, dans l'enfance du monde, ses habitans jouissaient d'une existence plus parfaite, qu'ils avaient une taille gigantesque, avec une force extraordinaire, et qu'ils fournissaient une très-longue carrière. Pendant long-temps on se berça l'imagination d'idées semblables, qui devinrent la source de plus d'un brillant rêve. C'est ainsi qu'on débitait sérieusement qu'Adam, notre premier père, avait neuf cents aunes de haut, et qu'il avait vécu près de mille ans. Mais la critique sage et clairvoyante des physiciens modernes n'a trouvé dans ces prétendus os de géans que des ossemens de rhinocéros et d'éléphans, et les théologiens éclairés ont démontré que la chronologie de ces temps éloignés était bien différente de la nôtre. Hensler, surtout, a fait voir qu'il est très-vraisemblable que l'année des ancêtres d'Abraham se composait de trois mois seulement, qu'elle en eut huit après ce patriarche, et que ce ne fut qu'après Joseph qu'on lui en donna douze. Cette conjecture paraît d'autant plus admissible, qu'il y a encore aujourd'hui dans l'Orient des peuples dont l'année ne se compose que de trois mois, et qu'on serait fort embarrassé, si on la repoussait, d'expliquer pourquoi la vie des hommes aurait été raccourcie de moitié immédiatement après le déluge. Il ne serait pas moins difficile de concevoir pourquoi les patriarches ne se mariaient qu'à soixante, soixante et dix, et même cent ans, difficulté qui disparaît, au contraire, lorsqu'on réduit ce nombre d'années d'après la formule de Hensler, car on obtient alors pour résultat l'âge de vingt ou trente ans, qui est aussi celui auquel on se marie maintenant. Ce nouveau calcul donne un tout autre aspect à l'histoire ancienne : les seize cents années qui ont précédé le déluge se trouvent réduites à quatre cent quatorze ; et les neuf cents ans de Mathusalem, l'âge le plus avancé dont il soit fait mention dans nos annales, le sont à deux cents, âge qui n'est plus absolument incroyable, puisqu'on a vu de nos jours quelques hommes en approcher.

L'histoire profane parle aussi beaucoup, à la même époque, de héros et de rois d'Arcadie, qu'elle nous dit avoir vécu pendant plusieurs siècles, ce qui s'explique de la même manière.

Au temps d'Abraham, époque seulement où l'histoire commence à prendre le caractère de l'authenticité, nous trouvons des exemples de longévité qui n'ont plus rien d'extraordinaire, et qui se reproduiraient aujourd'hui si l'on imitait la frugalité des patriarches, leurs mœurs simples et leur vie nomade.

L'histoire des Juifs nous fournit les suivans. Abraham, homme doué d'une âme forte et courageuse, et qui réussissait dans toutes ses entreprises, atteignit l'âge de cent soixante et quinze ans. Son fils Isaac, qui aimait la paix, le repos et la chasteté, en vécut cent quatre-vingts ; Jacob, également ami de la paix, mais rusé, cent quarante-sept ; le guerrier Ismaël, cent trente-sept ; Sara, la seule femme de ces temps reculés dont l'histoire nous apprenne l'âge, cent vingt-sept ; Joseph enfin, homme plein de sagacité, habile politique, malheureux dans sa jeunesse, mais honoré dans sa vieillesse, cent dix.

Moïse, homme d'un génie et d'une énergie extraordinaires, qui parlait peu, mais agissait beaucoup, parvint, malgré ses fatigues et ses soucis, à l'âge de cent vingt ans; mais il se plaint déjà de ce que la vie de l'homme ne dure ordinairement que soixante-dix ou tout au plus quatre-vingts ans, d'où l'on voit qu'il y a trente siècles les choses, sous ce rapport, se passaient absolument comme aujourd'hui.

Josué, homme actif et d'un caractère belliqueux, vécut cent dix ans. Le grand-prêtre Élie, homme phlegmatique, chargé d'embonpoint, et d'humeur pacifique, en vécut environ quatre-vingt-dix. Au contraire, Elisée, qui méprisait les richesses et les commodités de la vie, et qui ne se montrait pas moins sévère envers lui-même qu'envers les autres, poussa sa carrière jusqu'à plus de cent ans. Dans les derniers temps de l'histoire des Juifs, on distingue le prophète Siméon, homme plein de confiance en Dieu, qui devint nonagénaire.

Quoique tout ce qui tient à l'histoire des Egyptiens soit rempli de fables, cependant l'âge qu'on donne à leurs premiers rois n'a rien d'extraordinaire, puisque la durée du plus long règne n'excède pas cinquante ans.

Les anciens, si l'on en juge d'après Lucien, avaient une haute idée de la longévité des Sères, aujourd'hui les Chinois. On leur donnait en effet l'épithète de *macrobii*, et Lucien attribue la longueur de leur vie à la grande quantité d'eau qu'ils buvaient. Etait-ce le thé dont ils faisaient déjà usage à cette époque?

Nous trouvons plus d'un exemple de longévité

chez les Grecs. Le sage Solon, âme forte, penseur profond et patriote zélé, qui n'était cependant pas insensible aux douceurs de la vie, vécut quatre-vingts ans. Epiménide de Crète atteignit, dit-on, l'âge de cent cinquante-sept ans. Le joyeux Anacréon vécut quatre-vingts ans, ainsi que Sophocle et Pindare. Gorgias de Léontium, grand orateur, qui avait beaucoup voyagé et passé sa vie à instruire la jeunesse, mourut à cent huit ans; Protagoras d'Abdère, également rhéteur et voyageur, à quatre-vingt-dix; Isocrate, homme sobre et modeste, à quatre-vingt-dix-huit; Démocrite, ce grand scrutateur des secrets de la nature, doué d'ailleurs d'un fonds inépuisable de gaieté, à cent neuf; le sale et frugal Diogène, à quatre-vingt-dix; Zénon, fondateur de la secte stoïcienne, et qui plus qu'aucun autre philosophe se fit remarquer par une entière abnégation de soi-même, à cent; Platon enfin, l'un des génies les plus sublimes qui aient existé, ami du repos et de la contemplation, à quatre-vingt-un. Pythagore, qui recommandait à ses disciples la frugalité, le calme des passions et les exercices de la gymnastique, parvint également à un âge très-avancé. Il divisait la vie de l'homme en quatre parties égales : l'enfance, qui se prolonge jusqu'à vingt ans; la jeunesse, qui cesse à quarante; l'âge mûr, qui dure jusqu'à soixante; enfin la vieillesse, qui finit à quatre-vingts. Au-delà de ce dernier âge, Pythagore ne comptait plus un homme au nombre des vivans, quelque loin qu'il poussât sa carrière.

Les exemples suivans méritent d'être cités parmi les Romains.

M. Valerius Corvinus vécut plus de cent ans ; c'était un homme très-vaillant, qui sut se concilier la faveur du peuple, et qui réussit dans tout ce qu'il entreprit. Orbilius, le célèbre Orbilius, d'abord soldat, puis maître d'école, mais qui porta dans sa nouvelle profession toute la sévérité de la discipline militaire, atteignit l'âge de cent ans. Nous avons vu quel fut celui auquel parvint Hermippus, directeur d'une école de filles. Fabius, surnommé *le Temporiseur*, fit voir, en vivant quatre-vingt-dix ans, qu'il n'est pas jusqu'au triomphe de la mort qu'on ne puisse retarder un peu. Enfin Caton, homme d'une santé robuste et d'une fermeté inébranlable, qui aimait la vie agreste et détestait les médecins, vécut au-delà de quatre-vingt-dix ans.

Les femmes romaines nous offrent aussi quelques exemples remarquables de longévité. Terentia, femme de Cicéron, vécut cent trois ans, en dépit de ses malheurs, de ses chagrins et de la goutte. L'impératrice Livie, femme impérieuse, passionnée et toujours heureuse, parvint à l'âge de quatre-vingt-dix ans.

Il est à remarquer que l'histoire romaine nous offre plusieurs exemples d'actrices qui atteignirent un âge fort avancé, avantage que n'ont plus les femmes consacrées maintenant au théâtre, et qui prouve qu'il y a aujourd'hui plus de consommation vitale attachée à leur profession qu'il n'y en avait autrefois. Luceia, qui débuta fort jeune, joua pendant un siècle entier, et parut encore sur la scène à l'âge de cent douze ans. Galeria Copiala, actrice et danseuse à la fois, remonta sur le théâtre quatre-vingt-dix ans après son début, pour complimenter Pompée, et on l'y vit reparaître encore une fois au couronnement d'Auguste.

Pline donne, sur la longévité humaine au temps de l'empereur Vespasien, des renseignèmens précieux tirés des registres du cens, source officielle et authentique. A l'époque de ce dénombrement, qui eut lieu l'an 76 de notre ère, on comptait, dans la partie de l'Italie comprise entre les Apennins et le Pô, cent vingt-quatre individus âgés de cent ans et plus, savoir : cinquante-quatre de cent ans, cinquante-sept de cent dix, deux de cent vingt-cinq, quatre de cent trente, quatre de cent trente-cinq à cent trente-sept, et trois de cent quarante. En outre il y avait à Parme trois hommes âgés de cent vingt ans, et deux de cent trente ; à Plaisance, un autre homme de cent trente ans ; et à Faenza, une femme de cent trente-deux. Une seule petite ville, voisine de Plaisance, et qu'on appelait Velleiacium, était habitée par six personnes âgées de cent dix ans, et par quatre autres qui en avaient cent vingt.

Les tables de mortalité du célèbre Ulpien se trouvent aussi parfaitement d'accord avec les nôtres, surtout avec celles que fournissent nos grandes villes ; elles nous apprennent que l'ancienne Rome était comparable à Londres, quant aux probabilités de la vie humaine.

On voit, par tous les détails dans lesquels je viens d'entrer, qu'au temps de Moïse, chez les Grecs et chez les Romains, la durée de la vie humaine était la même qu'aujourd'hui, et que l'âge de la terre n'exerce aucune influence sur celui de ses habitans, à part cependant celle que peuvent avoir la culture plus ou moins soignée du sol, et la différence qui en résulte dans le climat. Ainsi, par exemple, il est certain qu'aujourd'hui on ne trouve plus en Italie, proportion gardée, autant d'hommes fort avancés en âge qu'il y en avait sous le règne de Vespasien ; mais la raison en est que les forêts qui couvraient alors cette contrée rendaient le climat plus froid et les hommes plus durs (1). Il n'est pas non plus hors de toute vraisemblance que la chaleur propre de notre globe en parcourt successivement toutes les parties, et s'accumule en plus grande quantité sur un point, tandis qu'elle diminue sur un autre.

Mais il résulte toujours de ce qui précède que les hommes *peuvent* encore aujourd'hui vivre aussi long-temps qu'autrefois. La seule différence qu'il y ait entre les deux époques, c'est qu'il y en a maintenant moins que jadis qui atteignent réellement un âge avancé.

Portons actuellement notre attention sur la durée de la vie dans les différentes classes ou conditions des

---

(1) Il existe de nombreux témoignages à l'appui de cette assertion. Ainsi Pline parle d'hivers durant lesquels le vin gela dans les caves de Rome, et l'eau du Tibre jusqu'au lit du fleuve.

hommes, en ayant surtout égard aux siècles qui se rapprochent du nôtre.

Commençons par les empereurs et les rois, par les grands de la terre. La nature, qui leur a donné tous les avantages, toutes les jouissances, leur a-t-elle accordé aussi sa plus grande faveur, le don d'une longue vie ? Malheureusement non. Nous ne trouvons, ni dans l'histoire ancienne, ni dans l'histoire moderne, rien qui nous dise qu'ils aient jamais joui de cette prérogative. Nous ne voyons, chez les anciens, qu'un bien petit nombre de rois qui aient atteint l'âge de quatre-vingts ans, et il en est de même pour les temps modernes. Dans la longue liste des empereurs romains et d'Allemagne, depuis Auguste jusqu'à nos jours, dont le nombre s'élève à plus de deux cents, il n'y en a, Auguste et Tibère exceptés, que quatre qui soient devenus octogénaires; ce sont Gordien, Valérien, Anastase et Justinien.

Auguste vécut soixante et seize ans ; c'était un homme d'un caractère paisible et modéré, mais vif et prompt dans tout ce qu'il entreprenait, faisant peu de cas des plaisirs de la table, mais passionné pour les sciences et les arts. Il ne se nourrissait que de mets fort simples, ne mangeait que quand il avait faim, et ne buvait jamais plus d'une livre de vin, mais aimait que ses repas fussent assaisonnés par la gaieté. D'ailleurs, il était d'un naturel heureux et d'une humeur gaie; et ces mots qu'il adressa à ses courtisans quelques instans avant de mourir, *Applau-*

*dissez, mes amis ; la comédie est finie*, donnent assez à entendre ce qu'il pensait de la vie. Cette disposition d'esprit est une des plus favorables pour arriver à une vieillesse avancée. Etant âgé de trente ans, Auguste fut atteint d'une maladie si grave et si dangereuse, qu'on désespérait de ses jours. C'était une espèce d'affection nerveuse qui ne pouvait qu'augmenter par l'usage des bains chauds que ses médecins ordinaires lui prescrivaient. Musa conçut alors l'idée de suivre une méthode entièrement opposée ; il ordonna les bains froids, et l'empereur guérit. Cette maladie, et la révolution salutaire qu'elle occasiona dans la manière de vivre d'Auguste, ne contribuèrent pas peu, sans doute, à prolonger ses jours : elle prouve, en même temps, combien on a tort d'attribuer aux Anglais l'introduction en médecine de la méthode des bains froids, qui remonte, comme on voit, bien plus haut.

L'empereur Tibère vécut deux ans de plus que son prédécesseur. C'était un caractère violent, mais *vir lentis maxillis*, comme disait Auguste, un homme porté aux plaisirs des sens, mais modéré en tout, et qui, même au sein de la jouissance, ne perdait pas de vue sa santé. Il était dans l'usage de dire qu'il regardait comme un fou celui qui, après avoir atteint sa trentième année, consultait encore les médecins sur le régime qui lui convenait, attendu qu'à cet âge chacun devait savoir, par expérience, ce qui lui était bon ou mauvais.

Le fameux conquérant Aurengzeb parvint, il est vrai, à l'âge de cent ans; mais il faut moins le considérer comme un roi, que comme le chef d'un peuple nomade.

Les exemples de longévité sont fort rares aussi parmi les souverains et les princes des temps modernes. Les rois de France de la maison de Bourbon font seuls exception, car on en trouve trois de suite qui sont arrivés à l'âge de soixante et dix ans.

Nous ne devons pas omettre un des exemples les plus remarquables que nous fournisse l'histoire moderne, celui de Frédéric II. Ce prince était grand en tout, même au physique. Non seulement il atteignit l'âge de soixante et seize ans, qu'on rencontre déjà si rarement parmi les rois, mais ce qui doit surprendre le plus, c'est que ce fut après avoir enduré autant de peines et de soucis qu'aucun homme peut-être en ait jamais eus à supporter, après avoir fait la guerre pendant vingt ans, et s'être soumis, durant ce long espace de temps, à toutes les fatigues du simple soldat, avec cette seule différence qu'en sa qualité de général il s'occupait de tout, et que, quand ses guerriers reposaient, il passait la nuit à mûrir ses projets et méditer de nouveaux plans.

Le haut clergé n'a pas été plus favorisé que les rois du côté de la longévité. Sur trois cents papes qui ont successivement occupé la chaire de saint Pierre, il n'y en a que cinq qui aient atteint ou passé l'âge de quatre-vingts ans, quoique la dignité papale ait cet avantage qu'on y parvient toujours tard, c'est-à-dire lorsqu'on a déjà plus de chances de longévité.

Mais on trouve une multitude d'exemples surprenans parmi les ermites et les religieux, qui, assujettis à un régime des plus sévères, condamnés à une entière abnégation de soi-même, dégagés en quelque sorte du joug des passions, et privés du commerce des hommes qui les fait naître, menaient une vie contemplative, interrompue seulement par des exercices corporels. Ainsi l'apôtre saint Jean vécut quatre-vingt-treize ans, et l'ermite saint Paul, cent treize, qu'il passa au fond d'une caverne, dans une abstinence si sévère qu'on peut à peine y ajouter foi. Saint Antoine vécut cent treize ans. Saint Athanase et saint Jérôme devinrent aussi plus qu'octogénaires. Ces exemples sont plus rares aujourd'hui, parce qu'il y a chez les moines moins de goût pour les abstractions, moins d'abnégation de soi-même, et moins de frugalité.

Les philosophes ont aussi, de tous temps, atteint un âge avancé, principalement lorsque leurs méditations, ayant pour objet la nature, leur procuraient le plaisir divin de découvrir des vérités importantes. Cette jouissance, la plus pure qu'on puisse goûter, cette exaltation salutaire, cette espèce de restauration de nous-mêmes, semble être un des moyens les plus propres à prolonger la vie d'une créature parfaite. Les philosophes qui ont vécu le plus long-temps appartenaient à la secte des stoïciens et à celle des pythagoriciens, qui faisaient consister le principal mérite du sage à subjuguer ses passions, à triompher du penchant naturel qui nous entraîne à la volupté, et à vivre sobrement. J'ai déjà cité plus haut les exemples de Platon et d'Isocrate. Apollonius de Tyane, homme extraordinaire au physique et au moral, que les chrétiens regardaient comme un magicien, et les païens comme un envoyé de la Divinité, qui suivait le régime austère de Pythagore, et qui avait beaucoup de goût pour les voyages, atteignit l'âge de cent ans. Xénophile, également pythagoricien, vécut cent six ans. Le philosophe Dæmonax en vécut autant : c'était un homme de mœurs sévères, et d'un stoïcisme peu ordinaire. On lui demanda, au moment de mourir, comment il voulait être enterré. Ne vous inquiétez pas de mon corps, répondit-il; la nature saura bien l'ensevelir. Mais, ajoutèrent ses amis, veux-tu donc servir de pâture aux chiens et aux oiseaux? Pourquoi pas? répliqua-t-il : tant que j'ai vécu, j'ai cherché à servir les hommes de mon mieux; pourquoi, après ma mort, ne serais-je pas aussi de quelque utilité aux animaux?

Les philosophes ont conservé cet avantage jusque dans les temps modernes. C'est un fruit de plus que les grands penseurs semblent retirer de leurs plaisirs immatériels. Kepler et Bacon parvinrent à un âge fort avancé. Newton, qui ne trouvait de jouissances que dans les hautes régions de l'intelligence, à tel point qu'on assure qu'il descendit au tombeau sans avoir jamais eu de commerce avec aucune femme, vécut jusqu'à quatre-vingt-dix ans. Euler, homme d'une activité prodigieuse, et auteur de plus de trois cents ouvrages qui attestent la profondeur de ses pensées, approcha également de cet âge. Le plus grand des philosophes modernes, l'illustre Kant, a prouvé, par son exemple, non seulement que la philosophie contribue à prolonger la vie, mais encore qu'elle soutient le courage de l'homme accablé sous le fardeau des ans, et qu'elle est une source inépuisable de bonheur, tant pour celui qui la cultive que pour tout ce qui l'entoure.

Les académiciens se distinguent également sous le rapport de la longévité. Je ne citerai que Fontenelle, qui vécut quatre-vingt-dix-neuf ans, et le vénérable Formey, tous deux secrétaires perpétuels, l'un de l'académie des sciences de Paris, l'autre de celle de Berlin.

On trouve aussi, parmi ceux qui s'adonnent à l'éducation, beaucoup d'hommes qui parviennent à un âge avancé, ce qui ferait croire qu'un commerce habituel avec les jeunes gens contribue jusqu'à un certain point à nous rajeunir, et à conserver notre existence.

On doit placer à l'un des premiers rangs, dans le nombre des hommes remarquables par leur longévité, les poëtes et les artistes, en un mot, ces êtres fortunés qui, sans cesse occupés des jeux de l'imagination, ne sortent guère du monde qu'ils se créent eux-mêmes, et dont la vie entière n'est, à proprement parler, qu'un beau rêve. Nous avons déjà vu quel âge avancé Anacréon, Sophocle et Pindare atteignirent. Young, Voltaire, Bodmer, Haller, Métastase, Gleim, Utz et OEser ont aussi vécu très long-temps.

Mais les exemples les plus extraordinaires de longévité se rencontrent parmi les hommes qui, accoutumés aux travaux du corps et au grand air, mènent une vie simple et conforme à la nature, tels que les villageois, les jardiniers, les chasseurs, les soldats et les matelots. Ce n'est que dans ces classes qu'on rencontre encore aujourd'hui des hommes de cent quarante et de cent cinquante ans. Je ne puis résister au désir d'entrer dans quelques détails sur les exemples les plus remarquables, car en pareil cas la moindre circonstance a souvent de l'importance et de l'intérêt.

En 1670, H. Jenkins mourut dans le comté d'York en Angleterre. Il s'était trouvé à la bataille de Flowderfield, en 1513, époque à laquelle il avait déjà douze ans. Les registres des chancelleries et de divers tribunaux faisaient foi qu'il avait paru en justice et prêté serment pendant cent quarante ans. On ne peut donc élever aucun doute sur la vérité du fait. Jenkins était âgé de cent soixante-neuf ans lorsqu'il mourut. Sa dernière profession avait été celle de pêcheur, et à l'âge de plus de cent ans il avait encore assez de vigueur pour nager dans les courans les plus forts.

L'exemple qui se rapproche le plus de celui-là est celui de Thomas Parre, autre Anglais du comté de Shrop. C'était un pauvre paysan, obligé de vivre du travail de ses mains. A cent vingt ans il épousa en secondes noces une veuve, qui en vécut douze avec lui, et qui assura ne s'être jamais aperçue de son âge. Jusqu'à cent trente ans, il ne se reposa sur personne du soin d'exécuter tous les travaux que son ménage exigeait, sans excepter même celui de battre le blé. Ce ne fut que quelques années avant de mourir que sa mémoire et sa vue commencèrent à s'affaiblir; mais il conserva jusqu'à la fin la faculté d'entendre et l'usage de la raison. Il avait cent cinquante-deux ans lorsque le roi ayant entendu parler de lui, voulut le voir, et le fit venir à Londres. Ce voyage abrégea probablement sa carrière, car il fut traité avec tant de magnificence, et transporté tout à coup au milieu d'un genre de vie si différent de celui qu'il avait mené jusqu'alors, qu'il mourut peu de temps après son arrivée dans la capitale, en 1635. Il avait vécu cent cinquante-deux ans et neuf mois, et vu neuf rois se succéder sur le trône d'Angleterre. Ce qu'il y a de plus remarquable, c'est qu'à l'ouverture de son corps, qui fut faite par Harvey, tous les viscères furent trouvés parfaitement sains; on ne put découvrir la moindre trace de lésion. Les cartilages des côtes n'étaient même point ossifiés, comme ils le sont ordinairement chez les vieillards. Ainsi son corps ne renfermait encore aucun germe de destruction, et il n'était mort que de la pléthore produite par la trop bonne chère qu'on lui avait fait faire tout d'un coup.

Ce qui prouve qu'il y a des familles dont les membres semblent mieux organisés que la plupart des hommes, et doués d'une disposition particulière à vivre long-temps, c'est que l'arrière-petite-fille de ce même Parre est morte à Cork âgée de cent trois ans.

Un exemple à peu près semblable s'est présenté en Danemarck. Un certain Drakenberg, né en 1626, servit jusqu'à quatre-vingt-onze ans sur la flotte royale, en qualité de matelot, et passa en esclavage, chez les Turcs, quinze années, durant lesquelles il éprouva la plus grande misère. A cent onze ans, voulant enfin jouir du repos, il prit le parti de se marier, et épousa une femme de soixante ans, à laquelle il survécut. A cent trente ans il devint amoureux d'une jeune paysanne, qui, comme on le pense bien, n'écouta pas ses propositions. Pour se consoler, il fit des tentatives auprès de plusieurs autres femmes ; mais voyant qu'on le rebutait de tous les côtés, il se résigna enfin à rester dans l'état de veuvage, où il vécut encore seize ans. Il mourut en 1772, dans la cent-quarante-sixième année de son âge. C'était un homme d'une constitution très-robuste, et qui, même dans les derniers temps de sa vie, donna souvent des preuves d'une force et d'une vigueur peu communes.

En 1757, J. Essingham mourut à Cornouailles, âgé de cent quarante et quatre ans. Il était né sous le règne de Jacques I<sup>er</sup>, de parens très-pauvres. Habitué au travail dès l'enfance, il servit long-temps en qualité de simple soldat et de caporal, et assista, dans ce dernier grade, à la bataille de Hoechstaedt. Las enfin du métier de la guerre, il retourna dans son lieu natal, où il passa le reste de ses jours, vivant du travail de ses mains. Il est bon de faire remarquer qu'il n'avait jamais bu de liqueurs fortes dans sa jeunesse, qu'il s'était toujours montré fort sobre, et qu'il n'avait mangé que rarement de la viande. Jusqu'à l'âge de cent ans, il ne savait pour ainsi dire pas ce que c'était qu'être malade, et huit jours encore avant de mourir il fit un voyage de six lieues.

Les faits suivans, qui datent d'une époque plus rapprochée de nous, ne sont pas moins remarquables.

Il mourut en 1792, dans le Holstein, un paysan, nommé Stender, qui était âgé de cent trois ans. Cet homme, très-laborieux de son naturel, ne vivait guère que de gruau et de lait de beurre; il mangeait très-rarement de la viande, et toujours de la salaison. Comme il n'avait presque jamais soif, il buvait rarement. Il aimait à fumer. Ce ne fut que sur ses vieux jours qu'il commença à prendre du thé, et quelquefois du café. Ses dents tombèrent de bonne heure. Il n'avait jamais été malade. Il lui était impossible de se fâcher, et il évitait toutes les occasions de querelle. Du reste, il avait la plus grande confiance dans les décrets de la Providence; c'était là sa consolation et son soutien dans les souffrances et l'adversité. La bonté divine faisait le sujet favori de sa conversation.

Voici un autre exemple qui prouve que l'homme peut fournir une très-longue carrière malgré les vicissitudes les plus extraordinaires de la fortune, au sein de dangers continuels, et au milieu des plus pernicieuses influences. En 1792, un vieux soldat, nommé Mittelstedt, mourut en Prusse, à l'âge de cent douze ans. Né à Fissahn, au mois de juin 1681, cet homme commença par servir un maître qui, dans une seule soirée, perdit au jeu son équipage avec six domestiques, du nombre desquels il se trouvait. Il embrassa ensuite la profession de soldat, qu'il exerça, sans interruption, pendant soixante-sept ans, fit toutes les campagnes sous Frédéric I<sup>er</sup>, Frédéric-Guillaume I<sup>er</sup> et Frédéric II, en particulier la guerre de sept ans tout entière, et se trouva à dix-sept batailles rangées (1), dans lesquelles il affronta souvent la mort, et reçut un grand nombre de blessures. Durant la guerre de sept ans, il eut un cheval tué sous lui, et fut fait prisonnier par les Russes. Après tant de fatigues, il se maria en 1790, pour la troisième fois, à l'âge de cent dix ans. Quelque temps avant sa mort, il était encore en état de faire tous les mois deux lieues à pied, pour aller toucher sa petite pension.

La même année, un vieillard nommé H. Kauper mourut à Neuss, dans l'archevêché de Cologne, âgé de cent douze ans. C'était un homme très-fort, et

_______

(1) Je profite de cette occasion pour citer l'exemple du comte de Molza, général autrichien, qui mourut en 1792, à l'âge de soixante-dix-huit ans. Entré au service à dix-huit, il avait fait dix-sept campagnes, s'était trouvé à neuf siéges, et avait reçu sept blessures graves.

habitué à faire chaque jour une petite promenade; jusqu'à sa mort, il lut sans lunettes et conserva l'usage de sa raison.

Vers la fin du siècle dernier, une femme qu'on appelait Hélène Gray, mourut en Angleterre à l'âge de cent cinq ans. Elle était petite, vive et gaie; il lui poussa de nouvelles dents quelques années avant sa mort.

En 1797 vivait, dans le comté de Fife, Thomas Garrik, âgé de cent huit ans, qui était encore très-alerte, et qu'on citait pour la vigueur extraordinaire de son estomac. Jamais, depuis vingt ans, la plus légère incommodité ne l'avait retenu au lit.

Une feuille anglaise de la même année nous apprend qu'il y avait alors à Tacony, près de Philadelphie, un cordonnier nommé R. Glan, âgé de cent quatorze ans. Cet homme, Ecossais de naissance, avait vu le roi Guillaume III. Il avait une mémoire excellente, digérait à merveille, travaillait toute la semaine, et allait tous les dimanches à l'église de Philadelphie. Sa troisième femme vivait encore; elle était âgée de trente ans, et ne se plaignait pas de la manière dont il remplissait les devoirs conjugaux.

Un certain baron Baravicino de Capellis mourut en 1770, à Mezan dans le Tyrol, âgé de cent quatre ans. Il avait épousé quatre femmes. dont la première à quatorze ans, et la quatrième à quatre-vingt-quatre. Cette dernière lui donna sept enfans; elle était enceinte du huitième quand il mourut. Ce ne fut que dans les derniers momens qu'il perdit son activité de corps et d'esprit. Jamais il ne s'était servi de lunettes, et il lui arrivait souvent, dans un âge fort avancé, de faire deux lieues à pied. Sa nourriture ordinaire consistait en œufs; il n'avait jamais goûté de viande bouillie; de temps en temps il mangeait du rôti, mais toujours en petite quantité. Il prenait beaucoup de thé avec du sucre candi.

Ant. Senish, laboureur du village de Puy, près de Limoges, mourut en 1770, à l'âge de cent onze ans. Quinze jours avant sa mort, il travaillait encore. Il avait conservé ses dents et ses cheveux, et ses traits ne paraissaient pas décharnés. Il n'avait jamais été ni saigné, ni purgé.

On voit aussi en Allemagne des personnes qui parviennent à l'âge de cent trente-six ans. Georges Wunder, né le 23 avril 1626, à Wulcherstaedt, dans le pays de Salzbourg, vint avec sa femme à Greiz en 1754. Ses titres ayant été constatés, on lui assigna un logement à l'hôpital. Au bout de quelques années sa femme, qui jusqu'alors avait eu le plus grand soin de lui, mourut à l'âge de cent dix ans. On le fit passer sur-le-champ à l'hospice des orphelins, où il fut nourri jusqu'à sa mort, qui arriva le 12 décembre 1761. Sur la fin, il tomba en enfance; il ne marchait non plus qu'en s'appuyant sur des béquilles; cependant il conserva l'ouïe et la vue jusqu'au dernier moment. Son portrait se trouve à Greiz, ainsi que celui de sa

femme. C'est l'exemple le plus remarquable de longévité dont j'aie connaissance en Allemagne.

Je ne puis me dispenser de rapporter un autre fait,
qui est du plus grand intérêt, et qui se trouve consi-
gné dans les feuilles anglaises de Schubart. « Les
jeunes gens d'une certaine ville du Cantorbery, est-il
dit, éclatent toujours de rire quand ils entendent
nommer le vieux Nobs. Leurs pères leur avaient
souvent parlé de ce vieillard extraordinaire, dont le
genre de vie était aussi réglé que l'aiguille d'une
horloge. De temps en temps, et à des heures fixes,
paraissait cet homme respectable. On le voyait, au
milieu de la canicule, travailler sur le penchant d'une
colline escarpée, tandis qu'en hiver il gravissait les
montagnes couvertes de neige, ayant son habit à demi
boutonné, par le froid le plus rigoureux, et bravant
le vent glacé du nord; en automne, il marchait nu
jusqu'aux hanches, tenant son chapeau et sa canne
d'une main, et se servant de l'autre pour fendre le
brouillard épais.

» Le but ordinaire de ses promenades était le sommet
d'une colline, où il arrivait toujours à une heure fixe,
et il se vantait d'avoir compté quarante mille fois au
moins le nombre de pas qu'il faisait pour s'y rendre.
A Highgate il buvait tranquillement une bouteille
de bière, contemplait pendant une heure le vallon
rempli de brouillard, et retournait ensuite chez lui.
Il connaissait les plus petits détours de la route, et
n'avait pas besoin de regarder à terre pour savoir

quand il fallait lever le pied afin de ne point heurter une pierre. Il trouvait le chemin les yeux bandés ; et s'il avait été aveugle, il aurait été aussi impossible de lui faire dépasser d'un pas la porte de l'auberge, qu'il l'est de faire tourner un cheval qui tire de l'eau d'un puits quand le seau est monté.

» Tout le monde sur la route connaissait le vieux Nobs, et il connaissait également tout le monde. Il saluait chacun amicalement, mais il eût été impossible, même à ses plus anciens amis, de le déterminer à entrer chez eux et à prendre le moindre rafraîchissement. Jamais il ne se permettait de boire que quand il avait gagné sa bouteille de bière en accomplissant sa tâche accoutumée.

» Il n'y avait aucun de ceux qui habitaient le long du chemin qui n'aimât ce vieillard. La simplicité est ce qui plaît le plus généralement dans les hommes, et Nobs possédait cette qualité au suprême degré. Il avait ses fantaisies, mais elles amusaient ; et quand la mort l'emporta, sa perte affligea tout le canton.

» Il avait pour chaque maison, pour chaque cabane, un salut particulier, et convenable à ceux qui y habitaient. Ses discours n'offensaient personne , parce qu'on les jugeait d'après ses intentions ; c'était comme s'il eût dit : Voilà Nobs qui passe.

» Relevez vos jupes ! disait-il en passant auprès de la laiterie, et les laitières aux joues rosées lui répondaient : Bonne promenade, maître Nobs ! Quand il passait devant le tailleur, il disait, en lui faisant une

inclination de tête amicale : Mouchez la chandelle !
et on lui répondait : Attends, vieil espiègle ! En passant devant le chenil, il frappait dessus, et les chiens
venaient à lui pour le caresser. Auprès du presbytère
il ôtait son bonnet, s'écriant dévotement à plusieurs
reprises : Amen ! Ce n'était qu'un mot ; mais ce mot
seul exprimait tout le respect du bon vieillard pour
la religion.

» La pluie était à peine capable de l'empêcher de
faire sa promenade accoutumée ; mais quand elle le
retenait à la maison, il allait au moins en idée à
Highgate. A cette fin, de ses deux chambres il n'en
faisait qu'une seule, et commençait sa course à l'heure
ordinaire. Sachant combien de pas il lui fallait pour
arriver, il allait et venait dans les deux chambres
jusqu'à ce qu'il eût fait ce nombre de pas. Mais,
dira-t-on, comment s'y prenait-il pour les stations ?
Il n'en passait aucune. Quand il avait fait le nombre
de pas nécessaire pour arriver à la laiterie, il s'écriait :
Relevez vos jupes ! Lorsqu'il en avait fait autant qu'il
fallait pour arriver devant le tailleur, il disait son
mot aussi régulièrement que si le frère aux jambes
torses eût avancé sa face pâle et blême pour lui répondre. Arrivé à la hauteur du chenil, il frappait sur
la table ; et quand il avait dit son Amen, il témoignait
la même joie que s'il se fût trouvé réellement au
terme de son pèlerinage. Dans ce voyage autour de
sa chambre, il voyait en imagination chaque coin ou
recoin qui s'offrait à lui le long de la route ; sur le

pont il sentait l'odeur du foin nouvellement coupé,
il levait davantage les pieds quand il était arrivé en
esprit à la colline. Au fond de la chambre il y avait
deux chaises adossées, par-dessus lesquelles il grim-
pait quand il y avait des haies à passer. Il s'éventait
quand il était arrivé à l'auberge, débouchait sa bouteille, et se mettait à une fenêtre d'où son imagination
lui peignait toute la perspective de la vallée. Enfin,
après s'être reposé pendant une heure et bien ra-
fraîchi, il revenait sur ses pas, escaladant chaque haie,
et répétant les complimens de chaque station.

» Vous qui riez de ce vieillard extraordinaire,
réfléchissez sérieusement sur sa conduite, et imitez-le.
L'exercice journalier qu'il s'était imposé lui fit pousser sa carrière jusqu'à quatre-vingt-seize ans. Il
servait de père au malheureux, de consolateur à
l'affligé, de soutien à l'infortuné; enfin, c'était le
meilleur homme du canton. Toujours content de
lui-même, il cherchait à communiquer sa gaieté
aux autres, et aucun sacrifice ne lui coûtait pour
y parvenir. Il consacrait au soulagement des malheureux, les dons que tant d'autres dissipent en fri-
voles amusemens, et les bénédictions, les prières de
ceux qu'il obligeait étaient sa récompense. Les vents
peuvent disperser sa cendre, mais son souvenir n'en
restera pas moins éternellement gravé dans la mémoire de ses compatriotes.

» Ceux qui ne faisaient que le voir l'aimaient à
cause de son originalité, mais ceux qui avaient besoin

de son assistance le respectaient à cause de sa vertu et de sa douceur. Dans tout le cours de sa vie il n'y eut pas un seul homme qui pût dire que Nobs l'eût offensé, même en idée. Avec un revenu très-borné il mérita pendant soixante ans le surnom de bienfaisant, et en mourant il laissa peu de choses à sa famille. Mais quel inestimable bien que ces bénédictions qu'accorde le ciel en récompense aux enfans de l'homme qui tendit une main secourable à ses semblables ! »

L'un des exemples les plus récens de longévité est celui de Joseph Surrington, qui mourut au mois de septembre 1797 dans un petit bourg près de Berghen, en Norwège, à l'âge de cent soixante ans. Il conserva jusqu'au dernier moment, et sans la moindre altération, l'usage de ses sens et de sa raison. La veille de sa mort il réunit autour de lui sa famille, à laquelle il partagea ce qu'il possédait. Il avait été marié plusieurs fois, et il laissa en mourant une jeune veuve avec plusieurs enfans. Son fils aîné était âgé de cent cinq ans; et le plus jeune, de neuf.

Je ne parle pas des centenaires, dont on rencontre un assez grand nombre. Il n'y a pas long-temps encore qu'un charpentier mourut à Burgel, près d'Iéna, âgé de cent quatre ans. Cet homme travailla jusqu'à sa mort; dans les derniers temps, son occupation favorite était de filer. Un jour qu'il était assis devant son rouet, sa fille s'aperçut tout à coup qu'il ne filait plus; elle s'approcha de lui, et vit qu'il était mort.

Il serait assez juste que les médecins, qui fournissent aux autres tant de moyens de conserver leur existence et leur santé, occupassent un des premiers rangs dans les annales de la longévité. Malheureusement il n'en est pas ainsi. C'est surtout aux médecins qu'on peut appliquer cet adage : *Aliis inserviendo consumuntur* : *Aliis medendo moriuntur.*

La mortalité est plus grande parmi les médecins praticiens que dans aucune autre profession. Les praticiens sont effectivement moins en état que personne de se conformer aux règles d'hygiène et de prudence qu'ils prescrivent aux autres; il y a peu de professions qui épuisent autant que la leur le corps et l'esprit en même temps. Cependant, c'est dans les dix premières années de la pratique que le danger est le plus grand. Le médecin qui les a franchies heureusement est devenu en quelque sorte invulnérable par les fatigues et les causes de maladies. L'habitude diminue même pour lui le danger des miasmes et des contagions. Les scènes déchirantes qui se passent chaque jour sous ses yeux, et même les injustices sans nombre qu'il éprouve, les peines morales qui sont inséparables de l'exercice de sa profession, finissent par ne plus l'émouvoir. C'est ainsi qu'un médecin qui a terminé heureusement son temps d'épreuve peut espérer d'arriver à la vieillesse.

Notre patriarche Hippocrate nous en donne un exemple frappant. Il mourut âgé de cent quatre ans. Toute sa vie fut employée à étudier la nature, à voyager et à visiter des malades. Il préférait le séjour des petites villes ou des campagnes à celui des grandes cités. Galien, Craton, Foreest, Plater, Hoffmann, Haller, Van-Swieten et Boerhaave, parvinrent tous à un âge très-avancé.

Parmi les hommes qui vivent peu on distingue surtout les mineurs, qui, ensevelis dans les entrailles de la terre, respirent sans cesse des exhalaisons empestées. Il y a des mines qui renferment beaucoup d'arsenic, et où les ouvriers ne passent guère l'âge de trente ans.

Jetons encore un coup d'œil sur l'influence que le climat, ou plutôt la constitution du pays, exerce à l'égard de la longévité.

En tête on doit placer la Suède, la Norwège, le Danemarck et l'Angleterre. Ces contrées sont sans contredit celles qui, dans ces derniers temps, ont produit les hommes les plus avancés en âge : les individus de cent trente, cent quarante et cent cinquante ans leur appartiennent.

Quoiqu'un climat septentrional soit favorable à la longévité, cependant un degré de froid trop considérable lui est nuisible. En Islande et dans le nord de l'Asie, c'est-à-dire en Sibérie, les hommes vivent tout au plus soixante à soixante et dix ans.

L'Irlande partage avec l'Angleterre et l'Ecosse la réputation d'être favorable à la durée de la vie. On a compté quatre-vingts personnes plus qu'octogénaires dans un seul petit village de ce royaume, appelé

Dunsford, et Bacon dit qu'il ne croit pas qu'on puisse y citer un seul village où l'on ne trouve au moins un homme âgé de quatre-vingts ans.

Les exemples de longévité sont plus rares en France. Cependant il y mourut, en 1757, un homme âgé de cent vingt et un ans.

Il en est de même pour l'Italie. On a pourtant des exemples d'individus qui sont arrivés à un âge fort avancé dans les provinces du nord, comme la Lombardie.

On a vu aussi en Espagne des vieillards de cent dix ans, mais rarement.

Le climat aussi sain qu'agréable de la Grèce passe encore aujourd'hui, comme jadis, pour être très-favorable à la longévité. Tournefort vit à Athènes un vieux consul âgé de cent dix-huit ans. L'île de Naxos est la contrée qui se distingue le plus sous ce rapport.

On trouve des exemples de longévité en Egypte et aux Indes orientales, surtout dans la caste des brames, et parmi les anachorètes et les ermites, qui ne sont pas, comme les autres habitans, adonnés à la paresse et aux débauches de toute espèce.

L'Ethiopie passait autrefois pour un pays dont les habitans fournissaient une longue carrière. Bruce nous assure que c'est tout le contraire aujourd'hui.

On cite quelques cantons de la Hongrie, pour l'âge avancé auquel y parviennent les hommes.

L'Allemagne renferme beaucoup de vieillards, mais peu qui soient d'un âge extraordinaire.

On en trouve aussi en Hollande, mais en petit nombre. Dans ce pays, il est rare de parvenir à l'âge de cent ans.

# CHAPITRE VI.

## DES RÉSULTATS QUI DÉCOULENT DES FAITS PRÉCÉDENS, ET DU TERME DE LA VIE DE L'HOMME.

Je ne citerai pas ici un plus grand nombre de faits, dans la crainte de fatiguer la patience du lecteur, et je rapporterai ceux dont il me reste encore à parler à mesure que l'occasion s'en présentera. Mais je vais maintenant faire connaître les résultats généraux les plus importans qui découlent des exemples dont on vient de lire la relation.

1° L'âge du monde n'a pas eu jusqu'à présent d'influence sensible sur celui de l'homme. On peut, de nos jours, devenir aussi vieux qu'on le devenait au temps d'Abraham et même plus avant encore dans l'antiquité. Il y a eu sans doute des époques auxquelles les hommes ont vécu plus ou moins long-temps dans une même contrée; mais cette différence tient évidemment aux hommes eux-mêmes et non au pays. Lorsque les habitans, sauvages, simples et laborieux, vrais enfans de la nature, n'étaient encore que pasteurs, chasseurs ou agriculteurs, ils parvenaient ordinairement à un âge fort avancé; mais dès que, devenus infidèles à la nature, et gâtés par l'excès de la civilisation, ils s'adonnèrent davantage aux jouissances du luxe, leur vie s'abrégea d'une manière notable. Une révolution qui ferait rentrer un peuple avancé en civilisation dans un état plus rapproché de la nature, lui permettrait d'atteindre le terme naturel de la vie, comme par le passé. Ce ne sont donc que des périodes qui vont et qui viennent ; le genre humain, considéré en général, n'en souffre pas, et le terme assigné à sa vie ne change point.

2° L'homme peut, comme nous l'avons vu, parvenir à un âge avancé dans presque tous les climats, sous la zone torride de même que sous les zones glaciales. La seule différence consiste peut-être en ce que les exemples de longévité sont plus communs dans certaines contrées que dans d'autres, qu'on peut devenir vieux dans toutes, mais qu'on ne peut pas dans toutes atteindre le plus long terme de la vie humaine.

3° Dans les pays même où la mortalité est en général très-grande, quelques individus peuvent vivre plus long-temps que la masse des hommes ne vit dans d'autres contrées où la mortalité générale est moindre. Prenons pour exemple les parties les plus chaudes de l'Orient. La mortalité y est, généralement parlant, fort peu considérable, ce qui fait qu'on y trouve une forte population ; les probabilités y sont surtout plus grandes en faveur des enfans, la température étant toujours uniforme et l'atmosphère pure.

Cependant on y compte, proportion gardée, moins de gens très-âgés que dans les pays situés plus au nord, et où la mortalité est, en général, plus considérable.

4° Les lieux élevés nourrissent plus de vieillards, et surtout d'hommes très-âgés, que les endroits bas. Cependant il faut un milieu à cet égard, car l'on ne peut pas poser en principe que plus un lieu est élevé et plus il est favorable à la durée de l'existence. Un degré extrême d'élévation, telle que celle des glaciers par exemple, nuit à la vie; et la Suisse, qui est sans contredit le pays le plus élevé de l'Europe, n'a pas autant de vieillards à offrir que les montagnes de l'Ecosse. On peut en donner deux raisons. La première, c'est qu'à une trop grande élévation, l'air étant trop vif, trop pur, trop raréfié, il consume trop promptement la vie. La seconde, c'est qu'en ces lieux la température est trop inégale, et que les alternatives de froid et de chaud y sont trop rapides; or rien n'est plus contraire à la vie qu'un pareil changement, lorsqu'il se fait d'une manière trop prompte.

5° L'homme vit, en général, plus long-temps dans les pays froids que dans les pays chauds, et cela pour deux raisons, d'abord, parce que la consommation de la vie est plus considérable dans un climat chaud; ensuite, parce que les climats froids sont aussi ceux de la modération, et que par conséquent ils retardent la consommation intérieure. Toutefois, il y a un terme moyen pour le froid comme pour le

chaud. Le froid excessif du Groënland, de la Nou-
velle-Zemble et de tous les pays où la température
descend aussi bas que dans ceux-là, abrège la durée
de la vie.

6° Ce qui contribue le plus à prolonger l'existence,
c'est une certaine uniformité sous le rapport du chaud
et du froid, de la pesanteur et de la légèreté de l'atmosphère. Voilà pourquoi les pays où le baromètre
et le thermomètre sont sujets à des changemens subits et considérables ne sont jamais favorables à la
durée de la vie. Ils peuvent être sains d'ailleurs,
et les hommes peuvent y vivre long-temps ; mais jamais on ne les y voit parvenir à un âge fort avancé,
parce que les changemens rapides de l'atmosphère
sont autant de révolutions intérieures qui consument
à un degré surprenant et les forces et les organes. Il
n'y a peut-être pas de pays qui y soit plus exposé
que l'Allemagne, dont la situation géographique fait
qu'elle se compose d'un mélange confus de climats
chauds et de climats froids, où, le même jour, il
gèle le matin et fait très-chaud à midi, où enfin,
après un beau mois de mars, on voit souvent tomber
de la neige au mois de mai. Un climat incertain et va-
riable est certainement la principale cause qui fait
qu'en Allemagne, pays fort sain du reste, les hommes
vivent en général assez long-temps, mais atteignent
plus rarement un âge très-avancé que dans d'autres
contrées voisines, qui sont situées presque sous le
même parallèle.

7° Trop de sécheresse ou trop d'humidité nuit à la durée de la vie. Aussi l'air le plus favorable à la longévité est-il celui qui contient une certaine quantité d'eau en dissolution. En effet, un air humide est déjà en partie saturé, de sorte qu'il soustrait moins au corps, et qu'il ne consume point aussi vite. D'ailleurs il y règne toujours une température plus uniforme, et le passage subit du chaud au froid y est plus rare. Enfin une atmosphère légèrement chargée d'humidité entretient plus long-temps les organes dans un état de souplesse et de jeunesse, tandis qu'un air trop sec accélère le dessèchement des fibres, et hâte l'approche de la vieillesse.

Les îles nous fournissent une preuve frappante de cette vérité. Elles ont été dans tous les temps et sont encore, ainsi que les presqu'îles, le berceau de la vieillesse. Les hommes y vivent toujours plus long-temps que sur les continens situés à la même latitude. Ainsi la vie est plus longue dans les îles de l'Archipel que dans les parties de l'Asie qui les avoisinent, dans l'île de Chypre plus qu'en Syrie, à Formose et au Japon plus qu'en Chine, en Angleterre et dans le Danemarck plus qu'en Allemagne.

Cependant l'eau de la mer contribue davantage à ce résultat que l'eau douce. C'est ce qui fait qu'il est si commun de voir les marins devenir très-vieux. Les eaux dormantes sont nuisibles, en raison de leurs émanations méphitiques.

8° La longévité paraît dépendre beaucoup du sol,

de la nature même du terrain, en un mot des diverses circonstances dont la réunion forme ce qu'on peut appeler le génie des localités. Sous ce rapport, il semble qu'un sol calcaire soit le moins favorable de tous à la durée de l'existence des hommes qui en habitent la surface.

9° Les faits se groupent pour attester que l'Angleterre, le Danemarck, la Suède et la Norwège sont les pays où l'homme vit le plus long-temps, et nous sommes forcés de reconnaître aussi qu'ils réunissent toutes les qualités dont j'ai fait l'énumération jusqu'à présent. Au contraire, l'Abyssinie, certaines contrées des Indes occidentales et la colonie de Surinam sont ceux où l'homme atteint l'âge le moins avancé.

10° Plus l'homme reste fidèle à la nature et à ses lois, et plus aussi il vit long-temps, de même que plus il s'en écarte, et moins il prolonge sa carrière. C'est une des règles les plus générales. Voilà pourquoi nous voyons les habitans d'un pays parvenir à une grande vieillesse tant qu'ils mènent la vie frugale des pasteurs ou des chasseurs, et descendre au contraire de meilleure heure dans la tombe dès que, devenus plus civilisés, ils s'abandonnent davantage au luxe, à l'oisiveté et à la débauche. Voilà aussi pourquoi ce ne sont pas les personnes riches et puissantes, ni celles qui croient à l'efficacité des teintures aurifères et miraculeuses, qui vivent le plus long-temps, tandis que de simples habitans des campagnes, des laboureurs, des matelots, en un mot des hommes à qui il n'est peut-être jamais venu une seule fois dans la pensée de chercher à savoir comment on doit s'y prendre pour devenir vieux, sont précisément ceux qui offrent les exemples les plus surprenans de longévité.

11° C'est parmi les nègres esclaves d'Amérique et parmi les enfans trouvés que règne la mortalité la plus effrayante. Il meurt chaque année un cinquième ou un sixième des nègres esclaves, c'est-à-dire à peu près autant que la plus horrible peste pourrait en détruire. Sur sept mille enfans qu'on reçoit, année commune, dans l'hospice des enfans trouvés à Paris, il n'en reste que cent quatre-vingts au bout de dix ans, de sorte qu'il en est mort six mille huit cent vingt durant cet espace de temps, et qu'il n'y en a eu qu'un sur quarante qui échappe au tombeau ! N'est-ce pas une chose fort remarquable, et très-propre à fournir une nouvelle preuve à l'appui de ce que nous avons avancé plus haut, que la mortalité ne soit nulle part plus considérable que là où l'homme s'écarte le plus de la nature, là où il foule aux pieds les lois les plus saintes, et brise les liens les plus forts, là où, véritablement rabaissé au-dessous de la bête, il arrache l'enfant du sein de sa mère, pour en faire un commerce odieux, sépare le frère du frère, l'enlève à sa patrie, à son sol natal, pour le transporter sur une terre étrangère et malsaine, l'y laisser sans consolation, sans amis, sans espérance de revoir les êtres chéris auprès desquels de vains souhaits le transportent toujours en imagination, et lui arracher les plus pénibles travaux par la crainte de châtimens cruels ? Je ne connais pas d'épidémie, pas de fléau destructeur, pas de calamité publique, qui ait causé une mortalité pareille à celle qui règne dans les hospices d'enfans trouvés. Il fallait pour la produire le raffinement de civilisation réservé à notre siècle. Il fallait tout l'art de ces misérables calculateurs politiques, qui ont prétendu démontrer que l'état est la meilleure des mères, et que, pour augmenter la population, il suffisait de considérer les enfans comme une propriété publique, de les mettre en dépôt, d'ouvrir un abîme public qui les engloutît. On s'aperçoit trop tard des affreux résultats de cette maternité contre nature, de ce mépris des premières bases de la société, le mariage et l'éducation des enfans par leurs parens. Tant la nature tire une vengeance cruelle de ceux qui violent ses plus saints commandemens !

12° Des faits réunis découle ce principe fondamental de la macrobiotique: *Omnia mediocria ad vitam prolongandam sunt utilia.* Le terme moyen en toutes choses, *l'aurea mediocritas* qu'Horace a si bien chantée, et qu'Hume appelait le souverain bien sur la terre, est effectivement ce qui convient le mieux pour prolonger la vie de l'homme. Une condition, un climat, un tempérament, une constitution, des affaires, un esprit, un régime, etc., qui n'aient rien d'outré, voilà en quoi consiste le grand secret pour vivre long-temps. Tous les extrêmes, le trop comme le trop peu, raccourcissent également la vie.

13° Il ne faut pas non plus perdre de vue que tous les hommes qui sont parvenus à un grand âge avaient été mariés plutôt plusieurs fois qu'une, et qu'ils avaient contracté leur dernier engagement dans une vieillesse avancée. On ne cite pas un seul célibataire qui ait passé cent ans. Cette règle s'applique aussi bien aux femmes qu'aux hommes. On peut en conclure, ce me semble, qu'une certaine énergie des forces génératrices contribue à faire vivre long-temps. C'est une sorte de supplément à la somme de la force vitale, et la faculté d'engendrer paraît être étroitement liée à celle de se restaurer et de se régénérer. Mais il faut de l'ordre et de la modération dans la manière dont on en use, et le mariage est le seul moyen d'arriver à ce but.

L'exemple le plus frappant est celui d'un Français nommé de Longueville. Cet homme vécut cent dix ans. Il avait épousé dix femmes, dont la dernière à quatre-vingt-dix ans, et celle-là lui donna encore un fils dans sa cent-et-unième année.

14° Il y a plus de femmes que d'hommes qui arrivent à la vieillesse, mais il n'y a que les hommes qui parviennent au terme le plus reculé de la vie. L'équilibre et la mollesse du corps de la femme semblent bien lui donner, pour un certain temps, davantage de durée, et le garantir même des causes de destruction, mais il faut absolument la vigueur de l'homme pour fournir une très-longue carrière.

15° Les chances sont plus nombreuses pour la longévité quand après avoir passé la première moitié de sa vie dans l'activité, et même au milieu des fatigues, on consacre la seconde au repos et à un régime uniforme. On ne pourrait pas citer un seul oisif qui se soit fait remarquer par son grand âge.

16° Ce n'est pas un moyen de vivre long-temps que de manger beaucoup, de faire usage d'alimens très-succulens, de boire beaucoup de vin, de manger beaucoup de viande. Les hommes qui ont vécu le plus sont ceux qui se sont principalement nourris de végétaux, dès leur jeunesse, et qui souvent même n'ont jamais mangé de viande.

17° Un certain degré de civilisation est nécessaire à l'homme, même sous le rapport purement physique, et il augmente pour lui les chances de la longévité. L'homme sauvage et grossier ne vit pas aussi long-temps que l'homme policé.

18° Le séjour de la campagne et des petites villes est favorable à la durée de la vie. Celui des grandes villes lui est contraire. Dans les grandes cités il meurt ordinairement, chaque année, un homme sur vingt-cinq ou trente, tandis que, dans les campagnes, il n'en périt qu'un sur quarante ou cinquante. Les grandes villes augmentent surtout la mortalité parmi les enfans, et à tel point qu'il y meurt la moitié de ceux-ci avant l'âge de trois ans, tandis que, dans les campagnes, la même proportion n'est descendue au tombeau que vers la vingtième ou la trentième année.

La mortalité la moins considérable est d'un sur soixante, mais on n'en trouve qu'un bien petit nombre d'exemples épars çà et là dans les campagnes (1).

19° Il y a des exemples qui semblent prouver la possibilité d'une espèce de rajeunissement. On a vu des vieillards, à l'âge de soixante et soixante-dix ans, époque à laquelle la plupart des autres hommes terminent leur existence, recouvrer de nouvelles dents, de nouveaux cheveux, et recommencer une nouvelle carrière, qui pouvait encore durer vingt et trente ans. C'est une sorte de reproduction de soi-même qui ne saurait avoir lieu que dans les créatures les plus parfaites.

L'exemple le plus remarquable que j'en connaisse est celui d'un vieillard qui habitait à Rechingen, dans le grand bailliage de Bamberg, et qui mourut en 1791 à l'âge de cent vingt ans. Cet homme avait depuis long-temps les mâchoires dégarnies, lorsque tout à coup, en 1789, il lui poussa huit nouvelles dents. Ces dents tombèrent au bout de six mois, mais elles furent remplacées par d'autres molaires, en haut et en bas. La nature continua ce travail pendant quatre années sans interruption, et l'accomplit un mois encore avant la mort du sujet. Lorsque celui-ci s'était servi pendant quelque temps de ses nouvelles

(1) Il en existe un exemple à Remda, bourg situé près d'Iéna, dans une position très-avantageuse. La mortalité n'y est, année commune, que d'un sur soixante. A Iéna même, elle n'est pas très-forte, puisqu'elle ne s'élève qu'à un sur quarante.

dents, elles tombaient ensemble ou séparément, et étaient remplacées sur-le-champ par d'autres qui paraissaient dans les mêmes alvéoles ou ailleurs. Ces dents poussèrent et tombèrent toutes sans causer la moindre douleur. Leur nombre total s'élevait au moins à cinquante.

Les faits nombreux qui ont été rapportés jusqu'ici nous mettent à portée de résoudre l'important problème qui consiste à déterminer quel est le véritable terme de la vie. Il semble que nous devrions avoir quelques données certaines à ce sujet. Mais on ne saurait imaginer jusqu'à quel point les opinions des physiciens sont partagées. Les uns assignent un terme très-éloigné à la vie de l'homme; les autres lui en donnent un fort court. Plusieurs ont pensé qu'il suffisait, pour trancher la question, de savoir combien de temps vivent les sauvages, disant que c'était dans cet état de nature qu'on devait le plus sûrement trouver les moyens d'atteindre le vrai terme fixé à l'existence de l'homme. Mais leur opinion est erronée. Il ne faut pas perdre de vue que ce prétendu état de nature est aussi la plupart du temps un état de misère, dans lequel le défaut de civilisation condamne l'homme à des fatigues au-dessus de ses forces, qui entraînent une consommation considérable, et dans lequel d'ailleurs il est non-seulement exposé à plus d'influences destructives, mais encore à portée d'un moins grand nombre de moyens de restauration. Ce n'est donc pas parmi les hommes réduits à la condition des brutes que nous devons aller chercher nos exemples, puisqu'alors ses qualités tiennent de la brute. Mais il faut les prendre dans la classe où le développement de ses facultés et la civilisation ont fait de lui un être raisonnable. C'est dans cet état seulement qu'il jouit de tous ses avantages physiques, et que la raison lui fait trouver les moyens de se restaurer et d'améliorer sa position. Ce n'est qu'alors qu'on peut le considérer comme homme, et raisonner en conséquence.

On pourrait être tenté de croire que la mort causée par le marasme, c'est-à-dire par la vieillesse, est le véritable terme de la vie de l'homme. Mais un calcul établi sur de pareilles bases conduirait à d'étranges erreurs dans des temps comme les nôtres, où, pour me servir des expressions du savant Lichtenberg, on a trouvé le secret de s'inoculer la vieillesse avant le temps, et où nous voyons chaque jour des hommes de trente à quarante ans qui présentent tous les caractères de la décrépitude, laideur, sécheresse, faiblesse, blancheur des cheveux, ossification des cartilages costaux, et autres phénomènes analogues, qui ne s'observent ordinairement que parmi les vieillards de quatre-vingts à quatre-vingt-dix ans. Mais ce n'est là qu'une vieillesse artificielle et relative, qui ne peut point servir de règle pour calculer la durée de la vie de l'homme.

Les hypothèses les plus bizarres ont été imaginées dans la vue de résoudre ce problème. Les anciens

Egyptiens, par exemple, croyaient que le cœur augmentait pendant cinquante ans de deux drachmes par année, et qu'ensuite il diminuait pendant cinquante autres années dans la même proportion. D'après ce calcul l'homme ne devait plus avoir de cœur à cent ans, et c'était là le terme naturel de sa vie.

Je crois que, pour arriver à une solution satisfaisante de la question qui nous occupe, il est nécessaire de la diviser en deux, et de se demander :

1° Combien de temps l'homme en général peut-il vivre ? ou, en d'autres termes, quelle est la durée absolue de la vie de l'homme considéré comme formant une espèce à part ? Car puisque la vie de chaque espèce d'animal à une durée absolue, il doit en être de même pour celle de l'homme.

2° Combien de temps l'homme, considéré comme individu, peut-il vivre ? ou, en d'autres termes, quelle est la durée relative de la vie de l'homme ?

Quant à ce qui concerne la première question, rien ne nous empêche de considérer le terme le plus reculé que nous offrent les exemples connus de longévité, comme formant l'extrême limite de la vie humaine, ou l'idéal de sa perfection, comme un modèle enfin de ce dont la nature de l'homme est capable dans des circonstances favorables. Or, l'expérience atteste qu'on peut encore aujourd'hui vivre jusqu'à cent cinquante et cent soixante ans. Il y a plus même : l'ouverture du corps de Th. Parre, qui fut faite à l'âge de cent cinquante-deux ans, et qui montra tous les viscères parfaitement sains, prouve que cet homme aurait pu vivre plus long-temps encore, si le nouveau genre de vie au milieu duquel les circonstances le transportèrent ne lui avait causé une pléthore mortelle. Il n'y a donc rien d'invraisemblable à dire que l'organisation et la force vitale de l'homme peuvent, l'une durer, et l'autre agir, pendant deux siècles. La faculté de vivre un aussi long espace de temps réside dans la nature humaine considérée d'une manière absolue.

Ce qui donne beaucoup de poids à cette proposition, c'est qu'elle s'accorde d'une manière parfaite avec le rapport qui existe entre la durée de l'accroissement et celle de la vie. On peut poser en principe qu'un animal vit huit fois autant de temps qu'il en met à croître. Or l'homme, dans l'état ordinaire, quand l'art ne hâte pas en lui la marche de la nature, a besoin de vingt-cinq ans pour arriver au dernier terme de sa perfection physique, ce qui lui assigne une durée absolue de deux cents ans.

Qu'on ne m'objecte pas qu'une extrême vieillesse est un état forcé, ou une exception à la règle, et qu'une vie plus courte est la seule qui soit conforme à la nature. Nous verrons par la suite que la mort qui arrive avant l'âge de cent ans est presque toujours artificielle, c'est-à-dire qu'elle est le résultat de maladies ou d'événemens fortuits. Or il est certain que la plupart des hommes périssent de mort accidentelle, de sorte qu'il s'en trouve à peine un sur dix mille qui atteigne l'âge de cent ans.

Passons maintenant à la durée relative de la vie humaine. Celle-là est très-diversifiée, et varie selon les individus. Elle dépend du plus ou moins de perfection de la matière dont chaque homme est formé, du genre de vie, du plus ou moins de rapidité de la consommation et d'une foule de circonstances, tant extérieures qu'intérieures, qui peuvent influer plus ou moins sur la durée de l'existence. Il ne faut pas croire que, de nos jours, l'homme apporte, en venant au monde, un fonds de vie suffisant pour fournir une carrière de cent cinquante ou deux cents ans. Tel est malheureusement le sort de la génération actuelle, que souvent les fautes du père rejaillissent sur les enfans, qui les expient par une mort prématurée. Que l'on considère ensuite le nombre incalculable de maladies et d'autres accidens qui rongent, ouvertement ou sourdement, le fil de notre vie, et l'on demeurera bien convaincu qu'il est plus difficile aujourd'hui que jamais d'arriver au terme que la nature humaine pourrait réellement atteindre. Cependant il ne faut jamais perdre ce terme de vue, et plus tard nous examinerons jusqu'à quel point il est en notre pouvoir d'écarter les obstacles qui empêchent d'y arriver.

On peut juger de la durée relative de la vie de l'homme d'après l'aperçu suivant, qui résulte de l'examen des tables de mortalité.

Sur cent individus, il en meurt cinquante avant l'âge de dix ans, vingt entre dix et vingt ans, dix entre vingt et trente, six entre trente et quarante, cinq entre quarante et cinquante, et trois entre cinquante et soixante, de sorte qu'il n'y en a que six qui passent l'âge de soixante ans.

Haller, qui a rassemblé la plupart des exemples connus de longévité, établit la proportion suivante: plus de mille exemples d'individus morts de cent à cent dix ans, soixante de cent dix à cent vingt, vingt-neuf de cent vingt à cent trente, quinze de cent trente à cent quarante, six de cent quarante à cent cinquante, et un à cent soixante-neuf.

# CHAPITRE VII.

EXAMEN PLUS APPROFONDI DE LA VIE HUMAINE , DE
SES PRINCIPALES CONDITIONS , ET DE L'INFLUENCE
QUE SA PERFECTION INTELLECTUELLE EXERCE SUR
SA DURÉE.

Nous voici arrivés à notre objet principal, qui est
l'application de tout ce qui précède à l'art de prolonger la vie de l'homme. Mais, avant d'entrer en
matière, il est indispensable que nous examinions en
quoi consiste proprement la vie humaine, de quels
organes, de quelles facultés et de quelles fonctions
dépendent ses actes et sa durée, enfin quelle est la
différence essentielle qui existe entre elle et la vie
des autres créatures.

L'homme est sans contredit le premier anneau ou
le couronnement de la création visible, l'œuvre la
plus parfaite du principe actif de l'univers, et la plus
belle image de ce principe qui puisse frapper nos
sens. C'est la limite de notre horizon sublunaire, le
point d'où, franchissant la sphère bornée des sens,
nous nous élançons dans un monde intellectuel plus
parfait. L'organisation de l'homme est comme un lien
magique qui unit deux mondes d'une nature entiè-

rement opposée. Merveille à jamais incompréhensible, qui rend l'homme habitant de deux mondes à la fois, le monde matériel et le monde intellectuel !

C'est avec raison qu'on regarde l'homme comme un modèle en petit de la nature entière, comme un chef-d'œuvre de composition, dans lequel tous les principes actifs qui sont disséminés sur les autres points de la création, toutes les sortes d'organes et de formes d'existence, se trouvent réunis pour faire de lui un petit monde, un microcosme, ainsi que s'exprimaient souvent les anciens philosophes.

La vie de l'homme est la plus développée, son organisation est la plus délicate et la plus parfaite, ses humeurs et ses parties solides sont les plus ennoblies et les mieux organisées. C'est donc chez lui que la vie a le plus d'intensité, et que la consommation intérieure est la plus forte. Il a par cela même plus de points de contact avec ce qui l'entoure et plus de besoins. Mais, en revanche, la restauration s'opère chez lui avec plus d'abondance et d'une manière plus parfaite que dans aucune autre créature. Les forces mortes de la nature, mécaniques ou chimiques, et la faculté de penser, cette étincelle de la Divinité, ont été unies et, jusqu'à un certain point, fondues ensemble de la manière la plus miraculeuse, pour produire le phénomène sublime et divin de la vie humaine.

Jetons donc un coup d'œil sur l'essence et le mécanisme de cette opération, autant toutefois qu'il nous est donné de les connaître.

La vie humaine, envisagée sous le point de vue physique, n'est autre chose qu'une succession de mort et de création, une alternative continuelle de destruction et de restauration, une lutte perpétuelle entre les forces chimiques, qui tendent à dissoudre tout, et la force vitale, qui unit tout, qui reproduit tout. Notre corps ne cesse de puiser dans ce qui nous entoure des molécules nouvelles qui passent de l'état de mort à celui de vie, du monde chimique dans le monde organique, et dont la force vitale compose, malgré leur hétérogénéité, un nouveau produit homogène, présentant le caractère de la vie sous tous les rapports. Mais jamais non plus les molécules usées et corrompues ne cessent de se détacher de cette combinaison. Elles obéissent aux lois mécaniques et chimiques qui luttent continuellement avec la force vitale, repassent ainsi du monde organique dans le monde chimique, et redeviennent partie intégrante de la nature universelle et inanimée, dont elles étaient sorties pour quelque temps. Cet acte, qui n'éprouve aucune interruption, est l'œuvre de la force vitale toujours agissante qui existe en nous. Il nécessite par conséquent un déploiement continuel de force, qui forme une nouvelle condition fort importante de la vie. Ainsi, prendre, s'approprier et rendre sans cesse, voilà en quoi consiste la vie, qui n'est, comme on voit, qu'un mélange continuel de mort et de création.

Il résulte de là que ce qu'on nomme communément la vie d'une créature n'est autre chose qu'un simple phénomène qui n'a rien de propre ou d'essentiel, sinon la force dont il dépend, et qui en lie toutes les parties, en règle jusqu'aux moindres circonstances. Tout le reste n'est qu'un vaste tableau où les objets représentés ne gardent pas un seul instant la figure sous laquelle ils se présentent, où la forme et la durée de la représentation dépendent surtout de la nature des matériaux, continuellement renouvelés, qui y servent, et de la manière dont ces mêmes matériaux sont mis en œuvre, où enfin le phénomène ne peut pas durer un seul instant de plus que l'affluence extérieure qui alimente l'opération. Ainsi la vie a la plus grande analogie avec la flamme, à cette différence près que la flamme n'est qu'un phénomène chimique, tandis que la vie est un phénomène à la fois chimique et animal, une *flamme chimico-animale.*

La vie humaine dépend donc, d'après sa nature même, de plusieurs conditions principales, que nous allons examiner successivement.

1° Elle dépend de l'afflux et de la réception des substances qui l'alimentent.

Je n'entends pas seulement par là ce que l'on a coutume d'appeler la nourriture, c'est-à-dire le boire et le manger, mais encore l'afflux continuel d'un aliment plus subtil et moins matériel que nous puisons dans l'air, et qui semble destiné surtout à entretenir la force vitale; car les alimens grossiers ordinaires servent plutôt à conserver et à reproduire la partie matérielle du corps et de ses organes. Je ne parle pas non plus uniquement de ce qui entre par la bouche et l'estomac; car nos poumons et notre peau reçoivent aussi beaucoup d'alimens, et sont d'une bien plus haute importance que l'estomac pour l'entretien des parties les moins grossières de notre corps.

2° La vie dépend de l'identification, de l'assimilation et de l'animalisation de la matière extérieure, en un mot de son passage du monde chimique dans le monde organique, par l'influence de la force vitale.

Tout ce qui entre dans notre corps doit prendre un caractère de vie avant de participer à notre nature. Toutes les substances, même les plus subtiles, qui affluent en nous, ont besoin d'être animalisées, c'est-à-dire d'être modifiées et recomposées par l'influence de la force vitale, de manière à ne plus agir et à ne plus se comporter envers d'autres substances d'après les lois mortes et chimiques de la nature, mais suivant les lois particulières de la vie organique, et à ne pouvoir plus être considérées comme simples, mais comme produites par la combinaison de leur nature propre avec les lois de la force vitale. En un mot, tout ce qui est en nous, même les forces chimiques et mécaniques, est animalisé. Ainsi, par exemple, dès que le fluide électrique et le calorique viennent à faire partie intégrante d'un être vivant, dès qu'ils prennent une nature compo-sée, ils se convertissent en électricité animale et en calorique animal. On ne doit donc plus les juger d'après les lois auxquelles ils obéissent dans le reste de la nature, et d'après les rapports dans lesquels ils s'y trouvent avec les autres corps, mais suivant les lois spéciales de l'organisation, qui règlent dé-sormais leur action. On peut en dire autant de l'oxi-gène et des autres élémens dont les chimistes ont fait la découverte. Qu'on se garde bien de croire qu'ils existent, dans la combinaison animée des corps vivans, tels qu'ils se montrent à nous dans les laboratoires. Ils agissent également en vertu d'autres lois tout-à-fait différentes. Je suis convaincu qu'on ne saurait trop insister aujourd'hui sur cette remarque, et qu'elle seule peut nous guider sûrement dans l'application, si utile d'ailleurs, des principes de la chimie à la théorie de la vie organique. Nul doute que les agens et les forces chimiques n'existent aussi en nous, et qu'il ne nous soit indispensable de les bien connaître; mais leur action y est modifiée d'une autre manière, parce qu'ils se trouvent dans un monde tout diffé-rent.

Cet acte important de l'assimilation et de l'anima-lisation commence dans le système absorbant, qu'on peut considérer comme le vestibule par lequel doit passer tout ce qui va s'identifier avec notre être. Il se termine dans le système circulatoire, dont l'action sur les matériaux nouvellement introduits leur imprime le cachet de la perfection organique.

3° La vie dépend de la nutrition, de la fixation des matériaux animalisés, et de leur perfectionnement ultérieur.

Les substances complétement animalisées se changent en organes, ce qui est l'œuvre de la force plastique. L'élaboration qu'elles subissent de la part des organes sécrétoires les fait arriver à leur plus haut degré de perfection. Le cerveau les change en un fluide propre à animer les nerfs, et les organes générateurs en tirent les matériaux qui doivent servir à la reproduction de l'espèce. Ces deux derniers actes sont les résultats de l'union de la matière organique la plus perfectionnée avec une grande proportion de force vitale.

4° La vie entraîne une consommation continuelle des organes et des forces.

La vie active étant un déploiement continuel de forces, une action non interrompue, elle occasione, de toute nécessité, une déperdition continuelle de ces forces, et une consommation non moins continuelle des organes. Tout ce qui fait que la force se montre active et agissante, est un développement de cette même force, car aucun phénomène vital, quelque minime qu'on le suppose, ne peut avoir lieu sans une excitation suivie d'une réaction de la force vitale. C'est la grande loi de la nature organique. Ainsi, non-seulement les mouvemens intérieurs de la circulation, de la chylification, de l'assimilation et de la sécrétion, qui se font à notre insu et sans notre participation, mais encore les actes de notre volonté, les opérations de notre âme, exigent un déploiement continuel de force, et consomment sans cesse les facultés et les organes.

Cette partie de l'acte vital exerce une grande influence sur le caractère et la durée de la vie. Plus l'action vitale est forte, et plus aussi la destruction est rapide, plus la durée est courte. Mais, quand elle est trop faible, c'est une preuve que les matériaux ne se renouvellent pas assez souvent, par conséquent que la restauration se fait d'une manière incomplète, et que la constitution physique du corps est mauvaise.

5° L'exercice de la vie entraîne continuellement la séparation et la décomposition des matériaux, leur passage du monde organique dans le monde chimique, et leur rentrée dans le sein de la nature générale et inanimée.

Les matériaux usés, et qui ne peuvent plus faire partie de la composition du corps vivant, en sortent. Soustraits à l'influence de la force vitale, ils recommencent à se décomposer, à se séparer et à se combiner uniquement d'après les lois chimiques de la nature. C'est ce qui fait que toutes nos sécrétions portent évidemment le caractère de la putridité, phénomène purement chimique, qui, en cette qualité, ne peut jamais avoir lieu dans le véritable état de vie. Les organes sécrétoires et excrétoires, chargés de cette élimination, y travaillent sans cesse : ce sont le canal intestinal, les reins, mais principalement la surface de la peau et les poumons. Les fonctions que ces organes remplissent sont de vraies opérations chimico-animales, c'est-à-dire que l'élimination en elle-même s'opère par les forces de la vie, mais que les produits en sont entièrement chimiques.

Tels sont les principaux phénomènes qui constituent la vie, soit en général, soit même à chaque instant de sa durée ; car ils sont toujours unis, toujours présens, et inséparables de son exercice.

Quant aux organes qui font partie de la vie, il a déjà été parlé de quelques-uns d'entre eux à l'occasion des phénomènes dont nous venons de nous occuper. On peut, par rapport au point de vue sous lequel nous les considérons ici, les partager en trois grandes classes, ceux qui reçoivent et élaborent, ceux qui expulsent, et ceux qui maintiennent l'équilibre entre ces deux mouvemens opposés, ainsi que dans l'économie tout entière. Plusieurs milliers d'organes, grands et petits, sont occupés à détacher et à expulser du corps les molécules usées et détruites par la consommation intérieure. Outre les voies excrétoires proprement dites, la surface de la peau et des poumons porte plusieurs millions de ces organes, qui sont continuellement en activité. Les organes de la seconde classe, ou ceux de la restauration, ne sont pas moins nombreux et variés. Non-seulement les viscères digestifs séparent et expulsent les parties les plus grossières de nos alimens, mais encore les organes respiratoires sont occupés sans cesse à puiser dans l'air l'aliment immatériel de la chaleur et de la force vitale. Le cœur et la circulation du sang qui dépend de lui, servent à régler ces mouvemens, à distribuer la chaleur et la nourriture sur tous les points, et à pousser les matériaux usés vers les organes chargés de les éliminer. A tout cela il faut joindre l'influence de l'âme et de son organe, qui est plus grande dans l'homme que dans aucune autre créature, et qui, tout en augmentant la consommation intérieure, l'intensité de la vie, devient cependant pour l'homme un moyen fort important de restauration, qui manque aux êtres moins parfaits.

On peut se faire une idée de l'énorme consommation intérieure que le corps de l'homme éprouve, quand on réfléchit que les battemens du cœur et le mouvement du sang qui en résulte se répètent cent mille fois par jour, c'est-à-dire que le cœur et toutes les artères se contractent cent mille fois avec une force assez considérable pour entretenir dans un continuel mouvement une masse de cinquante à soixante livres de sang. Quelle horloge, quelle machine, fût-elle même du métal le plus dur, résisterait long-temps à une pareille action ? Si nous ajoutons à cela les mouvemens musculaires, presque continuels également,

qui ont lieu dans notre corps, et qui doivent occasioner une dépense d'autant plus forte que les muscles contiennent davantage de parties molles et géla-
tineuses, on pourra calculer par approximation la
perte énorme qui doit résulter, par exemple, d'une
route de vingt lieues faites à pied, ou de cent soixante
faites à franc étrier. Et ce ne sont pas seulement les
parties molles et liquides, ce sont même les plus
dures que l'exercice de la vie use peu à peu. C'est ce
dont les dents nous donnent la preuve, car nous les
voyons s'user à la longue par l'effet des frottemens
qu'elles exercent les unes contre les autres, tandis
qu'elles s'alongent quelquefois beaucoup quand il
n'y en a pas qui leur correspondent à l'une ou à
l'autre mâchoire. Il est prouvé que nous serions
bientôt épuisés de cette manière, si nous n'avions
aucun moyen de restauration. On a même établi,
d'après un calcul assez vraisemblable, que le matériel
de notre corps change tous les trois mois, et que,
ce laps de temps écoulé, nous nous trouvons formés
de matériaux entièrement neufs.

Mais la réparation continuelle de nos pertes n'est
ni moins extraordinaire, ni moins surprenante. Déjà
l'on peut en juger par cette seule circonstance que
notre masse demeure toujours la même, malgré la
déperdition que nous éprouvons à chaque instant.
Les parties fluides sont celles qui se régénèrent le
plus vite, et l'expérience apprend qu'il suffit souvent du court espace de quinze jours pour réparer

la perte de sang la plus considérable. La réparation
des parties solides est due aux mêmes forces que
celles qui ont présidé à leur naissance, et s'effectue
d'après le même mécanisme. La circulation conduit
le principe nourricier dans tous les organes, où il
s'organise en vertu des lois plastiques propres à chacun. Les parties même les plus solides, les os, se
régénèrent, comme le prouvent les expériences faites
avec la garance, qui communique en peu de temps
une couleur rouge aux os des animaux dans la
nourriture desquels on fait entrer une certaine quantité de cette substance colorante. On voit aussi des os
qui se reproduisent en partie, après avoir été enlevés, et l'on est quelquefois surpris de rencontrer
dans l'ivoire, la plus dure de toutes les matières animales, des balles de plomb, qui, après y avoir pénétré, ont été entourées peu à peu par la substance
osseuse.

Voici, en peu de mots, la marche ordinaire, ou
l'histoire de la vie humaine.

Le cœur, source première de tout mouvement vital et de toute communication de la vie, source aussi
de toutes les sécrétions et de tous les actes de restauration, diminue peu à peu, en raison de l'âge, de sorte
qu'au terme final il occupe huit fois moins d'espace,
relativement à la masse entière du corps, qu'au début
de la vie. En même temps sa substance devient compacte et dure, et son irritabilité diminue dans la même
proportion. Les forces agissantes perdent donc tous

les ans de leur énergie, tandis qu'au contraire la résistance croît progressivement. La même chose a lieu dans tout le système vasculaire et dans tous les organes du mouvement. Les vaisseaux s'endurcissent par degrés, se rétrécissent, diminuent de calibre, et finissent par devenir inaptes à remplir leurs fonctions; les artères s'ossifient, et beaucoup de vaisseaux capillaires s'oblitèrent.

Les conséquences nécessaires d'un pareil état de choses sont :

1° Que ce raccourcissement et cette oblitération diminuent la perméabilité des plus importans et des plus délicats d'entre les organes chargés d'accomplir la restauration, et qu'ils obstruent les voies par lesquelles s'opèrent l'afflux et l'assimilation des substances extérieures, comme les poumons, la peau et les vaisseaux absorbans. Les matériaux nutritifs et vivifians du dehors ont donc un accès de moins en moins facile. La nourriture n'arrive plus en aussi grande quantité qu'auparavant, et elle n'est plus ni aussi bien élaborée, ni répartie avec autant d'uniformité.

2° Que ce progrès continuel de la rigidité et de la sécheresse des fibres leur fait perdre de plus en plus la faculté de se mouvoir et celle de sentir. L'irritabilité et la sensibilité décroissent dans le même rapport, d'où il suit que les forces actives par elles-mêmes cèdent peu à peu la place aux forces destructives, mécaniques et chimiques.

3° Que cette diminution de la force motrice, cette oblitération d'une multitude de vaisseaux capillaires, nuit principalement aux sécrétions, l'une des voies les plus indispensables à la purification continuelle de notre corps, et à l'élimination de tous les matériaux devenus incapables de servir plus long-temps. La peau, le premier des organes exhalatoires, devient, d'année en année, plus dense, plus imperméable, et moins propre à remplir ses fonctions. Il en est de même des reins et des organes exhalans, du canal intestinal et du poumon. Les humeurs doivent donc devenir de plus en plus impures, visqueuses, âcres et chargées de molécules terreuses, par les progrès de l'âge. La terre, ce grand antagoniste de tout mouvement vital, devient par-là de plus en plus dominante dans le corps, et de notre vivant même nous nous approchons insensiblement de notre dernière destination : SOUVIENS-TOI QUE TU N'ES QUE POUSSIÈRE, ET QUE TU RENTRERAS DANS LA POUSSIÈRE !

C'est ainsi que la vie amène elle-même sa propre cessation, la mort naturelle, et voici par quel procédé :

Les facultés soumises à l'empire de la volonté sont les premières qui s'affaiblissent, après quoi on voit diminuer les mouvemens involontaires et à proprement parler vitaux. Le cœur ne peut plus faire parvenir le sang jusqu'aux parties les plus éloignées de lui. Le pouls et la chaleur s'éteignent dans les mains

et dans les pieds. Cependant le cœur et les gros vaisseaux entretiennent encore le mouvement du sang,
de sorte que la flamme vitale, quoique faible, dure
encore quelque temps. Mais le cœur finit par ne pouvoir plus pousser le sang à travers le tissu des poumons ; la nature déploie alors le peu de forces qui lui
restent pour activer la respiration, et faciliter ainsi le
passage du fluide circulatoire. Enfin un moment arrive où cette dernière ressource se trouve elle-même
épuisée ; il résulte de là que le ventricule gauche du
cœur ne reçoit plus de sang, et que n'étant plus irrité il cesse d'agir, tandis que le ventricule droit reçoit encore un peu de sang, que lui envoient les parties à demi mortes déjà. Mais bientôt ces parties se
refroidissent entièrement, les humeurs se coagulent,
il n'arrive plus de sang au cœur, tout mouvement
s'arrête, et la mort est complète.

Avant d'aller plus loin, je dois m'arrêter un instant sur quelques circonstances embarrassantes et
énigmatiques, qui se présentent à quiconque fait des
recherches sur la durée de la vie humaine, et qui
méritent une attention particulière.

Le premier point qui embarrasse, c'est de concevoir comment il se peut faire que l'homme, dont l'organisation est la plus parfaite et la plus compliquée
qu'on connaisse, dont la consommation est la plus
rapide, et dont la vie devrait être, par conséquent,
la plus courte, prolonge au contraire son existence
bien au delà du terme assigné à tous les animaux des

classes supérieures qui ont la même taille et la même organisation que lui, et qui occupent à peu près la même place dans la création.

On sait que les organisations les plus imparfaites sont celles qui durent le plus, ou qui ont du moins la vie la plus tenace. L'homme, comme la plus parfaite des créatures, devrait donc, sous ce rapport, leur être de beaucoup inférieur à toutes. D'un autre côté, les recherches précédentes nous ont appris que la vie d'un animal est d'autant plus précaire et plus courte que cet animal a plus de besoins. Or l'homme est, sans contredit, celui qui éprouve le plus de besoins, nouveau motif pour que son existence ne dure pas long-temps. Enfin, nous avons vu aussi que l'acte de la génération est celui qui consomme le plus dans les animaux, et qu'il abrège considérablement leur vie. Or l'homme jouit encore d'une grande prérogative à cet égard; on observe même en lui une autre espèce de génération, la génération spirituelle ou la pensée, et la durée de son existence devrait en souffrir d'autant plus.

La question est donc de savoir comment il se fait que nous ayons tant d'avantage sur les autres animaux, même à l'égard de la durée de la vie. Je crois qu'on peut la résoudre de la manière suivante.

1° Le tissu cellulaire de l'homme est d'une complexion bien plus délicate et bien plus molle que celui des animaux de la même classe. La tunique celluleuse du canal intestinal est plus dense et moins

facile à gonfler d'air dans le chien que dans l'homme.
Les vaisseaux, les os, et même le cerveau, sont beaucoup plus solides chez les animaux, et contiennent
davantage de molécules terreuses. Or j'ai fait voir
précédemment que trop de rigidité dans les organes
porte obstacle à la durée de la vie, parce que ces
organes perdent de meilleure heure leur souplesse
et leur aptitude à servir, et que cette circonstance
hâte le moment où le corps tombe dans l'état de sécheresse et de roideur, qui, après avoir produit la
vieillesse, finit par amener la cessation complète de
tout mouvement quelconque. Cette considération
prouve donc déjà que l'homme doit vivre au delà du
terme assigné aux autres animaux.

2° L'homme croît plus lentement, il arrive plus
tard à la puberté, et tous les développemens se font
en lui avec plus de lenteur. Or j'ai montré que plus
l'accroissement d'une créature est lent, et plus aussi
la durée de sa vie est considérable.

3° L'homme est, de tous les êtres animés, celui
chez lequel le sommeil, ce moyen si puissant de retarder et de conserver la vie, se trouve soumis à
plus d'ordre et de régularité.

4° L'organisation parfaite de l'âme (1), la faculté

(1) Je prie le lecteur de bien saisir ma pensée. Je ne prétends pas
que l'âme elle-même soit une partie, un produit, une qualité, ou, si
l'on veut, la fleur du corps. Non, sans doute ; l'âme est, à mes yeux,
bien différente du corps. C'est un être qui appartient à un tout autre
monde, à un monde supérieur, au monde intellectuel. Mais dans

de penser, la raison, établissent une différence énorme entre l'homme et les autres animaux.

Ce principe sublime et divin, que l'homme a seul en partage, exerce la plus grande influence, non-seulement sur son caractère en général, mais encore sur la perfection et la durée de sa vie. En effet :

1.º Il est tout naturel que cette addition des forces les plus pures et les plus sublimes augmente en nous la somme des forces actives et vivantes.

2.º L'organisation parfaite de son cerveau procure à l'homme un nouvel organe de restauration qui lui appartient en propre, ou plutôt augmente en lui la capacité pour la vie. En voici la preuve : plus un corps a d'organes pour recevoir, développer et élaborer des influences et des forces diverses, plus aussi son existence est riche et parfaite. C'est de cette manière que nous pouvons concevoir ce qu'on entend par capacité pour la vie. Il n'y a d'objets existans

l'association où elle se trouve ici-bas, pour former l'âme de l'homme, il faut qu'elle ait des organes, non-seulement pour agir, mais encore pour sentir, et même pour accomplir les hautes fonctions de la pensée et du raisonnement. Ainsi la source première de la pensée est immatérielle, mais l'acte lui-même, tel qu'il s'opère dans la machine humaine, est organique. C'est là la seule manière d'expliquer, et ce qu'il y a de réellement mécanique dans beaucoup de lois de la pensée, et l'influence des causes physiques sur le perfectionnement ou la destruction de la faculté de penser. C'est ainsi qu'on peut considérer et traiter matériellement l'opération elle-même, comme il arrive souvent aux médecins d'être obligés de le faire, sans être matérialiste, c'est-à-dire sans croire que la première cause de la pensée ou l'âme soit matérielle, opinion qui me paraît au moins absurde.

pour nous que ceux pour la réception et l'emploi desquels nous avons des sens et des organes, de sorte que plus le nombre de ces sens et de ces organes est considérable, et plus nous vivons long-temps. L'animal privé de poumons a beau se trouver dans de l'oxigène pur, il n'y puise ni chaleur, ni principe de vie, uniquement parce qu'il n'a point d'organe pour cela. L'eunuque fait usage des mêmes alimens que l'homme qui n'a pas été mutilé, il vit sous l'empire des mêmes influences, il a le même sang, et cependant il est privé du pouvoir et de la matière de la génération ; il n'a, ni la vigueur physique, ni l'énergie morale qui appartiennent à l'homme, parce qu'il manque d'organes pour les développer. En un mot, nous pouvons être entourés d'une foule de forces, en porter même les germes dans notre sein, sans qu'elles nous soient d'aucun profit, faute d'organes propres à les développer. Tel est aussi le point de vue sous lequel on doit considérer l'organisation cérébrale. C'est, sans nul doute, le dernier degré de perfectionnement de la nature organique. L'observation prouve que, parmi les animaux, l'homme est celui qui a le cerveau le plus délicat et le plus volumineux, par rapport à ses nerfs. C'est dans cet organe, comme dans une sorte d'alambic de tout le corps, que les parties les plus subtiles et les plus spirituelles des forces que les alimens et la respiration introduisent en nous, se subliment, se rassemblent, et acquièrent le plus haut degré de perfection, pour être ensuite distribuées par les nerfs à toutes les parties du corps. Le cerveau devient véritablement de cette manière une nouvelle source de vie.

3° Cette haute perfection de l'âme met l'homme en rapport avec un monde tout nouveau, le monde intellectuel, dont l'accès est interdit aux autres créatures. Elle lui donne de nouveaux points de contact, des influences nouvelles, un élément tout nouveau. Ne pourrait-on pas dire, d'après cela, que l'homme est, si j'ose m'exprimer ainsi, un amphibie d'une espèce supérieure, puisqu'il vit dans deux mondes à la fois, le monde matériel et le monde intellectuel, et lui appliquer ce que j'ai dit plus haut des amphibies, que la faculté qu'ils ont de vivre dans deux mondes différens contribue à prolonger leur existence ? Quelle source inépuisable de nourriture et d'influences spirituelles cette organisation plus parfaite ne nous ouvre-t-elle pas ? Elle met à notre disposition, pour alimenter et exciter la force vitale, une nouvelle classe de moyens qui n'appartiennent qu'à l'homme, et qui consistent en des sens plus délicats et en des sentimens moraux plus développés. Je citerai seulement les effets si connus de la musique, les jouissances que les beaux-arts procurent, les charmes que nous trouvons à la poésie et à tous les produits de l'imagination, le plaisir que nous goûtons à chercher la vérité, le sentiment délicieux que nous éprouvons quand nous venons à la rencontrer, enfin le courage que nous sentons naître dans notre cœur, lorsque, voyant fuir le présent, nous portons nos regards vers le temps qui se déroule devant nous, réalisons l'avenir en idée, et nous berçons de toutes les chimères de l'espérance. Quelle force, quelle éner- gie ne nous donne pas la seule persuasion de l'im- mortalité! En un mot, la pensée agrandit l'horizon de la vie humaine à un degré surprenant. L'homme tire sa subsistance de deux mondes à la fois, du monde matériel et du monde intellectuel, du monde présent et du monde à venir. La durée de sa vie ne peut que gagner à cette circonstance.

4° Enfin la perfection de l'âme contribue aussi à conserver et à prolonger l'existence de l'homme en lui faisant acquérir la raison, qui règle en lui tout ce qui porte le cachet de la pure animalité, comme l'ins- tinct et les passions impétueuses, diminue la consom- mation excessive que ces dernières entraîneraient si elles étaient abandonnées à elles-mêmes, et nous maintient de cette manière dans l'état mitoyen que nous avons vu précédemment être une condition in- dispensable pour qu'une créature puisse vivre long- temps.

En un mot, il entre évidemment dans l'organisa- tion de l'homme une part plus grande de substance spirituelle qu'il ne lui en faudrait pour vivre unique- ment dans ce monde-ci, et c'est cette surabondance de force immatérielle qui porte et qui soutient en quelque sorte les élémens corporels. Il n'y a que la partie physique de l'homme qui s'use, et dont la destruction amène la mort (1).

Je ne puis me dispenser de faire remarquer ici combien le but moral de l'homme est étroitement lié à son existence physique, et comment c'est de ce qui le rend proprement homme, la raison et un plus grand développement de la pensée, que sa perfection dépend, non-seulement au moral, mais encore au physique; de sorte que la culture bien entendue de ses forces immatérielles, notamment de ses facultés morales, le perfectionne incontestablement aussi au physique; et recule les bornes de son existence, ainsi que je le ferai voir plus en détail dans la suite. Le sauvage seul rentre, quant à la durée de la vie, dans la catégorie des animaux, qui l'égalent ou même le surpassent en grandeur et en force, tandis que l'homme le plus faible peut, à l'aide de sa vie immatérielle, prolonger son existence physique bien au delà du terme auquel arrive l'animal le plus vigoureux.

Les mêmes principes vont me servir à résoudre une seconde difficulté. Pourquoi, se demande-t-on, la vie de l'homme, qui surpasse tant celle de l'animal en durée, et qui peut se prolonger à un degré extraordinaire, comme l'attestent tant d'exemples, ne parvient-elle que fort rarement à son véritable terme? Ou, ce qui revient au même, comment se fait-il que

(1) Ce n'est pas tout-à-fait sans raison qu'un Français a dit : *Mourir est la plus grande bêtise qu'on puisse faire.*

la mortalité soit plus considérable là précisément où il y a le plus de chances et de probabilités pour une longue existence ?

Cette même délicatesse, cette souplesse d'organes, qui rendent l'homme capable de fournir une longue carrière, l'exposent aussi à plus de dangers, à plus de stagnations, à plus de lésions.

Ensuite les points de contact plus nombreux qu'il a avec les objets environnans le rendent plus accessible à une foule d'influences pernicieuses que ne le serait une organisation plus grossière. La multiplication de ses besoins augmente aussi la somme des dangers que lui fait courir la soustraction des moyens d'y satisfaire.

La vie intellectuelle elle-même a ses dangers. L'animal connaît-il les tourmens d'un espoir trompé, d'une ambition déjouée, d'un amour dédaigné? connaît-il le chagrin, le repentir, le désespoir? Et combien ces poisons moraux ne contribuent-ils pas à épuiser et à ronger la vie de l'homme!

Enfin, une des principales causes, c'est que l'homme, quoique organisé pour être une créature raisonnable, a cependant la liberté de faire ou de ne pas faire usage de sa raison. L'animal a l'instinct en place de la raison : il est en même temps moins accessible aux influences pernicieuses, et leur résiste mieux. L'instinct lui apprend à jouir de ce qui lui est bon, et à éviter ce qui pourrait lui nuire. C'est l'instinct qui l'avertit quand il a mangé assez, quand il a besoin de repos, quand il est malade. C'est l'instinct qui le garantit des écarts de régime et des excès de la débauche, sans qu'il soit besoin pour cela d'aucune règle de diététique. Dans l'homme, au contraire, tout, jusqu'au physique, est soumis à l'empire de la raison. Il n'a ni assez d'instinct pour éviter les excès, ni assez de force pour les supporter, et c'est la raison qui doit suppléer à ces deux défauts. Aussi quand il en est privé, ou quand il reste sourd à sa voix, perd-il son seul guide et son premier moyen de conservation; non-seulement il se rabaisse au niveau de la bête, mais il se place même au-dessous d'elle, puisque la nature a dédommagé celle-ci de l'absence de la raison en lui accordant un autre moyen d'assurer la conservation de son existence. L'homme privé de raison est en prise à toutes les influences pernicieuses; c'est la plus fragile et la plus périssable de toutes les créatures. Il y a moins de danger pour la vie à être privé naturellement de la raison qu'à ne pas se servir de celle qu'on a reçue en partage. Mais, comme l'a fort bien dit Haller, l'homme est un être malheureux, qui tient le milieu entre l'ange et la bête; Dieu lui a donné la raison, et il n'en fait jamais usage. C'est là une des principales causes qui font qu'avec tant de chances pour vivre long-temps, l'espèce humaine est cependant celle dans laquelle règne la mortalité la plus considérable.

En vain objecterait-on qu'on voit beaucoup d'insensés atteindre un âge très-avancé. D'abord il faut s'entendre ici sur le genre de folie. S'agit-il de la fureur, celle-là abrège incontestablement la vie, parce qu'elle occasione un déploiement excessif des forces, et des pertes énormes. Il en est de même de la mélancolie portée au plus haut degré, attendu qu'elle paralyse les organes les plus essentiels à la vie, et qu'elle épuise les forces. Mais dans l'état intermédiaire, où l'homme, sans être tout-à-fait privé de la raison, s'abandonne seulement à une idée fixe, qui lui plaît souvent beaucoup, la raison peut conserver encore son influence salutaire sur le physique, quoiqu'elle ait perdu beaucoup de celle qu'elle exerce sur le moral. On doit même assez souvent considérer celui qui se trouve dans cet état, comme un homme occupé d'un rêve agréable, qui ne ressent pas une foule de besoins, de soucis et de peines, si propres à abréger la vie, et même à engendrer des maladies : il vit heureux dans le monde qu'il s'est créé lui-même, et par conséquent il se fait en lui moins de consommation et de pertes. Enfin on ne doit pas perdre de vue que si le fou n'a vraiment pas l'usage de sa raison, ceux qui l'entourent et le soignent lui prêtent pour ainsi dire la leur, en se chargeant de penser pour lui. C'est donc toujours la raison qui le conserve, que ce soit la sienne ou celle d'un autre.

# CHAPITRE VIII.

## DES CONDITIONS PARTICULIÈRES ET DES CARACTÈRES DE LA LONGÉVITÉ DANS LES INDIVIDUS DE L'ESPÈCE HUMAINE.

Les principes généraux étant posés, je puis déterminer les conditions particulières et individuelles qui sont nécessaires chez l'homme pour atteindre un âge avancé. Je vais donc indiquer les principales qualités et dispositions sans lesquelles, en conséquence de ce qui précède, il ne peut espérer de fournir une longue carrière. Ce tableau offrira l'exposition rapide des signes de la longévité.

Voici les qualités qu'on peut considérer comme étant les conditions sans lesquelles l'homme se flatterait en vain de vivre long-temps.

1° Il faut avant tout que l'estomac et l'appareil entier de la digestion soient bien constitués. On ne saurait croire à quel point une santé parfaite de ce roi des organes du corps animal est nécessaire pour atteindre un âge avancé, auquel je ne crains pas d'assurer qu'il est impossible de parvenir sans un bon estomac.

L'estomac est, à deux titres différens, la pierre fon-

damentale de la longévité. En premier lieu, parce
qu'il est le premier et le plus important des organes
chargés d'accomplir la restauration de notre nature,
la porte par laquelle entre tout ce qui doit s'identifier
avec nous, le lieu enfin où se passe la première opération vitale, du succès ou de l'insuccès de laquelle
dépendent non-seulement la quantité, mais même la
qualité des matériaux destinés à réparer nos pertes.
En second lieu, parce que l'état de l'estomac modifie
jusqu'à l'action qu'exercent sur notre corps les passions, les causes morbifiques et les autres influences
pernicieuses. *Il a un bon estomac,* dit le peuple en
parlant d'un homme dont la santé ne souffre ni des
chagrins, ni des soucis, ni des désagrémens si communs dans la vie, et il y a beaucoup de vrai dans
cette expression proverbiale. Toutes les passions
affectent principalement l'estomac ; il faut qu'elles
soient en quelque sorte ressenties et perçues par cet
organe avant de pouvoir exercer leur fâcheuse influence sur le reste de l'économie. Elles ne font aucune impression sur un estomac robuste, tandis
qu'un estomac faible et irritable est à chaque instant
troublé dans ses fonctions par quelqu'une d'entre elles,
d'où il résulte que l'acte si important de la restauration est sans cesse interrompu , et qu'il s'accomplit
mal. Il en est de même de presque toutes les causes
physiques des maladies; la plupart agissent d'abord
sur l'estomac, ce qui fait que les signes annonçant le
trouble de la digestion sont toujours les premiers

symptômes qu'on aperçoit dans les maladies. Dans ce cas encore, l'estomac est le premier organe affecté par le mal qui doit porter le désordre dans l'écono-mie tout entière. D'ailleurs c'est de lui que dépendent l'équilibre des sympathies et surtout le mouvement du dedans au dehors, vers la périphérie. Si donc il a de la vigueur et de l'énergie, les causes morbifiques parviennent difficilement à se fixer; elles sont écar-tées et chassées par les couloirs de la peau, avant d'avoir eu le temps d'exciter un trouble réel dans l'organisme entier, c'est-à-dire avant d'avoir provoqué une maladie.

Deux signes font connaître un estomac bien con-stitué. Un bon appétit ne suffit pas, puisqu'il peut être la suite d'un état d'irritation; il faut encore que la digestion se fasse complétement et avec facilité. Dès qu'on sent son estomac, il est mauvais. Il ne faut pas que l'on s'aperçoive qu'on a mangé; il ne faut pas qu'on éprouve des envies de dormir, qu'on ressente du malaise, ou qu'on ait de l'humeur en sortant de table; il ne faut pas qu'on ait l'arrière-gorge remplie de mucosités le matin; il faut enfin que les évacua-tions alvines soient de bonne qualité.

L'expérience nous apprend aussi que tous ceux qui ont atteint un âge très-avancé avaient un très-bon appétit, et que la plupart même le conservèrent jusqu'à leurs derniers momens.

La digestion, pour être bonne, exige de bonnes dents, qu'on peut par conséquent regarder comme une condition essentielle de la longévité. D'abord elles annoncent toujours une constitution heureuse, et il est rare que celui qui les perd de bonne heure atteigne un âge avancé. En second lieu, elles concourent puissamment à la digestion et par suite à la restauration.

2° La seconde condition pour vivre long-temps est d'avoir une bonne poitrine et des organes respiratoires bien constitués. On les reconnaît à l'ampleur du thorax, qui est fortement bombé, à la faculté de retenir long-temps son haleine, à la force de la voix et à la rareté de la toux. La respiration est une des fonctions les plus indispensables à la vie, une de celles dont l'interruption la met le plus en danger. C'est par elle que s'opère cette restauration spirituelle si nécessaire à notre existence. C'est par elle enfin que le sang se débarrasse à chaque instant d'une multitude de matériaux devenus impropres à servir davantage. Ainsi celui qui a les organes respiratoires bien constitués peut espérer une longue vie, avec d'autant plus de raison que la nature a par cela même fermé chez lui une des portes par lesquelles se glissent surtout les causes de maladie et de destruction, car la poitrine est une des parties du corps contre lesquelles la mort dirige spécialement ses attaques.

3° Il faut que le cœur ne soit pas trop irritable. Nous avons vu précédemment que la circulation du sang est une des principales causes de la consommation qui se fait en nous, et des pertes que nous éprouvons à tout instant. Celui par conséquent dont le pouls bat cent fois par minute, doit s'user beaucoup plus rapidement que celui dont le pouls ne marque que cinquante pulsations dans le même espace de temps. Ainsi les hommes qui ont le pouls habituellement accéléré, chez lesquels la moindre émotion, la plus légère quantité de vin, précipite aussitôt les mouvemens du cœur, ne peuvent guère compter sur une longue carrière; leur vie entière est une fièvre continuelle, et chez eux la durée de l'existence est combattue tout à la fois par la consommation plus rapide qui accompagne cette fièvre, et par l'obstacle que la promptitude de la circulation oppose à l'accomplissement de la restauration. Il faut absolument un peu de calme et de repos pour que les molécules nutritives puissent se séparer et se convertir en notre propre substance. C'est pourquoi les personnes qui ont le cœur très-irritable ne prennent jamais d'embonpoint.

Ainsi un pouls lent et uniforme est une condition essentielle et un signe de longévité.

4° La quatrième condition est ce qu'on appelle un bon tempérament, c'est-à-dire une somme suffisante et une juste répartition de la force vitale. Le calme, la régularité et l'harmonie dans toutes les fonctions et dans tous les mouvemens intérieurs, contribuent beaucoup à conserver et à prolonger la vie; mais ils dépendent principalement de la quantité et du mode de répartition de l'irritabilité et de la sensibilité. Il faut que ces deux propriétés ne soient ni trop fortes ni trop faibles ; il faut en outre qu'elles soient réparties avec uniformité, et qu'aucun organe n'en ait ou trop ou trop peu, en proportion des autres. Ainsi un certain degré d'insensibilité, une faible teinte de flegme dans le caractère, est une circonstance singulièrement favorable à la longévité. Cette légère apathie a effectivement pour résultat de diminuer la consommation intérieure, et de favoriser la restauration, qui s'exécute d'une manière plus parfaite. Voilà en quoi consiste l'utilité d'un bon tempérament, et comment il peut contribuer à étendre la durée de la vie. Le meilleur tempérament, sous ce rapport, est le sanguin mêlé d'un peu de flegmatique ; il inspire la bonne humeur et la gaieté, n'excite le jeu des passions qu'à un degré modéré, et procure en un mot le genre de caractère le plus favorable à la longévité. Ordinairement même cette disposition morale dépend d'une grande somme de force vitale. L'immortel Kant a prouvé que le tempérament mixte d'où elle émane est celui qui favorise le plus la perfection morale, et je crois qu'on peut en effet le mettre au nombre des plus beaux dons du ciel.

5° Il faut que la nature jouisse d'une force restauratrice et médicatrice suffisante non-seulement pour réparer, mais encore pour réparer d'une manière convenable les pertes que nous faisons sans cesse. D'après ce que j'ai dit plus haut, cette force dépend d'une bonne digestion et d'une circulation à la fois calme et uniforme. Mais elle exige encore que l'action des vaisseaux absorbans n'éprouve pas d'interruption, que celle des organes sécréteurs soit régulière, et que toutes deux s'exécutent d'une manière complète et parfaite. La première fait pénétrer les substances nutritives dans notre corps, et les conduit au lieu de leur destination ; la seconde les dégage de toutes les particules étrangères et nuisibles qui pourraient être mêlées avec elles, et les purifie avant qu'elles n'entrent en nous. Or, telle est proprement l'idée qu'on doit prendre d'une restauration parfaite.

On ne saurait croire combien cette qualité sert à prolonger la vie. L'homme qui en est doué peut éprouver une consommation considérable sans rien perdre, parce qu'il se restaure très-vite. Aussi avons-nous des exemples d'hommes qui ont vécu long-temps au milieu même des débauches et des fatigues. Louis XIV et Richelieu, par exemple, sont arrivés à un grand âge.

Mais il n'est pas moins nécessaire que la nature ait des forces médicatrices suffisantes, c'est-à-dire qu'elle ait le pouvoir de remédier aux désordres, de faire cesser les troubles, d'écarter ou de combattre les causes morbifiques, et de guérir les maladies. La nature a, en ce genre, une puissance extraordinaire, comme le prouve l'exemple des sauvages, qui ne connaissent presque point les maladies, et chez lesquels on voit se guérir d'elles-mêmes les blessures les plus graves.

6° Il est nécessaire que la structure ou la conformation du corps soit bien proportionnée et exempte de défauts. L'uniformité de force et de mouvement, si nécessaire pour vivre long-temps, est impossible sans cette disposition, dont l'absence deviendrait d'ailleurs fréquemment l'occasion de maladies locales qui pourraient conduire à la mort. Aussi est-il rare qu'une personne contrefaite devienne très âgée.

7° Aucun organe, aucun viscère ne doit être frappé de faiblesse à un certain degré, car alors cette partie pourrait facilement livrer accès à une cause morbifique, et devenir ainsi le germe d'un désordre maladif, un foyer de mort en quelque sorte. Il se pourrait faire qu'avec une organisation parfaite sous tous les autres rapports, cet organe fût un ennemi secret qui, tôt ou tard, enverrait sur tous les points le génie du mal et de la destruction.

8° Le tissu de l'organisme doit être de qualité moyenne, solide et durable, sans être ni trop sec, ni trop rigide. Nous avons vu que, dans toutes les classes d'êtres vivans, un degré trop considérable de sécheresse et de rigidité est contraire à la durée de la vie. Cet état doit l'être plus encore dans l'homme que dans aucune autre créature, parce qu'en raison du rôle que la nature lui a destiné, son organisation est la plus délicate et la plus sujette à perdre toute faculté d'agir par l'accumulation des molécules terreuses dans son tissu. Il nuit donc de deux manières, en hâtant l'époque de la vieillesse, l'ennemi le plus redoutable de la vie, et en mettant les organes les plus délicats de la restauration beaucoup plus tôt hors de service qu'ils ne devraient y être. La solidité d'organisation favorable à la longévité doit moins consister dans la cohésion physique que dans une sorte d'émoussement de la sensibilité; ce doit être une qualité des forces plutôt que du tissu. Il faut assez de substance terreuse pour donner aux organes le ressort et la tonicité nécessaires; mais, s'il y en avait trop, elle rendrait les parties immobiles, tandis que s'il n'y en avait pas une suffisante quantité, les mouvemens s'exécuteraient avec trop de facilité; circonstances également défavorables toutes deux à la longévité.

9° Je suis intimement convaincu que l'organisation parfaite de la faculté génératrice est une des principales conditions pour atteindre un âge avancé.

On a très-grand tort, selon moi, de ne voir qu'une source de consommation dans la faculté génératrice, et d'en considérer les produits comme de simples excrétions. Je crois, au contraire, que les organes qui l'exercent sont un de nos plus grands moyens de conservation et de régénération. Voici sur quoi je me fonde :

1° Les organes de la génération ont la faculté d'extraire des alimens les parties les plus déliées et les plus spirituelles; mais ils sont en même temps organisés de manière à faire repasser dans le sang les fluides épurés et perfectionnés par eux. Ils appartiennent donc, comme le cerveau, à la classe des organes les plus essentiels à l'épuration et au perfectionnement de notre matière et de notre force organique, par conséquent de nous-mêmes. Les substances brutes nous seraient de bien peu d'utilité, si nous n'avions pas des organes chargés d'en extraire les parties les plus subtiles, de les élaborer, de nous les rendre sous cette nouvelle forme, et de les identifier avec notre être. Ce n'est pas la quantité de la nourriture qui augmente en nous la capacité pour la vie et la plénitude de l'existence, mais c'est le nombre, c'est la perfection des organes qui l'élaborent et la mettent en œuvre, et parmi lesquels ceux de la génération tiennent incontestablement un des premiers rangs.

2° Ce qui peut donner la vie doit aussi la conserver. La force vitale est tellement concentrée dans les fluides séminaux, que la plus petite parcelle de ces fluides suffit pour appeler un être à la vie. Peut-on imaginer un meilleur moyen de restauration et de conservation pour notre propre force vitale?

3° L'expérience démontre suffisamment que le corps ne prend toute sa consistance et sa solidité que quand les organes générateurs, ayant acquis leur dernier degré de perfection, sont en état de produire ce nouveau genre de fluides, et de développer ainsi une nouvelle force. C'est ce qui prouve jusqu'à l'évidence qu'ils ne sont pas destinés uniquement pour les autres, mais qu'ils le sont immédiatement et principalement pour nous, et que leur influence sur notre système entier est telle, qu'ils lui impriment pour ainsi dire un caractère tout-à-fait nouveau. A l'époque de la puberté, l'homme acquiert une nouvelle susceptibilité d'accroissement, dont les effets se font quelquefois sentir avec une incroyable rapidité : ses formes se dessinent et se prononcent mieux, ses muscles et ses os prennent plus de solidité, sa voix devient plus basse et plus pleine, une barbe épaisse couvre ses joues et son menton, son caractère devient plus ferme et plus résolu ; enfin, ce n'est qu'alors qu'il commence à être homme, au physique comme au moral.

Il y a même des animaux chez lesquels on voit croître, à cette époque, de nouvelles parties, telles que des cornes, des bois, qui ne poussent jamais chez les individus qu'on a mutilés. On voit par-là combien est puissante et forte l'impulsion des nouveaux fluides et des nouvelles forces que les organes générateurs produisent.

4° L'homme à qui l'on a enlevé les organes de la génération est privé de tous les avantages qui viennent d'être énumérés. Preuve évidente que ces avantages sont les produits de leur action et des sécrétions qu'ils exécutent.

5° Il n'y a pas dans le corps de fluides ni de forces dont la perte épuise aussi manifestement et aussi rapidement la force vitale que ceux de la génération. Rien ne donne plus de vivacité et d'attrait au sentiment de l'existence qu'une abondante provision de ces fluides, comme aussi rien n'inspire plus l'ennui et le dégoût de la vie que leur épuisement total.

6° On ne pourrait pas citer un seul eunuque qui ait atteint un âge très-avancé. Ces malheureux ne sont jamais que des demi-hommes.

7° Tous ceux qui sont parvenus au terme le plus reculé de la vie humaine étaient dotés richement du côté des facultés génératrices, et la plupart même d'entre eux sont demeurés jusqu'au dernier moment en possession de ces facultés. Il y en a qui se sont mariés à l'âge de cent, de cent douze ans, et même plus, et pour lesquels, d'après le témoignage de leurs femmes, le mariage n'était pas une simple formalité.

8° Mais ce qui mérite une attention particulière, c'est que les hommes dont il s'agit n'avaient jamais abusé de leurs facultés, dans l'exercice desquelles ils avaient mis au contraire beaucoup d'ordre et d'économie. Ils les avaient ménagées dans leur jeunesse, et tous s'étaient engagés dans les liens du mariage, qui est certainement le meilleur et peut-être même l'unique moyen de soumettre à la régularité l'action des organes générateurs.

Traçons maintenant, d'après tout ce qui vient d'être dit, le portrait d'un homme destiné à vivre long-temps. Sa taille est moyenne et bien proportionnée, ou même un peu ramassée; son visage n'est pas trop haut en couleur, car, au moins dans la jeunesse, la coloration excessive de cette partie du corps promet rarement une longue vie ; ses cheveux sont plus blonds que noirs ; sa peau est ferme, sans être rude ; sa tête est de grosseur moyenne ; il a des veines bien marquées sur les membres ; ses épaules sont plutôt arrondies qu'aplaties ; son col n'est pas trop long , ni son ventre saillant ; ses mains sont grandes , mais non parsemées de sillons profonds ; son pied est plus large que long , et son mollet presque rond. Il a une poitrine large et voûtée ; sa voix est forte et sonore ; il peut retenir long-temps son haleine sans en être incommodé. En général , une harmonie parfaite règne entre toutes ses parties ; ses sens sont bons , sans cependant être trop délicats ; son pouls est lent et uniforme.

Son estomac est excellent , son appétit fort bon, et sa digestion facile. Les plaisirs de la table ont de l'attrait pour lui, et portent la gaieté dans son âme , qui partage les jouissances du corps. Il ne mange pas uniquement pour manger, mais l'heure du repas est tous les jours une heure solennelle pour lui, et la table lui procure une sorte de volupté, qui a sur les autres l'avantage de l'enrichir au lieu de l'appauvrir. Il mange lentement, et il n'éprouve pas souvent le besoin de boire ; une grande soif est toujours le signe d'une consommation rapide.

Il est en général ouvert, affable, communicatif, accessible à la joie, à l'amour et à l'espérance, mais inaccessible à la haine, à la colère et à l'envie. Ses passions n'ont jamais le caractère de l'impétuosité ni de la violence. Si quelquefois il se fâche et se met en colère, c'est plutôt un échauffement utile, une fièvre artificielle et salutaire, qu'un épanchement de bile. Il aime à s'occuper, et se complaît surtout à méditer tranquillement, à spéculer sur des objets agréables. Il est optimiste, ami de la nature et du bonheur domestique. Il ne connaît ni l'ambition ni l'avarice, et ne s'occupe guère du lendemain.

# CHAPITRE IX.

EXAMEN DES DIFFÉRENTES MÉTHODES QU'ON A MISES EN USAGE POUR PROLONGER LA VIE, ET DÉTERMINATION DE LA SEULE QUI SOIT PRATICABLE ET QUI CONVIENNE CHEZ L'HOMME.

Plusieurs méthodes ont été proposées pour prolonger la vie. J'ai déjà fait connaître et apprécié à leur juste valeur les plus anciennes, qui reposaient sur des pratiques superstitieuses, des rêveries astrologiques, ou autres chimères semblables. Mais il y en a encore de plus modernes, qui sont fondées en apparence sur des idées plus justes, relativement à la vie et à sa durée, et qui demandent à être examinées, avant que nous songions à déterminer quelle est la seule qui soit réellement praticable.

Je crois avoir démontré assez clairement qu'on peut prolonger la vie de quatre manières différentes :

1° En augmentant la force vitale elle-même;

2° En endurcissant les organes ;

3° En ralentissant la consommation intérieure;

4° En facilitant et activant la restauration.

On a établi sur chacune de ces quatre idées des

méthodes dont quelques-unes sont très-spécieuses, et ont eu beaucoup de vogue, mais dont la plupart pèchent en ce qu'elles ne s'attachent qu'à un seul objet et négligent tous les autres points de vue.

Examinons quelques-unes des plus remarquables.

C'est sur la première idée, l'augmentation de la somme des forces vitales, qu'ont été dans tous les temps et que sont encore aujourd'hui fondées les méthodes des fabricans et débitans de l'or potable, du sel astral, de la pierre philosophale et des élixirs de longue vie. On peut même, jusqu'à un certain point, rapporter à cette classe celles dans lesquelles on invoque la puissance de l'électricité et du magnétisme animal. Tous les adeptes, rose-croix et consorts, et beaucoup de personnes très-raisonnables d'ailleurs sont persuadés que la matière première, qu'ils se flattent de posséder, n'a pas moins la vertu de transmuer les métaux en or que celle d'alimenter sans cesse la flamme de la vie. Ils pensent qu'en prenant chaque jour un peu de leurs teintures on répare efficacement les pertes continuelles qu'éprouve la force vitale, de sorte qu'à les entendre, chez un homme qui en fait habituellement usage, cette force ne peut jamais diminuer, ni à plus forte raison s'éteindre. C'est là-dessus que se fonde l'histoire du fameux Gualdus, qu'on prétend avoir vécu trois siècles par ce moyen, et qui vit encore, à ce que croient fermement quelques personnes.

Mais tous les admirateurs de ces recettes se trompent d'une étrange manière. Les moyens qu'ils conseillent, étant tous fort échauffans et fort irritans, procurent naturellement au sentiment de l'existence un surcroît de vivacité qu'on prend pour une augmentation de force vitale, tandis que c'est le plus sûr moyen d'abréger la vie. En effet :

1° Ces substances, composées en partie de liqueurs spiritueuses, agissent en causant une violente stimulation ; elles augmentent le mouvement intérieur, l'intensité de la vie, et par conséquent la consommation ; elles usent rapidement le corps. Tel est l'effet que produisent non-seulement les plus grossiers mais même les plus raffinés d'entre ces arcanes. Il n'y a pas jusqu'à l'électricité, au magnétisme et à l'inspiration du gaz oxigène, qu'on pourrait regarder comme les moyens les plus doux pour accroître la somme de force vitale, qui n'augmentent considérablement la consommation. C'est ce qu'on peut remarquer surtout chez les phthisiques à qui l'on fait respirer de l'oxigène ; ce gaz exalte singulièrement en eux le sentiment de l'existence, mais la mort les enlève avec plus de rapidité.

2° Ces moyens, en exaltant le sentiment de l'existence, portent aussi à la sensualité, disposent aux jouissances, à la volupté, motif suffisant pour les faire aimer d'un grand nombre de personnes, et augmentent ainsi la consommation intérieure.

3° Ils portent atteinte aux fonctions des organes, en resserrant et desséchant leur tissu, de sorte qu'ils amènent la vieillesse avant le temps, au lieu de la retarder comme l'assurent ceux qui les débitent.

En supposant qu'il fût nécessaire d'exalter de temps en temps en nous le sentiment de l'existence, nous n'aurions besoin pour cela ni d'alambic ni de creuset. La nature nous prépare elle-même un élixir précieux, qui surpasse tous les autres ; je veux parler du vin. S'il y a quelque substance au monde dont on puisse dire qu'elle contient la matière première, ou l'esprit terrestre incorporé, c'est sans doute cette merveilleuse liqueur ; et cependant nous voyons que le défaut de modération dans l'usage qu'on en fait augmente la consommation, hâte la vieillesse, et abrège évidemment la vie.

Mais il y a véritablement de la folie à vouloir faire entrer la force vitale sous forme concentrée dans le corps, et à s'imaginer ensuite qu'on a opéré un grand miracle. Manquons-nous donc de moyens pour cela ? Tout en est rempli autour de nous. Chaque aliment qui passe dans notre estomac, chaque portion d'air qui s'introduit dans notre poumon, est rempli de cette force. L'essentiel est de conserver à nos organes la faculté de la recevoir et de se l'approprier. Qu'on verse dans un corps mort autant d'élixir de vie qu'on voudra, il ne reviendra pas à la vie, parce qu'il n'a plus d'organes pour s'emparer de la force vitale. Ce n'est pas le manque d'esprits vitaux, mais le défaut de capacité pour vivre, qui finit par empêcher l'homme de pouvoir vivre plus long-temps. La nature se charge elle-même de nous fournir ces esprits, et tous les élixirs sont inutiles pour cela.

On a aussi établi sur la seconde idée, celle d'endurcir les organes, un système qui a trouvé beaucoup de partisans. On croyait que plus on endurcissait les organes, et plus on les rendait capables de résister à la consommation et à la destruction.

Mais nous avons déjà vu précédemment quelle différence énorme il existe entre la durée mécanique d'une chose et sa durée animale. Nous avons vu aussi qu'il n'y a qu'un certain degré de solidité qui soit favorable à cette dernière, tandis que l'excès lui est contraire. Le caractère essentiel de la vie consiste dans la libre activité de tous les organes, et dans le mouvement non interrompu de tous les fluides. Or, que peut-il y avoir de plus contraire à ces deux conditions, et par conséquent à la durée de la vie, que trop de dureté et de rigidité dans les organes? Le poisson est sans contredit l'animal qui a les chairs les plus molles et les plus imbibées de sucs, et cependant il vit plus long-temps que beaucoup d'autres animaux qui ont les chairs plus fermes et plus consistantes.

Ainsi la méthode tant vantée qui a pour but de rendre l'homme plus robuste par l'usage fréquent des bains froids, l'habitude de s'exposer presque nu aux intempéries de la saison la plus rigoureuse, et celle de supporter les plus grandes fatigues, cette méthode, dis-je, ne produit d'autres effets que de rendre nos organes plus raides, de les durcir davantage, de les mettre plus tôt hors de service, et par suite d'accélérer la vieillesse et la mort, au lieu de prolonger l'existence.

Cette méthode repose incontestablement sur quelque chose de vrai; mais on a commis la faute d'y rattacher des idées erronées, et de lui donner beaucoup trop d'extension. C'est moins l'endurcissement des fibres que l'émoussement du sentiment qui peut contribuer à prolonger la vie. Ainsi quand on ne pousse pas l'application de cette méthode au delà de ce qu'il faut pour fortifier les fibres sans les durcir ni les raidir, pour émousser et réprimer l'excès d'irritabilité, qui est une des principales causes d'où dépend la trop grande promptitude de la consommation, enfin pour rendre de cette manière le corps moins accessible aux impressions destructives du dehors, alors elle peut, sans le moindre doute, contribuer à prolonger les jours de l'homme.

La troisième idée, celle de ralentir la consommation, offre beaucoup d'attrait à l'esprit; elle a été surtout accueillie avec joie par ceux qui ont reçu de la nature beaucoup de flegme et de sang-froid, et qui aiment à ne se gêner en rien; mais on en a fait de bien mauvaises applications. La fatigue produite par le travail et les efforts de toute espèce n'ayant en elle-même rien que de désagréable pour les personnes dont je viens de parler, elles saisirent avec empressement l'occasion qui leur permettait de soutenir que toute peine est aussi nuisible qu'importune, et de considérer l'oisiveté comme un moyen de vivre long-temps bien supérieur aux arcanes de Cagliostro et de Saint-Germain.

Il y en a même qui sont allés plus loin. Maupertuis demandait si, en suspendant toute action vitale, et provoquant un véritable état d'asphyxie, on ne pourrait pas parvenir à arrêter entièrement la consommation intérieure, et à prolonger la vie pendant des siècles. Il se fondait sur la vie du poulet dans l'œuf, et sur celle de l'insecte dans la chrysalide, dont le froid et divers autres moyens peuvent étendre la durée, en faisant rester plus long-temps l'animal dans un état de sommeil qui ressemble beaucoup à la mort. D'après cette manière de raisonner, tout l'art de prolonger la vie d'un homme se réduirait à le tuer à demi. Cette idée plut au grand Franklin lui-même. Ayant reçu d'Amérique du vin de Madère, qui avait été mis en bouteilles en Virginie, il y trouva quelques mouches mortes en apparence; mais ces insectes eurent à peine resté trois heures exposés au soleil ardent du mois de juillet, qu'ils se ranimèrent, et reprirent une vie qui avait été interrompue si long-temps. Ils éprouvèrent d'abord quelques convulsions, puis, se dressant sur leurs pates, se frottèrent les yeux avec celles de devant, s'essuyèrent les ailes avec celles de derrière, et bientôt après s'envolèrent. Franklin demande à ce sujet si la cessation absolue de la consommation intérieure et extérieure étant susceptible de suspendre ainsi l'existence, tout en ménageant et conservant le principe de la vie, il ne serait pas possible d'appliquer le même procédé à l'homme. Si cela était praticable, ajoute-t-il en vrai patriote, je n'imaginerais pas de satisfaction plus douce que celle de me noyer avec quelques amis dans du vin de Madère, et de ressusciter, dans cinquante ans et plus, aux rayons bienfaisans du soleil de ma patrie, afin de voir quels fruits le germe de la liberté y aura produits, et quels changemens le temps y aura apportés.

Mais toutes ces propositions se réduisent à rien, dès que nous considérons la véritable essence et le but de la vie de l'homme. Qu'est-ce que la vie de l'homme? Elle ne consiste sans doute pas uniquement à boire, manger et dormir, car alors elle ressemblerait assez à la vie du porc, à laquelle Cicéron croyait ne pouvoir donner d'autre nom que celui de préservatif contre la putréfaction. La vie de l'homme a une destination bien plus relevée. L'homme est fait pour agir et pour jouir; il ne vit pas seulement pour vivre, mais pour développer les germes que la Divinité a déposés dans son sein, pour les perfectionner, et pour travailler à sa félicité, ainsi qu'à celle des autres. Au lieu de remplir tout simplement un vide dans la création, il doit en être le maître, le roi, le bienfaiteur. Dira-t-on d'un homme qu'il vit, s'il prolonge son existence par le sommeil, l'ennui ou l'asphyxie? Mais ce qui a plus de poids encore, nous retrouvons ici une nouvelle preuve de l'étroite union qui existe entre la destination morale de l'homme et son organisation physique, comme aussi de l'influence réciproque que ces deux dispositions exercent l'une sur l'autre. Une existence si contraire à la destination de l'homme, loin de prolonger ses jours, les abrégerait; car:

1.º La machine humaine est composée d'organes si délicats que l'inaction et le repos les exposent à devenir incapables de remplir leurs fonctions. Il n'y a que l'activité et l'exercice qui puissent les rendre durables, et conserver leur aptitude à s'acquitter du rôle que la nature leur a confié.

2º Nous avons vu que la conservation et la prolongation de la vie exigent non-seulement que la consommation soit réduite, mais encore que la restauration soit rendue plus facile. Il faut pour cela deux choses, l'assimilation parfaite de ce qui peut être utile, et la séparation de ce qui peut nuire. Or il n'y a qu'une activité suffisante qui puisse remplir cette dernière condition. Mais quel sera le résultat de la prolongation de la vie par le repos et l'inaction? L'homme ne fera que peu ou point de pertes, et cependant il se restaurera. Une époque arrivera donc nécessairement où il éprouvera une pléthore funeste, puisqu'il recevra continuellement, sans rendre en proportion; et ce qui est pire encore, c'est qu'il finira par se former en lui un vaste foyer de corruption, dont les conséquences seront des âcretés, des maladies, etc., car son corps ne se débarrassera pas des parties usées et devenues inutiles. Dans un pareil état de choses, il ne manquerait pas de périr avant le temps, comme en effet l'expérience nous l'apprend.

3° Quant à la prolongation de la vie par une véritable suspension de l'activité vitale, par une asphyxie temporaire, on se fonde sur les exemples d'insectes, de crapauds et d'autres animaux, qui, comme nous l'avons vu précédemment, ont peut-être passé cent ans et plus dans une sorte de sommeil ou de mort apparente, qui les a fait durer, par conséquent, bien au-delà du terme fixé par la nature.

Mais, en émettant de pareilles idées, on ne songe pas que toutes les observations qui leur servent de base ont été fournies par des animaux très-imparfaits, entre la demi-vie habituelle desquels et la suspension réelle de l'existence il n'y a pas un saut aussi considérable à faire que chez l'homme, qui possède la vie dans son plus haut degré de perfection. On oublie surtout l'importante différence que produit ici la fonction de la respiration. Tous les animaux dont il s'agit ont déjà moins besoin de respirer, et il leur faut également moins de chaleur pour vivre. Au contraire, l'homme ne peut exister sans l'afflux continuel de la chaleur et de cette puissance spirituelle, de ce *pabulum vitæ,* qu'il puise dans l'air. La suspension absolue de la respiration serait mortelle chez lui, par la perte totale de la chaleur interne qui en résulterait. Il n'y a pas même jusqu'aux excitations de l'âme qui ne soient si étroitement liées à l'organisation de l'homme, que leur influence ne puisse être long-temps suspendue sans entraîner l'épuisement et la destruction des organes délicats d'où elles émanent.

D'autres ont cherché à prolonger leurs jours en évitant avec soin ou en combattant sur-le-champ toutes les causes de maladies, telles que celles qui peuvent résulter de la chaleur, du froid, des alimens, des boissons, etc. Mais cette méthode a un grand inconvénient; c'est qu'il ne nous est pas possible de prévenir toutes les causes de maladies, et que nous en devenons d'autant plus accessibles à l'impression de celles qui nous atteignent. On pourrait y rapporter l'art de prolonger la vie par le ralentissement de la consommation intérieure. En effet, dans les pays chauds, où un air brûlant tient les pores de la peau sans cesse ouverts, et où l'on perd plus qu'ailleurs par l'exhalation cutanée, les habitans sont dans l'usage de s'oindre continuellement avec de l'huile ou d'autres corps gras, afin de fermer les voies de l'exhalation extérieure aux parties fluidifiées ou vaporisées qui tendent à s'échapper de leur corps. Ces onctions procurent un véritable sentiment de force et de bien-être, et elles paraissent être nécessaires dans les pays chauds, pour prévenir la consommation rapide qu'entraîne une transpiration trop considérable. Mais elles ne conviennent non plus que dans des climats pareils. Dans le nôtre, où l'air lui-même sert en grande partie à fermer les pores de la peau, nous avons plutôt besoin de favoriser la transpiration que de l'arrêter.

Il faut que je dise encore un mot d'une nouvelle méthode qui consiste uniquement à augmenter l'intensité de la vie. Les fauteurs de cette méthode ne calculent pas la durée de la vie par le nombre des jours, mais d'après l'usage qu'on en fait, d'après les plaisirs qu'on se procure ; ils croient qu'un homme qui, dans un temps donné, jouirait de la vie une fois autant qu'on a coutume de le faire, aurait également vécu une fois autant qu'un autre homme dans un espace double de temps. Quelque respect que j'aie pour cette méthode, quand on la fait consister dans une noble activité, et qu'elle tient à l'énergie naturelle du corps et de l'esprit, quoique je conçoive aisément combien l'incertitude de notre existence lui donne d'attrait, je dois avouer que je ne crois pas qu'elle conduise au but qu'on se propose d'atteindre, et le calcul sur lequel elle repose me paraît faux. Cependant, comme elle a séduit beaucoup de monde, je vais la développer davantage, ainsi que les argumens à l'aide desquels on peut la combattre.

Toutes les opérations de la nature exigent non-seulement de l'énergie, mais encore du temps ou de la durée. Qu'on donne à un fruit une fois autant de chaleur et d'alimens qu'il en a dans l'état naturel, sans doute il paraîtra mûrir une fois plus vite, mais il n'arrivera jamais au degré d'élaboration et de perfectionnement qu'il eût acquis dans l'état ordinaire avec une fois moins d'énergie et une fois plus de temps.

Il en est de même de la vie humaine. Nous devons la considérer comme une collection de phénomènes, comme un grand acte de maturation, dont le but est le développement, la perfection de la nature de l'homme en particulier et l'accomplissement des devoirs que ses rapports avec l'ensemble de l'univers lui imposent. Or la maturation et le perfectionnement sont les produits du temps et de l'expérience. Il est donc impossible qu'un homme qui n'a vécu que trente ans, supposé même que pendant ce laps de temps il ait fait et travaillé autant qu'un autre en soixante ans, soit arrivé au même degré de maturité et de perfection que ce dernier. D'ailleurs peut-être avons-nous été destinés à être utiles pendant deux ou trois générations; et en suivant la méthode en question, l'excès de zèle nous emporterait dès la première. Ainsi nous ne remplirions, ni par rapport à nous, ni par rapport aux autres, notre destination et le but de notre vie ; nous couperions le fil de notre existence, et commettrions un véritable suicide.

Mais les inconvéniens sont bien plus graves encore quand on cherche à prolonger sa vie en doublant ses jouissances. On s'épuise alors infiniment plus vite, et ce qu'il y a de plus cruel, c'est qu'on est souvent puni par la nécessité dans laquelle on tombe de traîner long-temps une existence dépourvue de toute énergie, de sorte qu'on devient à charge à soi-même et aux autres, qu'on se survit en quelque sorte à soi-même, ou pour mieux dire qu'on existe plus long-temps qu'on ne vit.

Ainsi la vraie méthode pour prolonger la vie des hommes consiste à bien associer et à bien remplir les quatre principes, ou, pour parler le langage des médecins, les quatre indications dont j'ai tracé le tableau précédemment, mais de manière à n'en remplir aucune aux dépens des autres, et à ne jamais oublier qu'il s'agit de l'homme, qui, pour mériter ce nom, ne doit pas seulement exister, mais doit encore agir, jouir de la vie, et remplir sa destination.

Voici en peu de mots l'aperçu de cette méthode :

I. Il faut alimenter la force vitale d'une manière convenable, sans cependant l'accroître au point qu'il en résulte un développement trop considérable d'énergie. Elle doit être entretenue seulement jusqu'au degré nécessaire, d'une part pour que les actes intérieurs et extérieurs de la vie s'exécutent avec aisance et facilité, qu'ils aient assez de puissance, et qu'ils durent assez long-temps ; de l'autre pour que les solides et les fluides acquièrent le degré d'organisation qui leur est indispensable pour bien remplir leur destination et pour prévenir toute altération chimique.

Les moyens les plus sûrs de remplir cette première indication sont :

1° La procréation par des parens sains et vigoureux.

2° La pureté et la salubrité de tout ce que le corps

absorbe autour de lui, par conséquent un air pur, des alimens et des boissons de bonne qualité et de facile digestion.

3° Le bon état des organes par lesquels les substances du dehors entrent en nous pour s'identifier à notre propre nature et alimenter notre vie. Ces organes sont les poumons, l'estomac et la peau, de la bonne complexion desquels principalement dépendent la santé et la durée de la vie.

4ᵉ La répartition uniforme de la force vitale dans toutes les parties du corps, condition sans laquelle il est inutile et peut même devenir nuisible d'avoir beaucoup de cette force. Chaque partie doit avoir la portion de force vitale qui lui est nécessaire pour remplir convenablement ses fonctions ; si elle en a trop peu, elle tombe dans la faiblesse, l'atonie; si elle en a trop, cet excès produit en elle des mouvemens trop impétueux, des irritations, des congestions. Ainsi le trop et le trop peu détruisent également l'harmonie, qui est le premier fondement de la santé. Cette répartition uniforme de la force vitale dépend surtout de l'uniformité qu'on apporte dans l'exercice de chaque partie, de chaque organe, au moyen d'un sage emploi des exercices gymnastiques, des bains tièdes et des frictions.

II. Il faut procurer aux organes ou à la matière du corps un degré suffisant de solidité et de cohésion qui toutefois ne dégénère pas en rigidité excessive, ce qui serait plus nuisible que favorable à la vie.

L'endurcissement dont il s'agit ici est de deux sortes : augmentation de la liaison et de la cohésion des molécules, ou, en d'autres termes, de la solidité des fibres, et émoussement du sentiment contre les impressions pernicieuses et morbifiques.

La cohésion ou la solidité des fibres, ce que les médecins appellent leur ton ou leur tonicité, contribue de plusieurs manières à prolonger la vie.

1° Comme elle resserre les liens qui unissent ensemble les molécules de notre corps, l'exercice de la vie ne peut pas user, détruire et détacher ces dernières aussi vite. Leur renouvellement ne se fait donc pas avec autant de rapidité ; elles n'ont pas aussi souvent besoin de se réparer, et la vie a moins d'intensité, ce qui tourne toujours au profit de sa durée. Pour me faire mieux comprendre, il suffira de jeter un coup d'œil sur la vie de l'enfant et sur celle de l'homme. Dans l'enfance, la force physique de cohésion, la solidité des fibres, est beaucoup moins considérable, ce qui fait que l'union des molécules est moins étroite, que ces molécules s'usent plus vite, et que leur renouvellement a lieu d'une manière plus rapide ; l'enfant est obligé, pour réparer ses pertes, de manger plus souvent, de prendre une plus grande quantité d'alimens, et de dormir à la fois plus long-temps et plus souvent ; la circulation est plus rapide chez lui ; en un mot sa vie a plus d'intensité, et la dépense qu'elle occasionne est plus considérable que dans l'âge mûr, où les fibres offrent bien plus de résistance.

2° C'est de la cohésion que dépend la vraie force des organes, qui ne leur vient jamais de la force vitale toute seule. Il faut l'association d'un degré suffisant de cohésion avec cette même force pour produire ce que nous appelons la force d'un organe, et par suite celle de l'organisme entier. C'est aussi ce que démontre la comparaison établie entre l'enfant et l'homme fait. L'enfant a une bien plus grande somme de force vitale, d'irritabilité, de force plastique et de force reproductive que l'adulte ; et cependant son corps, si riche de vie, a moins de force que celui de l'homme fait, uniquement parce que la cohésion de ses fibres est encore faible.

3° Un degré convenable de cohésion prévient ou corrige l'excès, la perversion ou le dérèglement de l'irritabilité et de la sensibilité, en un mot de l'excitabilité tout entière des fibres. Il prévient donc l'excès d'excitation, ainsi que la trop grande consommation de force pendant l'exercice de la vie, dont il augmente ainsi l'extension ou la durée ; et il a en outre le grand avantage d'empêcher les causes extérieures et nuisibles d'excitation d'agir avec autant de vitesse et d'intensité.

4° Une cohésion plus forte semble aussi donner à la matière plus de capacité pour la force vitale, ou du moins établir une liaison plus intime entre cette matière et cette force.

Les moyens qui procurent cette augmentation de solidité et de cohésion dans les fibres sont :

1° L'exercice de l'action musculaire, non-seulement des muscles soumis à la volonté, mais encore de ceux qui n'en reconnaissent pas l'empire, tels que les tuniques musculeuses de l'estomac et du canal intestinal, mises en jeu par des alimens un peu difficiles à digérer, ou la membrane fibreuse des artères excitée par un sang très stimulant. A chaque mouvement d'une fibre, elle se contracte, c'est-à-dire que ses molécules se rapprochent; et quand ce phénomène se reproduit souvent, il en résulte une augmentation de cohésion ou de tonicité. On doit seulement bien se garder de laisser prendre trop de force aux stimulans, parce qu'alors ils augmenteraient trop la consommation, ce qui les rendrait nuisibles.

2° L'usage d'alimens gélatineux, visqueux et chargés de particules ferrugineuses, qui augmentent la cohésion. C'est aussi l'effet que produit l'attention d'éviter les substances trop aqueuses, qui diminuent cette même cohésion.

3° Tout ce qui favorise l'exhalation cutanée, sans la rendre excessive, comme les frictions, le mouvement et autres pratiques analogues.

4° La fraîcheur de l'atmosphère et l'habitude de ne pas se vêtir trop chaudement. C'est là un des points les plus importans. Quoique le froid ne soit pas un excitant positif de la vie, cependant il augmente la cohésion, prévient même l'épuisement de la force vitale, et devient ainsi un puissant excitant négatif de cette dernière. La chaleur affaiblit, au contraire, tant en diminuant la cohésion, qu'en épuisant la force vitale.

Cependant je répète à l'occasion de tous ces moyens, le froid, les alimens substantiels et un peu difficiles à digérer, etc., qu'il ne faut pas en abuser, de peur qu'au lieu de procurer le degré convenable de solidité, il n'amènent un excès de consistance et de rigidité dans les fibres.

Quant à la manière de se rendre moins accessible aux causes de maladies, il n'y en a pas de meilleure que de s'habituer de bonne heure à l'influence de ces causes, et aux rapides alternatives de l'action de plusieurs.

III. Il faut diminuer ou modérer la consommation vitale, afin que les forces et les organes ne se détruisent pas trop rapidement.

La vie, comme nous avons vu, consiste tout entière en action ; c'est l'effet du développement de la force vitale, dont elle entraîne nécessairement la consommation et l'épuisement. Ce résultat a lieu, non-seulement dans les fonctions soumises à la volonté, mais encore dans celles qui n'en dépendent pas, dans les actions vitales intérieures aussi bien que dans les extérieures, car toutes sont entretenues par une irritation et une réaction continuelles. Il faut donc avoir soin de n'exciter ni les unes ni les autres, quand on veut retarder ou diminuer la consommation intérieure.

Parmi les excès qu'on doit éviter, je range surtout les suivans:

1º L'exaltation de l'action du cœur et du système

sanguin, et l'accélération habituelle de la circulation par des alimens échauffans et trop irritans, par des passions, par des maladies fébriles. Les hommes qui boivent beaucoup de vin et d'eau-de-vie, les personnes entraînées par la fougue des passions, ont le pouls toujours agité, et sont elles-mêmes habituellement dans un état de fièvre artificielle qui les épuise et les consume autant qu'une véritable fièvre.

2° Le travail excessif de la pensée. J'expliquerai plus loin ce que l'on doit entendre par là. Non-seulement ce travail épuise la force vitale, mais encore il l'enlève à l'estomac et au système digestif, de manière qu'il altère en même temps notre plus puissant moyen de réparation.

3° L'abus des plaisirs de l'amour, qui accélère presque autant la consommation vitale que le travail excessif de la pensée.

4° La violence et la continuité du mouvement musculaire. Cependant il n'y a qu'un excès considérable en ce genre qui puisse devenir nuisible.

5° L'abondance et la durée excessive de toutes les excrétions, telles que la sueur, l'expectoration, la diarrhée, les hémorrhagies, etc. Les excrétions trop abondantes épuisent, non-seulement la force, mais encore la matière, qu'elles détériorent.

6° Toutes les irritations qui agissent sur nous avec trop d'intensité, ou pendant trop long-temps, et qui ne manquent jamais d'épuiser la force vitale ; car plus la vie est excitée, et plus elle passe rapidement. Il faut ranger ici les irritations trop fortes ou trop durables des organes des sens et du sentiment, les passions, l'abus du vin, de l'eau-de-vie, des épices et des alimens de haut goût. Il faut même y comprendre les écarts de régime, d'autant plus qu'ils conduisent ordinairement à prendre des purgatifs ou des vomitifs, et que ces médicamens sont presque toujours nuisibles.

7° Les maladies causées par un excès d'irritation, et notamment les fièvres.

8° La chaleur, quand elle agit sur nous avec trop de force ou pendant trop long-temps. Voilà pourquoi l'habitude contractée dès l'enfance de se vêtir chaudement est un des meilleurs moyens pour accélérer la consommation intérieure et abréger la vie.

9° Enfin, un trop haut degré d'irritabilité et de sensibilité de la fibre. Plus cet excès est considérable, et plus aussi tous les stimulans, même les moins forts, irritent avec violence; plus ils excitent de mouvemens, et plus ils épuisent les forces. Un homme qui a reçu ce don funeste de la nature ressent une foule d'impressions qui n'ont pas la plus légère influence sur les autres hommes; les moindres stimulans agissent sur lui avec une énergie double; sa vie a donc infiniment plus d'intensité, mais la consommation se fait aussi chez lui avec le double de rapidité. Ainsi tout ce qui augmente l'irritabilité, soit au physique, soit au moral, accélère la consommation et abrège l'existence.

IV. Il faut rendre la restauration des forces et de la matière organique facile et régulière. Les conditions exigibles pour arriver à ce but sont:

1° La santé, la perméabilité et l'activité des organes par lesquels pénètrent en nous les substances chargées de réparer nos pertes. La restauration est ou permanente, comme celle qui s'opère par les poumons, ou périodique, comme celle qui a lieu par l'estomac. Les organes chargés de l'accomplir sont les poumons, la peau, l'estomac et le canal intestinal; leur intégrité est donc une condition indispensable pour vivre long-temps.

2° La santé, la perméabilité et l'activité des innombrables vaisseaux chargés d'élaborer et d'assimiler les matériaux qui pénètrent dans notre corps. C'est surtout là l'office du système lymphatique et de ses nombreux ganglions, puis du système sanguin, dans lequel s'achève l'élaboration organique. Ainsi je regarde le système lymphatique comme un des principaux agens de la restauration. C'est une circonstance à laquelle il faut surtout avoir égard dans l'enfance: car les premiers alimens que l'enfant reçoit, la manière dont on se conduit à son égard dans les premières années de son existence, sont ce qui décide surtout de l'état de ce système. Or, il n'est que trop commun de voir qu'on porte atteinte à sa santé par des alimens sans énergie, altérés ou visqueux, ainsi que par la malpropreté, ce qui devient ensuite un des principaux obstacles à la longévité.

3° La bonne qualité des alimens et des matières qui servent à nous restaurer. Les alimens doivent être exempts de parties corrompues, et contenir une assez grande quantité de principe nutritif. Ils doivent être assez stimulans, l'excitation produite par eux étant nécessaire à l'accomplissement de la digestion et de tous les phénomènes de la vie. Mais ils doivent en outre être accompagnés d'une quantité convenable de boisson. Cette dernière circonstance est fort importante, et cependant on la néglige souvent. L'eau n'est pas regardée comme aliment, quoique l'exemple de tant d'animaux qui vivent long-temps sans prendre d'autre nourriture qu'elle, semble prouver qu'on a tort de penser ainsi. Mais elle est du moins indispensable à l'œuvre de la restauration et de la nutrition : d'abord, parce qu'elle sert de véhicule pour répartir la substance nutritive proprement dite du canal intestinal dans tous les points de l'organisme, et ensuite parce que les sécrétions, les excrétions, en un mot les divers actes purificatoires du corps, ne pourraient s'exécuter sans elle.

4° La bonne qualité de l'air au milieu duquel nous vivons. L'air est notre premier aliment. Il joue un grand rôle dans le phénomène de la restauration, parce qu'il nous communique sans cesse deux des matériaux les plus indispensables au maintien de l'existence, l'oxigène et le calorique, et parce que c'est le véhicule le plus propre à nous débarrasser des molécules usées par le travail de la vie. La portion

la plus considérable de nos sécrétions et de nos excrétions est sous forme gazeuse, c'est-à-dire qu'il faut
que la matière qui les forme soit réduite en vapeur
pour être expulsée. Telles sont toutes les excrétions qui
ont lieu par nos surfaces extérieures, par la peau et les
poumons. Cette transpiration ne dépend pas seulement de l'énergie et de la perméabilité des vaisseaux
exhalans, mais encore de l'état de l'air qui la reçoit.
Plus cet air est chargé de substances étrangères, et
moins il peut en recevoir de nouvelles. Voilà pourquoi l'air humide arrête la transpiration. On peut donc
poser en principe que l'air dans lequel nous vivons
doit contenir une suffisante quantité d'oxigène, sans
toutefois en trop renfermer, parce qu'alors il serait
trop irritant et accélérerait la consommation intérieure. Il ne doit tenir en dissolution que le moins possible de substances étrangères, par conséquent n'être
chargé ni d'humidité ni de matières animales ou végétales (1). Il ne doit être ni trop chaud ni trop froid:
trop chaud il épuise la force vitale et relâche la fibre;
trop froid il communique à celle-ci trop de rigidité. Enfin il doit n'éprouver de changemens subits, ni dans

______

(1) On voit combien il importe, lorsqu'on parle d'*air corrompu*,
de distinguer avec précision entre l'*air impur* et celui qui est *saturé*. Or
c'est ce qu'on néglige ordinairement. La *corruption de l'air* peut dépendre, ou de ce qu'il contient trop peu d'oxigène, en d'autres termes
de sa composition chimique, et c'est là ce qu'on devrait toujours entendre par *impureté de l'air*, ou de ce qu'il est plus ou moins chargé
de substances étrangères, et c'est là ce qu'on pourrait appeler *saturation de l'air*.

sa température, ni dans sa composition chimique, ni dans sa pesanteur ; car c'est une des lois les mieux confirmées par l'expérience, que l'uniformité de l'air et du climat est extrêmement favorable à la durée de la vie.

5° La perméabilité des canaux et l'activité des organes par lesquels ont lieu les sécrétions et les excrétions des molécules usées et corrompues. Notre vie ne consiste qu'en un renouvellement continuel de molécules. Si celles qui ont cessé de pouvoir servir à son entretien ne sont pas séparées et repoussées sans cesse, il est impossible que nous en assimilions assez de nouvelles à notre propre substance. Ce qu'il y a de plus fâcheux encore, c'est que ces dernières, en se mêlant à celles qui restent, perdent leur pureté, et prennent elles-mêmes le caractère de la corruption. De là vient ce que certains médecins appellent âcretés, glaires, saburres, altérations des humeurs ou plutôt de la masse entière du corps. Ainsi, le mauvais état des sécrétions influe sur la quantité et jusque sur la qualité de la restauration. Les organes dont elles dépendent, ainsi que la purification du corps, sont les poumons, le canal intestinal, les reins et la peau. Cette dernière est plus importante que tous les autres, car on a remarqué que les deux tiers des matériaux qui s'usent dans l'exercice de la vie sortaient du corps par la voie de l'exhalation cutanée.

6° Des impressions agréables et modérées sur les organes des sens. J'ai fait voir précédemment qu'un des avantages de l'organisation de l'homme et de sa haute perfection, même physique, consistait en ce qu'il est susceptible d'impressions plus délicates, et que ces impressions exercent une influence bien plus puissante sur son physique que sur celui des animaux. Il trouve en elles une nouvelle source de restauration qui manque à l'animal, savoir les jouissances que lui procurent ses sensations agréables et modérées.

7° Une heureuse disposition morale, de la gaieté, des passions calmes, des idées neuves, grandes et d'un haut intérêt, la création, l'exposition et la communication aux autres de ces mêmes idées. Ces jouissances plus relevées, qui appartiennent exclusivement à l'homme, sont aussi un moyen de prolonger la vie. Voilà pourquoi l'espérance, l'amour et la joie sont des passions si délicieuses, et pourquoi aussi il n'y a pas de meilleur moyen pour prolonger ses jours et conserver sa santé, que d'avoir toujours le cœur gai et l'esprit satisfait. Cette disposition morale entretient la force vitale dans une activité convenable et uniforme partout; elle facilite la digestion et la circulation, et rien n'est plus propre qu'elle à entretenir la perspiration cutanée. Heureux donc, même au physique, ceux que le ciel a gratifiés d'une âme toujours calme et satisfaite, ou qui sont parvenus à se procurer cet avantage par la culture de leur esprit et l'éducation de leurs facultés morales! Ils ont au dedans d'eux-mêmes le plus précieux de tous les baumes de vie.

Les propositions que je viens d'établir renferment le plan général et les règles fondamentales de toute macrobiotique raisonnable. Cependant je dois ajouter, ce qui est vrai de tous les axiomes de la diététique et de la médecine, qu'il faut avoir égard aux cas particuliers dans l'application qu'on fait de ces règles, et savoir les modifier selon l'occasion et le besoin. Or les circonstances auxquelles il importe surtout d'avoir égard sont :

1° La constitution du sujet , sous le rapport de la fibre simple ou élémentaire. Plus le corps est naturellement sec , solide et résistant , moins on a besoin de recourir aux moyens qui remplissent la seconde indication ; mais plus, au contraire, la fibre est molle, et plus ces moyens conviennent.

2° Le tempérament naturel , par lequel j'entends toujours le degré d'irritabilité, et le rapport qui existe entre cette propriété et les facultés morales. Plus un homme incline vers le tempérament flegmatique , plus il a besoin de recourir aux stimulans, et plus ceux dont il fait usage doivent être forts ; mais plus son tempérament se rapproche du sanguin, et plus il doit apporter de circonspection dans l'emploi des excitans physiques et moraux. Le tempérament mélancolique mérite encore plus d'attention sous ce rapport ; puisqu'il suffit quelquefois de la moindre irritation pour causer la plus vive réaction et un épuisement extrême chez les sujets qui en sont doués.

3° L'âge. L'enfant et le jeune homme ont incomparablement plus de force vitale et d'irritabilité. Chez eux, la cohésion est plus faible, et les molécules se renouvellent plus rapidement. Il leur faut donc moins d'excitement, puisque le plus léger suffit pour provoquer une forte réaction. On doit surtout s'attacher à favoriser la restauration et à endurcir les organes. Dans la vieillesse, au contraire, on peut user sans autant de scrupule de tout ce qui porte le nom d'excitant ; car ce qui aurait activé la consommation dans l'enfance, devient alors un moyen de restauration. Le lait est le vin des enfans, et le vin est le lait des vieillards. La vieillesse exige aussi, en raison de l'excès de rigidité qui la caractérise, qu'au lieu de chercher à accroître cette qualité, en se servant des moyens propres à remplir la seconde indication, on fasse tout pour la combattre, à l'aide d'un régime délayant et humectant, des bouillons de viande, des soupes restaurantes et des bains tièdes.

4° Le climat, qui n'est pas non plus sans exercer quelque influence. Plus il est méridional, et plus l'irritabilité est grande, plus l'excitement continuel est considérable, plus le fleuve de la vie coule rapidement, et plus l'existence est de courte durée. Sous un ciel pareil, il faut surtout veiller à ne pas accroître encore l'épuisement des forces par l'emploi de stimulans qui aient trop d'énergie. Dans les climats septentrionaux, au contraire, cet inconvénient est moins à redouter, parce qu'une température plus basse y concentre davantage la force vitale.

# SECONDE PARTIE.

## PRATIQUE DE L'ART.

Je passe à la partie la plus intéressante de cet ouvrage, à celle qui doit faire connaître les moyens de prolonger la vie. Les discussions précédentes étaient nécessaires pour convaincre le lecteur que la méthode dont je vais maintenant lui tracer les règles est la seule sur laquelle on puisse compter pour arriver à ce but, mais aussi qu'elle est infaillible. Si les moyens que je vais proposer paraissent moins spécieux et moins séduisans que ces prétendus secrets prônés avec emphase et mystère par les charlatans, ils ont au moins l'avantage d'être à la portée de tout le monde, de se trouver même en partie dans notre corps, et d'être en parfaite harmonie avec la raison et l'expérience. Ils ont surtout celui de ne pas se borner à prolonger le cours de la vie, mais de la rendre en même temps plus utile et plus profitable. Je pense, en un mot, qu'ils méritent mieux le nom de remèdes universels qu'aucun des arcanes dont j'ai fait mention dans la première partie.

Notre vie est entourée sans cesse d'amis et d'ennemis. Celui qui accorde la préférence aux premiers vit long-temps, tandis que celui qui se livre aux seconds ne fournit pas une longue carrière. On devrait attendre d'un homme raisonnable, qu'il se décidât toujours et promptement à rechercher les uns et à fuir les autres ; mais ce qu'il y a de fâcheux, c'est que ces derniers ne sont pas connus de tout le monde, que plusieurs d'entre eux s'enveloppent dans l'ombre, et frappent sans qu'on s'en aperçoive, que certains se présentent sous des dehors séduisans qui les rendent difficiles à reconnaître, et qu'enfin il y en a beaucoup qui résident en nous-mêmes.

Le point essentiel, dans l'art de vivre long-temps, c'est d'apprendre à distinguer les circonstances favorables de celles qui sont nuisibles à la vie, et de savoir comment il faut s'y prendre pour fuir ces dernières. Cet art se partage donc en deux sections, consacrées l'une à indiquer les moyens d'éviter tout ce qui peut abréger la vie, l'autre à familiariser avec ceux qui peuvent en prolonger la durée.

## PREMIÈRE SECTION.

### DES CAUSES QUI ABRÈGENT LA VIE.

Après avoir développé, comme nous l'avons fait, les principes sur lesquels repose la durée de la vie de l'homme, il ne nous sera pas difficile de déterminer d'une manière générale quelles sont les causes capables de l'abréger. Ce sont :

1.º Celles qui diminuent la somme de force vitale.

2º Celles qui usent prématurément ou détruisent les organes essentiels à la vie.

3º Celles qui accélèrent la consommation intérieure.

4º Celles qui mettent obstacle à la restauration.

Toutes les causes qui abrègent la vie peuvent être comprises dans cette classification, qui nous sert en même temps de donnée pour juger jusqu'à quel point l'influence qu'elles exercent est redoutable. Plus un objet possède de qualités propres à mettre ces diverses causes en action, et plus aussi il est dangereux ; moins il est susceptible de les faire entrer en jeu, et moins on doit le craindre. Il y a même des substances qui ont, pour ainsi dire, deux côtés, un bon et un mauvais, qui, par exemple, agissent sur nous de l'une des quatre manières défavorables dont je viens de parler, mais qui, en même temps, possèdent d'excellentes qualités. On pourrait en former un ordre à part ; mais je me contenterai ici de les ranger dans la classe à laquelle on devrait les rapporter si l'on n'avait égard qu'à la qualité, bonne ou mauvaise, qui prédomine en elles.

Il existe encore une différence essentielle entre les causes qui abrègent la vie. Les unes agissent avec lenteur, et souvent d'une manière imperceptible ; les autres, au contraire, agissent avec force et rapidité, ce qui fait qu'elles mériteraient plutôt d'être appelées causes destructives de la vie : telles sont certaines maladies et certains genres de mort qu'on désigne sous le nom général de morts violentes. On craint ordinairement plus ces dernières causes que les premières, parce qu'elles frappent et épouvantent davantage, mais je puis assurer qu'elles sont au fond beaucoup moins à redouter que les ennemis secrets de notre existence; car elles agissent d'une manière si ouverte, qu'il est bien plus facile de se prémunir contre elles que contre ceux-ci, qui minent sourdement notre constitution, et nous enlèvent chaque jour une portion de notre vie, sans que nous nous en apercevions, quoique ces soustractions partielles finissent par faire, en se répétant, une somme considérable de pertes.

Je ne puis m'empêcher de faire encore une réflexion assez attristante, c'est que les ennemis de notre existence se sont cruellement multipliés dans ces derniers temps, et que les progrès de la civilisation et du luxe, par cela même qu'ils augmentent beaucoup l'intensité de notre vie, en raccourcissent aussi la durée dans la même proportion. Un mûr examen nous convaincra que les hommes semblent s'être étudiés à se faire périr les uns les autres à la dérobée, sans que personne s'en doute, et souvent de la manière la plus aimable et la plus polie du monde. Il faut aujourd'hui bien plus d'attention et de prudence qu'autrefois pour se garantir des dangers qui menacent nos jours de toutes parts.

# CHAPITRE PREMIER.

DE L'ÉDUCATION MAL DIRIGÉE.

Le plus sûr moyen d'affaiblir le fil de la vie dès l'origine, c'est d'élever l'enfant avec trop de mollesse pendant ses premières années, qui ne sont encore, à proprement parler, qu'une continuation de l'acte par lequel il s'est formé; c'est de le soustraire à l'impression du moindre froid, et de le tenir, pendant au moins une année, entouré de coussins et de boules d'eau chaude, dans un véritable état d'incubation; c'est de surcharger son estomac d'alimens, et de stimuler sans cesse en lui l'action vitale par du café, du chocolat, du vin, des épices et autres substances semblables, qui sont de véritables poisons pour lui. Toutes ces pratiques contribuent tellement à accélérer la consommation intérieure, à augmenter l'intensité de la vie, et à rendre les organes faibles, délicats et impressionnables, qu'on ne doit pas craindre de se tromper en affirmant qu'un pareil régime continué deux années de suite raccourcit de soixante ans et plus la carrière de l'homme, sans parler des accidens et des maladies qui en résultent. Rien n'est plus propre à produire le développement trop précoce des organes et des forces que cette éducation, qui agit sur le corps humain comme la chaleur d'une serre sur les végétaux. Or nous avons vu quel intime rapport existe entre le développement plus ou moins rapide du corps et la durée plus ou moins considérable de la vie. Qui arrive trop tôt au terme de la maturité, se détruit aussi très-promptement (1). C'est là sans doute une des principales causes de la mortalité excessive qui règne parmi les enfans. Mais les hommes ne soupçonnent jamais les causes qu'ils ont sous les yeux, ils aiment mieux en admettre d'absurdes et de surnaturelles, pour se tranquilliser et s'épargner la peine de réfléchir.

(1) Un des exemples les plus remarquables de cette précocité de la nature, est celui de Louis II, roi de Hongrie. Ce prince vint au monde avant terme. Il fut couronné à l'âge de deux ans ; à quatorze il avait de la barbe, à quinze il se maria, et à dix-huit il avait les cheveux gris. Il fut tué dans sa vingtième année, à Mohacz.

# CHAPITRE II.

## DE L'ABUS DES PLAISIRS DE L'AMOUR, ET DE L'ONANISME.

De toutes les causes capables d'abréger la vie, il n'en est aucune qui exerce une influence plus pernicieuse, et qui réunisse les moyens de nuire à un plus haut degré, que l'abus des plaisirs de l'amour. C'est ce que je vais essayer de démontrer.

La première manière d'abréger la vie consiste à diminuer la force vitale elle-même. Or quoi de plus propre à diminuer en nous la somme de cette force que la dissipation du fluide qui la contient sous la forme la plus concentrée, qui renferme la première étincelle de vie pour une nouvelle créature, et qui est un baume souverain pour notre propre sang?

La seconde manière consiste à diminuer la solidité et l'élasticité des fibres et des organes. Or il n'est rien qui les relâche et les use autant que les excès dans les plaisirs de l'amour.

La troisième consiste à accélérer la consommation intérieure. Or rien ne la précipite autant qu'un acte qui, comme on le voit dans la nature entière, exige le plus haut degré d'activité et d'énergie vitale, et qui même, ainsi que j'en ai donné précédemment des exemples, est la dernière scène de la vie chez plusieurs créatures.

La quatrième consiste à retarder la restauration. Or l'abus des plaisirs de l'amour produit aussi cet effet, en troublant le repos dont la nature a besoin, détruisant l'équilibre nécessaire à la réparation des pertes, privant les organes de l'énergie sans laquelle ils ne peuvent accomplir cet acte, mais surtout affaiblissant l'estomac et les poumons d'une manière toute particulière, et desséchant ainsi nos principales sources de restauration.

Il faut ajouter à tout cela le danger d'être infecté d'un des poisons les plus affreux, le virus vénérien, danger à l'abri duquel on n'est jamais quand on entretient un commerce illégitime avec les femmes. Or non-seulement cette infection raccourcit notre existence, mais encore elle l'abreuve d'amertumes, et nous la rend à charge.

Enfin nous devons encore parler de quelques autres résultats fâcheux qu'entraîne l'abus des plaisirs de l'amour, et parmi lesquels il faut placer au premier rang l'affaiblissement de la pensée. Il paraît que l'organe de la pensée, le cerveau, et les organes générateurs, de même que leurs fonctions, la pensée et la génération, en d'autres termes la création spirituelle et la création physique, sont étroitement liés entre eux, et qu'ils consument la partie la plus parfaite et la plus noble de la force vitale. Aussi voyons-nous qu'ils alternent ensemble, et qu'ils s'excluent réciproquement. Plus on exerce la pensée, et moins on est apte à la reproduction de l'espèce; plus au contraire on exerce les organes générateurs, plus on est prodigue de l'humeur séminale, et plus aussi l'âme perd de son énergie, de sa pénétration, de sa mémoire, de son jugement. Rien au monde ne porte une atteinte plus profonde et ne détruit d'une manière aussi irréparable les plus beaux dons de l'esprit, que ces excès.

Peut-être demandera-t-on ce qu'on doit entendre par abus des plaisirs de l'amour. Je répondrai que l'abus consiste à goûter ces plaisirs avant d'être entièrement formé, c'est-à-dire avant dix-huit ans pour les femmes et vingt pour les hommes; à en jouir trop souvent et sans modération, ce qui fait qu'ils occasionent de la lassitude, de la mauvaise humeur et la perte de l'appétit; à irriter sans cesse la faculté génératrice par la variété des objets ou l'usage des liqueurs aromatiques et échauffantes; enfin, à se livrer aux jouissances après de grandes fatigues, pendant la digestion, ou, pour tout exprimer à la fois, hors du mariage: car il n'y a que le mariage, qui, excluant l'attrait de la nouveauté, et soumettant l'instinct physique à un but moral plus relevé, puisse sanctifier cet instinct, même au physique, c'est-à-dire l'empêcher d'être nuisible et le rendre avantageux.

Tout ce qui vient d'être dit s'applique principalement à l'onanisme; car ce que ce vice a de contraire à la nature augmente beaucoup les efforts qu'il exige et l'affaiblissement qui en est la suite. Nous voyons en cela un nouvel argument à l'appui du principe établi précédemment, savoir que la nature ne punit aucune action d'un châtiment aussi terrible que celles qui l'offensent directement. S'il y a des péchés mortels, ce sont sans doute les péchés contre nature.

Il est fort étonnant que deux excès qui semblent être au fond les mêmes, produisent toutefois des effets si variés, suivant qu'ils sont conformes ou contraires au vœu de la nature. Comme je connais des personnes, même éclairées, qui ne sont pas bien convaincues de cette différence, je crois à propos de faire voir ici comment l'onanisme, envisagé dans les deux sexes, fait infiniment plus de mal que l'intimité entre l'homme et la femme. Il est terrible le sceau que la nature imprime à celui qui l'outrage de là sorte ; c'est une rose flétrie, un arbre desséché dans sa vigueur, un cadavre ambulant. Ce vice honteux étouffe tout principe de vie, tarit la source de toute énergie, et ne laisse à sa suite que faiblesse, inertie, pâleur mortelle, dépérissement du corps et abattement de l'âme. L'œil perd sonéclat et s'enfonce dans l'orbite, les traits s'alongent, l'air de jeunesse disparaît, et une teinte livide se répand sur la figure. La plus légère impression affecte désagréablement l'économie tout entière. Il n'y a plus d'énergie musculaire, le sommeil n'est plus réparateur, le moindre mouvement cause de la fatigue, les jambes ne peuvent plus supporter le corps,

les mains deviennent tremblantes, des douleurs se
font sentir dans tous les membres, les organes des
sens s'émoussent, et le caractère devient sombre et
mélancolique. Les malheureux qui sont adonnés à
l'onanisme parlent peu, ils semblent ne le faire qu'à
regret, et n'ont plus rien de la vivacité qu'on leur
connaissait jadis. Des enfans qui avaient de l'esprit,
deviennent des hommes ordinaires, ou même des imbéciles. L'âme perd le goût de toutes les pensées
honnêtes et grandes, et l'imagination est entièrement
corrompue. Il suffit de la vue d'une femme pour faire
naître des désirs chez ces infortunés; et le repentir,
la honte qu'ils éprouvent, la persuasion dans laquelle
ils sont de ne pouvoir plus se guérir du mal qui les
ronge, achève de rendre leur état le plus cruel qu'on
puisse concevoir. Leur vie tout entière n'est qu'une
suite de reproches qu'ils se font à eux-mêmes, et de
sentimens pénibles causés par la faiblesse dont ils ne
savent pas triompher. Toujours irrésolus, ils éprouvent un dégoût continuel de la vie, qui les conduit
souvent au suicide, crime auquel personne n'est plus
enclin que les hommes livrés aux jouissances solitaires. L'affreux sentiment qu'on a d'être mort de son
vivant même, fait qu'on finit par désirer la mort
comme un bienfait; car la dissipation de ce qui donne
la vie est aussi ce qui dégoûte le plus de cette même
vie, et cause ces suicides par dépit, si communs de
nos jours. En outre, les facultés digestives sont dérangées; on est sans cesse tourmenté par des vents et des

maux d'estomac ; le sang s'altère, la poitrine se remplit de mucosités ; la peau se couvre d'éruptions et d'ulcères, le corps se dessèche et se consume ; surviennent enfin l'épilepsie, la consomption, la fièvre hectique, des défaillances fréquentes, et une mort prématurée.

Il y a encore une autre espèce d'onanisme que je serais tenté d'appeler l'onanisme moral, et qui ne laisse pas que d'épuiser beaucoup, quoique celui qui s'y livre ne s'écarte pas physiquement des lois de la chasteté. On commet ce péché toutes les fois qu'on se nourrit et s'échauffe l'imagination par des images voluptueuses et lascives, et qu'on imprime de bonne heure une direction vicieuse à cette faculté. Il peut finir par dégénérer en véritable maladie mentale, corrompre l'imagination, et dominer entièrement l'âme. Rien alors n'intéresse, si ce n'est ce qui a trait aux objets favoris, mais la moindre impression qui s'y rapporte met sur-le-champ dans un état général de tension et d'irritation ; la vie n'est qu'une fièvre continuelle, qui affaiblit d'autant plus qu'on éprouve davantage de désirs sans pouvoir les satisfaire. Cet état a lieu surtout chez les vieux libertins, qui, forcés enfin de renoncer aux plaisirs réels, cherchent à s'en dédommager par cette volupté intellectuelle, ne s'apercevant pas qu'elle est tout aussi pernicieuse dans ses résultats. On l'observe également parmi les religieux soumis à l'obligation du célibat, et chez lesquels cet onanisme moral peut se couvrir du manteau de la ferveur et de la contemplation. Il n'est pas rare enfin chez les femmes non mariées, dont la lecture habituelle des romans et autres livres semblables a corrompu l'imagination, qui profitent du langage à la mode pour cacher les désordres de leur esprit sous le nom de *sensibilité*, et qui, avec tous les dehors de la sagesse et de l'austérité, se livrent souvent aux plus grands excès au dedans d'elles-mêmes.

Mais en voilà assez sur les résultats attristans de ces désordres, qui, non contents d'abréger la vie, l'abreuvent encore d'amertume.

# CHAPITRE III.

## DES EXCÈS DANS LES TRAVAUX DE L'ESPRIT.

Les excès dans les travaux intellectuels ont les mêmes suites que ceux dans les plaisirs de l'amour. Il est même à remarquer que la trop grande contention d'esprit, entraînant une consommation énorme de force vitale, produit presque les mêmes effets sur la santé et la durée de l'existence, que la dissipation de l'humeur séminale, c'est-à-dire qu'elle entraîne le dérangement des facultés digestives, le découragement, l'abattement moral, l'excès de susceptibilité, la consomption, et une mort prématurée.

Cependant il faut encore ici considérer la différence du tempérament et des dispositions naturelles, car il est tout simple qu'on se ressente plus ou moins de la fatigue des travaux intellectuels, suivant qu'on a l'âme plus ou moins forte et plus ou moins active. C'est pourquoi les personnes qui en souffrent le plus sont celles auxquelles la nature n'a donné que des talens médiocres, et qui veulent y suppléer par une application forcée. C'est ce qui fait aussi que tout travail entrepris contre notre gré, et sans que nous ayons de goût particulier pour le sujet, nous affaiblit plus qu'aucun autre, car nous sommes contraints alors de faire violence à la nature.

Mais qu'entend-on par excès dans les travaux de l'esprit ? Cet excès est aussi difficile à définir d'une manière générale que celui dans le boire et le manger, parce que tout dépend de la mesure et de la disposition des diverses facultés de penser, qui ne diffèrent pas moins entre elles que les diverses facultés de digérer. Ainsi ce qui serait un effort pour l'un, n'en est point un pour une autre personne, mieux dotée du côté de l'esprit. Les circonstances dans lesquelles cet excès se commet sont une nouvelle source de différences importantes. Commençons donc par déterminer d'une manière précise ce que nous entendons par débauches intellectuelles. On fait excès en ce genre :

1° Quand on néglige trop les exercices du corps pour ceux de l'esprit. Tout exercice de nos facultés qui détruit l'équilibre entre elles est nuisible, et autant il est certain qu'on s'affaiblit à un point extraordinaire lorsqu'on mène une vie purement intellectuelle, autant il est vrai que celui qui ne néglige pas entièrement les exercices corporels peut se livrer bien davantage et avec moins de danger pour sa santé aux travaux de l'esprit.

2° Quand on s'occupe trop long-temps du même sujet. Il en est de cela comme du mouvement musculaire. Lorsqu'on a remué le bras pendant un quart d'heure dans une seule direction, on se sent plus fatigué que si on lui avait imprimé des mouvemens différens pendant deux heures. Il en est de même des occupations de l'esprit; rien n'épuise plus que de travailler toujours sur le même sujet, et de tenir sa pensée emprisonnée dans une même série d'idées. Boerhaave raconte qu'ayant passé plusieurs jours et plusieurs nuits à réfléchir sur un sujet, il tomba tout à coup dans l'abattement, et resta quelque temps dans un état d'insensibilité voisin de la mort. La première règle à suivre pour étudier sans nuire à sa santé, et même pour pouvoir travailler beaucoup, est donc de savoir entremêler et varier habilement les objets. Je connais de grands philosophes, de profonds mathématiciens, qui, bien qu'arrivés à un âge avancé, conservent encore un caractère aimable et gai; dans tous les temps, ils se sont fait une loi de cette variété, et ils ont toujours partagé leurs momens entre les travaux abstraits de l'esprit et la lecture des poëtes, des voyageurs, des historiens, des naturalistes. Il est aussi très-utile, même sous ce rapport, de savoir allier la vie pratique à la vie spéculative.

3° Quand on traite des sujets trop abstraits et trop difficiles, tels que les problèmes de géométrie transcendante, ou les hautes questions de la métaphysique. Plus le sujet est abstrait, plus il oblige l'homme qui s'y livre de se séparer du monde matériel et d'isoler pour ainsi dire son esprit, ce qui est certainement un des états les plus contraires à la nature qu'on puisse concevoir, mais plus aussi il affaiblit et épuise. Une demi-heure passée en méditations abstraites fatigue plus qu'un jour entier employé à traduire. Cependant on ne peut encore rien établir de général à cet égard. Il y a des hommes qui ont reçu de la nature les facultés et la tournure d'esprit nécessaires pour se livrer à la méditation, tandis que ces qualités manquent totalement à d'autres, qui font de vains efforts pour y suppléer. Avant de soulever un poids, on commence toujours par essayer ses forces ; or je m'étonne de ce qu'avant de se charger la tête d'un travail quelconque, on ne consulte pas la capacité de son esprit, pour savoir s'il peut en supporter le fardeau. Combien ai-je vu d'hommes se rendre malheureux et déranger leur santé pour avoir cru pouvoir approfondir les secrets de la philosophie sans être nés philosophes ! Est-il donc nécessaire que chacun soit philosophe de profession, comme la mode semble le vouloir aujourd'hui ? Quant à moi, je crois qu'il faut une organisation toute particulière pour le devenir. Laissons donc aux élus le soin d'approfondir les mystères de la philosophie, et contentons-nous d'agir et de vivre philosophiquement.

4° Quand on travaille toujours d'imagination. On peut, je pense, rapporter le travail d'esprit à deux classes : le travail actif ou créateur, celui d'un esprit qui tire de son propre fonds et qui crée des idées ; le travail passif, celui d'un esprit qui ne fait que recevoir les idées des autres, par exemple, lorsqu'on lit ou qu'on écoute. Comme le premier exige plus d'efforts que l'autre, et qu'il épuise beaucoup plus, on devrait avoir soin de les entremêler sans cesse.

5° Quand on commence de trop bonne heure à exercer les facultés de l'esprit. Tout effort intellectuel un peu considérable est très-nuisible dans les premiers temps de la vie; tout travail de tête qu'on exige d'un enfant avant la septième année est contraire aux lois de la nature, et entraîne, pour l'organisation, les mêmes résultats fâcheux que l'onanisme.

6° Quand on travail *invitâ Minervâ*, c'est-à-dire lorsque les matières dont on s'occupe ne présentent aucun attrait. Plus le travail d'esprit flatte nos goûts, et moins il nous fatigue. Il faut donc apporter beaucoup de circonspection dans le choix de ses études, afin de s'assurer si elles sont ou non en harmonie avec nos dispositions particulières. Malheur à celui qui néglige cette précaution !

7° Quand on provoque ou qu'on prolonge la tension de l'esprit par des excitations artificielles. On emploie ordinairement, pour remplir ce but, le vin, le café ou le tabac; et, quoiqu'on ne puisse pas approuver d'une manière générale l'usage de pareils moyens, attendu qu'ils produisent toujours un double épuisement, cependant j'avoue qu'on ne saurait guère s'en passer tout-à-fait dans un siècle tel que le nôtre, où, pour se livrer au travail de tête, on est obligé de consulter plutôt les convenances du moment que les dispositions de l'esprit. Dans cet état de choses, une tasse de café ou une prise de tabac est encore ce qui entraîne le moins d'inconvéniens, pourvu qu'on n'en fasse pas abus , car alors on augmenterait beaucoup la somme des pertes qu'occasione déjà le travail intellectuel.

8° Quand on travaille pendant la digestion. On se nuit alors de deux manières ; d'abord en s'affaiblissant davantage , parce qu'il faut plus d'efforts pour penser, et ensuite en troublant l'acte si important de la digestion.

9° Quand on prend sur les heures du sommeil pour travailler. C'est une des plus mauvaises habitudes qu'on puisse contracter, et sur laquelle je reviendrai plus au long à l'article du sommeil.

10° Enfin, quand le travail est accompagné de quelques circonstances capables d'exercer par elles-mêmes une influence pernicieuse. Il y en a surtout deux qui contribuent quelquefois plus que la pensée elle-même aux suites fâcheuses de l'exercice des facultés intellectuelles ; ce sont l'habitude de se tenir assis, le corps ployé en deux , et celle de se renfermer dans une chambre où l'air ne se renouvelle pas. On fera donc sagement de s'accoutumer non-seulement à travailler indifféremment au lit, debout , à la promenade , ou à cheval sur un siége de bois , mais encore à le faire quelquefois en plein air , et à ne pas rester toujours enfermé dans son cabinet. C'est de cette manière qu'on se préservera des maladies auxquelles les gens de lettres sont si exposés. Les philosophes d'autrefois pensaient autant que ceux d'aujourd'hui, et cependant ils ne connaissaient ni l'hypocondrie ni les hémorroïdes, parce qu'ils ne prenaient ni café ni tabac dans la vue de se stimuler, et qu'ils ne négligeaient pas l'exercice du corps pour celui de l'esprit.

# CHAPITRE IV.

## DES MALADIES, DES MORTS VIOLENTES, ET DU PENCHANT AU SUICIDE.

Le nombre des ennemis secrets ou déclarés de la vie s'est accru d'une manière effrayante dans les temps modernes. Lorsqu'on pense combien l'habitant des îles de la mer du Sud connaît peu de maladies, quand, d'un autre côté, on jette les yeux sur nos traités de pathologie, où les maladies marchent par compagnies et régimens, et où leur nombre s'élève à plusieurs milliers, on est effrayé des suites que peuvent avoir le luxe, la corruption des mœurs, un genre de vie contraire au vœu de la nature, et les excès en tout genre. Beaucoup de ces maladies, la plupart même, viennent de notre faute, et tous les jours encore nous en créons de nouvelles. Il y en a qui se sont développées sans qu'on sache comment, et que les anciens ne connaissaient pas. Ces dernières sont précisément les plus dangereuses et les plus difficiles à combattre, telles que la petite-vérole, la rougeole et le mal vénérien. Elles viennent aussi de notre faute, sous ce point de vue que nous leur permettons de se perpétuer et de continuer leurs ravages, quoiqu'il soit bien avéré qu'en faisant usage de notre raison, et en consultant l'expérience, nous parviendrions à les repousser de nos frontières avec tout autant de facilité qu'elles en ont eu à les franchir.

La plupart des maladies ont pour effet, ou de trancher tout à coup le fil de l'existence, comme l'apoplexie, ou d'abréger lentement le fil de la vie, tantôt parce qu'il n'est pas possible de les guérir, tantôt aussi parce qu'elles entraînent, soit une déperdition des forces vitales, soit un affaiblissement ou une désorganisation des parties nobles, qui empêchent le corps d'atteindre le terme fixé par la nature.

L'aperçu suivant, tracé d'après un grand nombre de tables de mortalité, démontrera mieux que beaucoup de raisonnemens combien la perte que les maladies font éprouver maintenant au genre humain est énorme.

Sur mille hommes, nés à la même heure, vingt-quatre meurent en venant au monde, et cinquante à la pousse des premières dents ; les convulsions et autres maladies familières aux enfans en font périr deux cent soixante et dix-sept pendant le cours des deux premières années ; quatre-vingt ou quatre-vingt-dix succombent à la petite-vérole, qui, comme on le sait, enlève au moins un malade sur dix ; dix sont conduits au tombeau par la rougeole. Si ce sont des femmes, huit meurent en couches. La phthisie pulmonaire tue cent quatre-vingt-dix personnes, du moins en Angleterre, l'apoplexie douze, et l'hydropisie quarante et une. Cent cinquante sont victimes de diverses fièvres aiguës. Enfin, sur mille individus, il n'y en a que soixante et dix-huit qui meurent de vieillesse, ou pour mieux dire dans la vieillesse, car la plupart des vieillards périssent aussi par accident. En un mot, il résulte de ce calcul que les neuf dixièmes des hommes descendent dans la tombe avant le temps.

Je ne dois pas oublier ici une maladie affreuse qui est particulière à notre siècle; c'est le penchant à se détruire soi-même. Le suicide, auquel les anciens ne furent jamais portés que par l'héroïsme du dévouement, ou par la loi impérieuse de la nécessité, est devenu parmi nous une maladie qui se déclare quelquefois même chez des personnes à la fleur de l'âge, et comblées des faveurs de la fortune, par le seul fait de l'ennui et du dégoût de la vie (1). Il existe maintenant des hommes en qui toutes les sources du sentiment et du bonheur sont tellement épuisées, en qui tous les germes d'activité et de jouissance sont étouffés à tel point, que la vie est ce qu'ils trouvent de plus insipide, qu'ils n'ont plus aucun point de contact avec le monde qui les entoure, et qu'enfin l'existence leur devient assez insupportable pour qu'ils ne puissent plus résister au désir de s'en délivrer. Ces hommes se rencontrent presque toujours parmi ceux qui se sont épuisés en se livrant de très-bonne heure

(1) Dans l'espace de soixante-quinze ans, il est mort à Londres autant de personnes par le suicide que par la pleurésie.

à la débauche , et prodiguant en pure perte le baume précieux qui doit embellir et charmer notre propre vie. Il est dans la nature qu'un infortuné semblable préfère une mort qui lui enlève la connaissance , à celle qui , comme sa triste existence, lui en laisse l'usage.

Mais ce qui augmente infiniment encore les ravages causés par ces ennemis si multipliés et déjà si dangereux par eux-mêmes, c'est qu'on emploie presque toujours des moyens absurdes pour les combattre, et qu'en général on abuse trop de la médecine.

Parmi les méthodes absurdes de traitement je range les suivantes :

1° De laisser subsister la cause de la maladie, quelque persuadé qu'on soit du danger qu'elle fait courir. Ainsi, par exemple , personne n'ignore que les excès dans le vin, que les vêtemens trop légers, et que le travail de nuit, portent atteinte à la santé : cependant on ne se corrige pas de ces défauts.

2° De méconnaître entièrement le caractère de la maladie, et de se refuser avec obstination à y croire, ce qui fait souvent qu'un mal sans conséquence devient fort dangereux. Je ne puis surtout me dispenser de signaler ici une faute qui coûte la vie à un grand nombre de personnes ; c'est le peu de cas qu'on fait des rhumes. On regarde ordinairement les rhumes comme des maux nécessaires et même utiles, et l'on a raison jusqu'à un certain point, quand ils ne sont ni trop forts, ni de trop longue durée ; mais il ne faut pas oublier que tout rhume est une maladie, et qu'il dégénère facilement en inflammation de poitrine, ou, ce qui est bien plus ordinaire encore, en phthisie pulmonaire. Je ne crains pas d'être accusé d'exagération en disant que la moitié des poitrinaires le sont devenus pour avoir négligé un rhume. C'est ce qui arrive lorsqu'il dure trop long-temps, ou qu'on le traite mal. Sur quoi je recommande, comme étant deux règles qu'il faut religieusement observer toutes les fois qu'on se trouve enrhumé, d'abord, de considérer cet état comme une maladie quand il se prolonge au delà de quinze jours, et d'appeler alors un médecin pour se faire traiter ; en second lieu, d'éviter les occasions de se refroidir ou de s'échauffer, et de s'interdire les alimens, les boissons de nature échauffante, principalement le vin et les liqueurs spiritueuses.

3° De faire par ignorance, par préjugé, ou par une complaisance mal entendue, le contraire précisément de ce qu'il faudrait faire : comme forcer le malade de manger quand il n'a pas d'appétit, lui donner, quand il a la fièvre, du vin, du café, du bouillon ou d'autres substances échauffantes et nourrissantes, qui peuvent convertir une fièvre bénigne en une autre redoutable ; le faire mettre au lit dès qu'il se plaint du moindre frisson ; l'y ensevelir sous le poids des couvertures ; fermer portes et croisées ; échauffer autant que possible l'air de la chambre, sans permettre qu'il se renouvelle, et négliger les soins de la propreté, en laissant auprès de lui les vases et les vêtemens salis par ses excrétions de toute espèce. Cette conduite déraisonnable tue plus de malades que la maladie elle-même : c'est elle surtout qui fait que tant d'hommes, d'ailleurs sains et robustes, sont moissonnés dans les campagnes, que les maladies prennent si facilement un caractère de malignité chez les villageois, enfin, que la petite-vérole, par exemple, est généralement plus redoutable en hiver qu'en été, parce que dans cette saison on tient les portes et les fenêtres fermées, et que le feu qu'on allume dans la chambre communique une chaleur insupportable au malade.

4° **De négliger** d'appeler le médecin ou de suivre ses avis, de s'adresser aux charlatans, et de recourir aux arcanes, matière sur laquelle j'entrerai dans de plus grands détails, en traitant de l'emploi rationnel de la médecine.

Les morts violentes emportent aussi beaucoup d'hommes, et, sous ce rapport encore, nous avons malheureusement fait de grands progrès depuis quelques siècles. Non-seulement le caractère plus entreprenant des esprits, la fréquence des courses sur mer, et l'extension du commerce, multiplient les accidens de ce genre, mais encore on a fait des découvertes qui ont singulièrement perfectionné et raffiné l'art d'abréger la vie. Je ne citerai que l'invention de la poudre à tirer et de plusieurs poisons célèbres, tels que l'aqua toffana, la poudre de succession, etc. L'art de

tuer ses semblables forme aujourd'hui une branche
à part du savoir humain, et on l'a même placé parmi les hautes sciences.

# CHAPITRE V.

## DE L'AIR VICIÉ ET DE LA POPULATION EXCESSIVE DES GRANDES VILLES.

Une des causes qui contribuent le plus à abréger la durée de la vie, c'est la trop grande population des villes. La mortalité est effrayante dans nos cités. A Vienne, à Berlin, à Paris, à Londres et à Amsterdam, il meurt un individu sur vingt ou vingt trois, tandis que, dans les campagnes, il n'en meurt qu'un sur trente ou quarante. Rousseau a eu raison de dire que l'homme est de tous les animaux celui qui est le moins fait pour vivre en société. Son haleine est mortelle pour ses semblables. Ce n'est pas l'humidité de l'air, ou, pour employer une expression populaire, son épaisseur, qui le rend si pernicieux, mais c'est l'animalisation que tant d'hommes entassés lui communiquent. A peine avons-nous respiré quatre fois le même air, que nous avons converti ce précieux conservateur de la vie en un poison redoutable. Qu'on juge maintenant de ce que l'air doit être dans une grande ville ! Il est physiquement impossible d'y en respirer une portion qui n'ait pas déjà séjourné dans les poumons d'un autre. C'est un empoisonnement

général et lent, qui ne peut manquer d'abréger
la vie.

Évitez donc autant que possible le séjour des
grandes villes; car ce sont les tombeaux du genre
humain, non-seulement au physique, mais encore
au moral. Dans les petites villes même, lorsque les
rues sont étroites, il vaut mieux se loger aux extrê-
mités qu'au centre; du moins doit-on se faire un devoir de sortir journellement pour une demi-heure ou
une heure de l'atmosphère de la ville, afin de respirer
une fois par jour un air pur. Je reviendrai sur cet objet en parlant des poisons.

# CHAPITRE VI.

### DES EXCÈS DANS LE BOIRE ET LE MANGER.

En fait de régime, ce qui abrège le plus la vie, c'est l'intempérance. Elle nuit de trois manières :

1° En épuisant et affaiblissant par conséquent les facultés digestives ;

2° En empêchant la digestion de s'opérer, parce que, quand l'estomac reçoit trop d'alimens, il est impossible que tout soit convenablement élaboré, ce qui engendre des crudités dans le canal intestinal, et des humeurs de mauvaise qualité ;

3° En augmentant la masse du sang hors de toute proportion, activant la circulation, et accélérant par cela même la consommation vitale.

L'intempérance occasionne en outre des indigestions fréquentes, par lesquelles on est conduit à faire usage des purgatifs, qui diminuent toujours les forces.

Le défaut de tempérance consiste à manger jusqu'à ce qu'on ne le puisse plus. Les symptômes qui annoncent qu'on a trop mangé sont : des pesanteurs d'estomac, des bâillemens, le hocquet, des envies de dormir, et l'émoussement des facultés intellectuelles.

Il faut donc se conformer au vieil adage, qui ordonne de cesser de manger avant d'être rassasié.

Si l'art de la cuisine satisfait notre sensualité, nous n'avons pas non plus d'ennemi plus redoutable. C'est une invention funeste, et l'une de celles qui contribuent le plus à abréger nos jours.

Le talent d'un cuisinier consiste principalement à donner un goût piquant et relevé à tout ce qu'on sert sur nos tables. Il résulte de là que la moitié des alimens se composent de substances échauffantes. Au lieu donc, en mangeant, d'atteindre le but vers lequel tend naturellement cette action, qui consiste à nourrir le corps et réparer ses pertes continuelles, on accroît encore la consommation intérieure, par l'abus des irritans, et l'on obtient par conséquent un résultat tout contraire à celui qu'on avait en vue. Après un pareil repas, on ressent toujours une espèce de fièvre, et l'on pourrait dire à bon droit de l'homme qui se trouve dans cet état : *Consumendo consumitur.*

Ce qu'il y a de plus fâcheux, c'est que le talent du cuisinier invite toujours à manger plus qu'on ne devrait. Son art perfide sait si bien flatter le palais, que toutes les représentations de l'estomac sont inutiles, et que ce vicère reçoit deux ou trois fois plus de besogne qu'il n'en peut faire. En effet, on commet ordinairement la faute de confondre l'appétit du palais avec celui de l'estomac, et de regarder comme un véritable besoin ce qui n'est qu'un effet de la gourmandise; or rien n'est plus propre que la cuisine à favoriser cette erreur.

Mais l'homme qui s'en rend souvent coupable finit par perdre une des principales garanties de sa santé, le don de savoir juger quand ses besoins sont satisfaits.

L'art de la cuisine a principalement pour but de produire des objets nouveaux et des stimulations inconnues, par les combinaisons les plus bizarres et les plus contraires à la nature; d'où il résulte que des objets qui n'ont point de qualités malfaisantes par eux-mêmes en acquièrent par le seul fait de leur union. Le doux et l'amer ne sont pas nuisibles séparément, mais pris ensemble ils peuvent le devenir. Les œufs, le lait, le beurre et la farine, sont, chacun en leur particulier, très-faciles à digérer; mais qu'on en fasse un gâteau bien compacte et bien gras, et l'estomac aura beaucoup de peine à les attaquer. On peut donc poser en principe que, plus un aliment est composé, et plus on a de peine à le digérer, mais, ce qu'il y a de plus fâcheux, plus aussi les sucs qui en proviennent sont de mauvaise qualité.

Un autre triomphe de la cuisine moderne consiste à faire pénétrer les alimens dans notre corps sous le plus petit volume possible; tel est le but des consommés, des jus, des coulis. On a poussé l'art jusqu'à faire entrer dans une soupe ou dans une gelée la substance de plusieurs livres de bœuf et de plusieurs volailles. On croit avoir fait un chef-d'œuvre quand on transporte tout-à-coup dans le sang cette quintessence d'alimens, que les dents n'ont pas la peine de broyer, ni l'estomac celle de digérer. On croit se rétablir plus promptement, et c'est le système favori de ceux qui usent la vie au galop. Mais on se trompe d'une manière cruelle, et cela pour plusieurs raisons:

1.º On n'enfreint jamais les lois de la nature sans en être puni. Ce n'est pas sans motif qu'elle a voulu que l'estomac ne pût contenir qu'une certaine masse d'alimens à la fois, car une plus grande quantité serait hors de proportion avec les besoins. Chaque corps ne doit recevoir qu'une quantité de nourriture proportionnée à sa taille, et cette capacité totale est toujours en rapport avec celle de l'estomac. Or si l'on trompe la nature, si l'on fait entrer comme par contrebande deux ou trois fois plus de nourriture dans le corps qu'il n'en peut contenir, il s'ensuivra une réplétion continuelle des vaisseaux, qui, troublant toujours l'équilibre, nuira nécessairement à la santé et à la vie.

2.º La nature s'est montrée sage et prévoyante quand elle a voulu que les alimens pénétrassent dans notre corps sous une forme un peu grossière. Cette institution a pour but qu'ils soient broyés par les dents, que la salive les imbibe de toutes parts, et qu'ils fassent un certain séjour dans l'estomac, afin que leur présence stimulant l'énergie de cet organe, ils puissent mieux s'assimiler, et s'identifier d'une manière plus parfaite avec notre propre substance. C'est sur cette base qu'est fondée la véritable restauration de nos pertes continuelles, car un aliment ne peut arriver à faire partie de nous-mêmes et à nous être réellement utile, que quand il est devenu moins hétérogène et plus semblable à notre nature intime, par l'action de notre estomac.

Ainsi, en faisant que cette première opération ne soit plus nécessaire, nous introduisons dans notre corps des sucs qui ne peuvent pas le restaurer convenablement, parce qu'ils ne sont point assez assimilés, et qui, agissant comme des corps étrangers, comme des causes irritantes, contribuent plutôt à accroître qu'à réparer nos pertes.

Il me paraît donc évident qu'un art qui met obstacle à la véritable restauration, qui remplit le corps de sucs grossiers ou mal digérés, et qui augmente la consommation intérieure, loin de pouvoir être regardé comme un moyen capable de prolonger la vie de l'homme, doit être rangé au contraire parmi les causes qui contribuent le plus à en abréger le cours. On dirait qu'il a été inventé pour convertir les dons les plus précieux de la Divinité en autant de poisons lents.

On doit ranger sur la même ligne les liqueurs spiritueuses, qui toutes abrègent la vie, sous quelque nom qu'on les désigne. C'est, en quelque sorte, un feu liquide que l'homme avale. Elles accélèrent la consommation intérieure à un point effrayant, et détruisent la vie, pour ainsi dire, à petit feu. En outre, elles engendrent des âcretés, font naître des maladies de peau, dessèchent la fibre, lui communiquent un excès de rigidité, amènent la vieillesse avant le temps, enfin occasionent la toux, l'asthme, diverses affections du poumon et l'hydropisie. Mais ce qu'il y a de plus fâcheux, c'est qu'elles émoussent le sentiment, au physique comme au moral, à tel point qu'il arrive une époque où les grands buveurs de vin et surtout d'eau-de-vie deviennent insensibles à tous les stimulans physiques et moraux. Il résulte de là que, quand ces malheureux tombent malades, on réussit rarement à les guérir, parce que leur corps, accoutumé au plus fort des stimulans, n'est plus susceptible de recevoir l'impression d'aucun autre. Il en est de même sous le point de vue de la morale : rien de beau, de grand, de noble, d'honorable, n'agit sur l'âme de l'ivrogne; rien ne l'affecte, si ce n'est le vin ou l'eau-de-vie. Je ne connais rien qui abrutisse et dégrade autant que l'abus continuel des liqueurs spiritueuses. On peut se corriger de tous les autres défauts, mais jamais de celui-là, qui perd l'homme sans ressource, parce qu'il détruit en lui jusqu'à la moindre étincelle de sensibilité. Ces considérations devraient, ce me semble, fixer l'attention des magistrats, et les engager à restreindre l'usage des boissons fermentées, qui se répand de plus en plus parmi le peuple, au lieu de le favoriser en permettant aux cabarets de se multiplier à l'infini. L'ivrognerie doit entraîner la ruine d'un état, quand elle y devient générale, car elle y détruit l'amour du travail, la vertu, l'humanité, la tempérance et l'instinct moral, qualités sans lesquelles la société ne saurait se maintenir. L'histoire nous apprend que l'époque où les peuples sauvages ont connu l'eau-de-vie pour la première fois est aussi celle à laquelle ils ont commencé à vivre moins long-temps et à perdre leur vigueur, et que ce funeste présent a plus contribué que le canon à les soumettre au joug des Européens.

Qu'on ne croie pas échapper aux inconvéniens de l'eau-de-vie en n'en buvant qu'une petite quantité chaque jour, ou faisant usage des liqueurs douces et agréables. Les liqueurs ne flattent que le palais; arrivées dans l'estomac, elles perdent cette enveloppe sucrée qui masquait leur véritable caractère, et leur feu naturel n'en agit qu'avec plus de force. D'un autre côté, quelque peu d'eau-de-vie qu'on boive journellement, ce peu ne laisse pas que d'agir; et, ce qu'il y a de plus fâcheux, c'est qu'on ne s'en tient jamais là, et qu'on augmente chaque jour la ration. Lorsqu'on a contracté une pareille habitude, il ne faut pas y renoncer tout d'un coup : quoiqu'en essayant de s'en défaire peu à peu, on court le risque de retomber dans le défaut dont on cherche à se corriger. Je crois pouvoir conseiller en ce cas une méthode qui a déjà réussi, et qui consiste à faire tomber chaque jour cinq, huit ou dix gouttes de cire à cacheter au fond du verre dont on a coutume de se servir; par ce moyen on boit chaque jour cinq, huit ou dix gouttes d'eau-de-vie de moins, et l'on arrive peu à peu au moment où, le verre étant plein de cire, il n'y reste plus de place pour la liqueur.

# CHAPITRE VII.

## DES AFFECTIONS ET DES PASSIONS.

Les affections et les passions qui contribuent le plus à abréger la vie sont la tristesse, le chagrin, le dépit, la crainte, l'inquiétude, la pusillanimité, mais surtout l'envie et la jalousie.

Elles épuisent les forces vitales les plus délicates, dérangent la digestion et l'assimilation, affaiblissent l'énergie du cœur, et troublent de cette manière l'acte important de la restauration. Les affections tristes ne contribuent à ce résultat que d'une manière purement négative. L'envie et la jalousie y concourent, au contraire, par des qualités positives. Non contentes d'enlever au corps ses forces vitales, elles aigrissent incessamment la bile, sont par conséquent la source continuelle d'un poison lent, et augmentent la consommation intérieure à un point extraordinaire, par le stimulant général de la bile, de sorte qu'elles justifient pleinement l'allégorie par laquelle nous représentons l'Envie se dévorant elle-même.

Il ne faut pas oublier ici la maladie morale qu'on connaît sous le nom de mauvaise humeur. Rien ne contribue autant que cette funeste habitude à flétrir le cœur, et à rendre l'âme inaccessible au plaisir et à la joie. Je conseille à quiconque aime la vie de fuir la mauvaise humeur comme un poison mortel, et de ne jamais s'y abandonner.

La crainte doit aussi être citée des premières parmi les affections qui abrègent la vie. C'est une de ces habitudes vicieuses qu'on peut également faire naître et disparaître à volonté. Un Anglais, qui avait fait le tour du monde, causait un jour avec le jeune Berkenhout. Celui-ci ayant parlé de la crainte : Fi donc ! interrompit vivement l'Anglais, c'est une passion indigne de l'homme. En effet cette passion est des plus avilissantes, car elle nous dégrade et nous rabaisse aussi bas que la passion contraire, le courage, peut nous élever au-dessus de la nature humaine. La crainte nous enlève la force, la réflexion, le bon sens, la résolution, en un mot toutes les prérogatives de notre espèce. Aussi l'un des premiers principes de l'éducation devrait-il être de la bannir de l'âme des enfans. Malheureusement on fait tout le contraire. Je ne citerai que deux espèces de craintes, qui sont les plus répandues, celle des orages et celle des revenans. Celui qui est tourmenté par ces deux chimères doit renoncer pour toujours à la tranquillité. L'obscurité de la nuit, si sagement destinée au repos, est pour lui la source des plus cruelles inquiétudes. Tandis que les autres goûtent les douceurs du sommeil, attentif et tremblant au moindre bruit, il passe la nuit dans les transes de la peur, et quand le jour arrive il se trouve plus fatigué qu'il ne l'était la veille. L'été, cette saison si gaie, est pour lui un temps d'angoisse et de frayeur : chaque beau jour présente à son imagination l'idée de quelque orage, et lui fait éprouver ainsi les tourmens de l'attente continuelle d'un événement qu'il redoute.

On conçoit quelle influence funeste cette disposition morale doit avoir sur la durée de la vie. La crainte est un état continuel de spasme ; elle resserre les petits vaisseaux, la peau se refroidit et se décolore, la transpiration s'arrête tout-à-fait, le sang s'accumule dans les gros vaisseaux intérieurs, le pouls s'arrête, le cœur, rempli outre mesure, ne se meut plus librement, et la fonction importante de la circulation se trouve dérangée. La digestion est également troublée, et il survient des cours de ventre spasmodiques. Les forces musculaires sont paralysées : on veut courir, et on ne le peut pas ; on éprouve un tremblement universel ; la respiration est courte, et la poitrine resserrée. En un mot, la frayeur produit tous les effets qui peuvent résulter de l'action d'un poison lent, et contribue par conséquent à abréger la vie.

Je ne puis me dispenser de parler d'une disposition générale des esprits d'aujourd'hui qui nous enlève certainement la plus belle portion de notre vie. Je veux dire cette activité prodigieuse qui s'est emparée d'une grande partie du genre humain, cette tendance continuelle qu'on a partout à former de nouveaux projets, à risquer de nouvelles entreprises. Le génie du siècle fait que l'égoïsme, les spéculations et les réformes sont devenus plus nécessaires qu'autrefois, et que les facultés qui s'y rapportent sont dans une bien plus grande activité. Il faut y joindre le luxe, dont les besoins sans cesse renaissans obligent incessamment à de nouveaux efforts, à de nouvelles combinaisons. De là vient cette activité continuelle, qui finit par détruire en nous le goût de la tranquillité et de la paix, priver entièrement l'homme du repos nécessaire à sa restauration, et augmenter à un point effrayant la consommation qui se fait en lui.

# CHAPITRE VIII.

## DE LA CRAINTE DE LA MORT.

Aucune espèce de crainte ne rend plus malheureux que celle de la mort. On craint ce qu'on ne peut éviter, et ce qui nous peut surprendre à chaque instant; on ne jouit qu'en tremblant, on se prive de tout, parce que tout peut servir de véhicule à la mort, et cette frayeur continuelle de perdre la vie la fait perdre en effet. On n'a jamais vu celui qui craignait la mort parvenir à un âge avancé.

AIME LA VIE, SANS CRAINDRE LA MORT. En suivant cette maxime, on vit heureux et long-temps. L'homme qui craint la mort doit renoncer au bonheur. Chaque jouissance fait naître en lui cette fatale idée, et il ressemble à celui qui, poursuivi par un ennemi, croit toujours le sentir sur ses talons. Cependant il y a une foule d'hommes qui ne peuvent se guérir de cette fâcheuse maladie morale. C'est en leur faveur que je vais tracer quelques règles, qui ne sont pas déduites des spéculations d'une métaphysique transcendante, mais qui reposent sur l'expérience, et qui ont l'avantage de fournir des moyens aussi simples qu'infaillibles.

1° Il faut se familiariser avec l'idée de la mort.

Qu'elle est grande l'erreur de ceux qui croient trouver un préservatif contre la crainte de la mort en éloignant l'idée d'une catastrophe dont rien ne peut les préserver! Cette idée viendra les surprendre au moment où ils y penseront le moins, au milieu des plaisirs les plus bruyans, et alors elle les frappera d'une manière d'autant plus terrible qu'ils y seront moins préparés. Il n'y a d'heureux, suivant moi, que celui qui, à force de contempler de près l'ennemi auquel nul d'entre nous ne saurait échapper, finit par s'accoutumer à l'idée qu'il faut nécessairement tomber un jour sous ses coups, et par pouvoir l'envisager avec indifférence; que celui enfin qui s'est rendu assez maître de soi pour être, au sein de la joie, capable de songer à la mort sans en être troublé. J'ai moi-même éprouvé que, quand on se familiarise avec cette idée, elle perd en grande partie ce qu'elle a d'effrayant, et finit par ne plus faire éprouver la moindre émotion. Que l'on considère les soldats, les matelots, les mineurs. Dans quelle classe trouve-t-on des hommes plus heureux et plus accessibles à la joie? Pourquoi? parce qu'à force de voir la mort suspendue sur leurs têtes, ils ont appris à la mépriser. Celui-là seul est libre, qui ne craint pas la mort : rien au monde ne peut ni l'enchaîner, ni le tourmenter, ni le rendre malheureux; son âme est remplie d'un courage inébranlable, qui communique plus d'énergie à la force vitale elle-même, et qui devient par là un moyen positif d'éloigner la mort.

Cette pratique a encore un avantage qui n'est pas à dédaigner, c'est qu'elle fortifie l'homme dans la carrière de la vertu et de la probité. Que dans un cas douteux, ou lorsqu'il s'agit de savoir si une chose est juste ou injuste, on s'imagine être à sa dernière heure, et qu'on se demande : Comment agirais-tu alors, ou comment souhaiterais-tu d'avoir agi? Toute jouissance au sein de laquelle on peut penser sans trouble à la mort est certainement innocente. Si l'on ressent contre quelqu'un de la haine ou de l'envie, si l'on éprouve le désir de se venger d'un affront, que l'on pense à cette dernière heure, aux nouveaux rapports qui existeront pour nous dans l'autre vie, et je réponds que toute idée de ressentiment s'éteindra sur-le-champ. La raison en est qu'en changeant le lieu de la scène nous perdons de vue les petits calculs de l'intérêt, qui nous déterminent ordinairement ; tous les objets se montrent à nous sous leur véritable point de vue; l'illusion disparaît, et il ne reste plus que la réalité.

Beaucoup de personnes ne craignent pas tant la mort elle-même que ce qui se passe alors en nous; elles se font l'idée la plus extraordinaire de nos derniers instans, et de ce qui arrive quand l'âme se sépare du corps. Mais toutes ces craintes sont absolument dénuées de fondement. Personne n'a jamais senti la mort, et nous sortons du monde sans en avoir plus la conscience que nous n'avons eu celle de notre entrée. Ici donc, comme ailleurs, les extrêmes se touchent.

L'homme ne peut avoir aucun sentiment de la mort; car mourir, c'est perdre la force vitale, qui est précisément le moyen à l'aide duquel l'âme sent le corps. Ainsi, à mesure que nous perdons notre force vitale, nous perdons aussi la faculté de sentir et la conscience; et nous ne pouvons perdre la vie sans perdre en même temps, ou même sans avoir préalablement perdu le sentiment de l'existence, qui exige une plus grande délicatesse dans les organes. C'est aussi ce que prouve l'expérience : tous ceux qu'on avait crus morts, et qu'on a rappelés à la vie, ont assuré qu'ils ne s'étaient pas sentis mourir, et qu'ils étaient tombés sans connaissance.

Il ne faut pas que les convulsions, le râle et les angoisses apparentes de la mort, dont on est témoin chez quelques moribonds, nous en imposent. Ces accidens ne font souffrir que le spectateur, et non le mourant, qui n'en ressent rien. C'est comme si l'on voulait juger des sensations d'un épileptique par des convulsions horribles qu'il éprouve; il n'a aucune conscience de ce qui nous cause tant d'angoisse.

3° Qu'on ne voie jamais dans la vie autre chose que ce qu'elle est en effet, c'est-à-dire un état mitoyen, qui n'est pas notre véritable but, mais seulement un moyen d'y arriver, comme le prouvent la multitude des imperfections qu'elle présente. Qu'on la regarde toujours comme un temps de développement et de préparation, comme un fragment de notre existence, qui nous sert seulement de passage pour arriver à d'autres périodes. Pourquoi donc tremble-rions-nous à l'idée de réaliser ce passage, de quitter une existence énigmatique, incertaine, et qui n'est jamais entièrement satisfaisante, pour en commencer une autre? Abandonnons-nous tranquillement et sans crainte à l'Être suprême, qui nous a placés sans notre participation sur le théâtre de ce monde, et attendons de lui la décision de notre sort futur. Celui qui s'endort dans le sein de son père doit-il craindre l'instant du réveil?

4° Pensons à ceux qui nous ont précédés, à ces êtres jadis et encore actuellement si chers à notre cœur, qui semblent nous inviter à aller les rejoindre dans les régions que les bornes de notre vue ne nous permettent pas d'apercevoir.

# CHAPITRE IX.

## DE L'OISIVETÉ, DE L'INACTION ET DE L'ENNUI.

Le défaut d'exercice de nos facultés peut abréger la vie, car il a pour résultat de rendre les organes impropres à remplir leurs fonctions, de favoriser la stagnation des humeurs, de mettre obstacle à leur élaboration, et de vicier ainsi la qualité des sucs propres à réparer nos pertes. La destination première de l'homme, et la plus invariable, est de manger son pain à la sueur de son front. L'expérience confirme ce principe, même sous le point de vue purement physique, puisque la nourriture ne profite point à celui qui mange sans avoir travaillé. On ne peut compter ni sur la santé ni sur une longue carrière, quand il n'y a pas un juste rapport entre la restauration et la consommation. L'expérience nous apprend encore que jamais oisif n'atteignit un âge avancé, et qu'au contraire les hommes qui ont vécu le plus long-temps sont ceux qui ont mené une vie fort active.

Mais ce n'est pas seulement l'inaction du corps qui nuit à la durée de l'existence; celle de l'âme produit le même effet. Je veux parler dé l'ennui, qu'on ne s'attend peut-être pas à trouver parmi les causes qui abrègent la vie, lui qui nous fait paraître le temps si long. Si nous examinons attentivement les effets physiques qu'il produit, nous verrons qu'on ne saurait le considérer comme une chose indifférente, et qu'il peut entraîner les résultats les plus fâcheux pour le matériel de notre organisation. Que remarque-t-on chez un homme qui s'ennuie? Il commence par bâiller, ce qui annonce déjà que le passage du sang à travers les poumons est gêné, par conséquent la force du cœur et des vaisseaux troublée, et le jeu de ces organes ralenti. Si le mal se prolonge, il en résulte des congestions et des stases du sang; les organes digestifs deviennent également lents et paresseux ; on voit survenir l'abattement et la mélancolie, des gaz se développent en abondance dans les intestins, les accidens de l'hypocondrie se déclarent, en un mot toutes les fonctions sont dérangées. Or, je me crois fondé à dire qu'un état qui porte le désordre dans les actes les plus importans de la vie, et qui épuise les forces les plus nobles, doit abréger l'existence.

L'ennui est aussi dangereux au physique qu'au moral. Weikard cite l'exemple d'un enfant qui, né de parens fort pauvres et obligés de travailler pour vivre, était par conséquent destiné à s'ennuyer dès sa naissance : pendant les premiers temps de sa vie, ses parens le laissaient seul, couché dans son berceau, où il passait le temps à regarder ses mains et ses pieds; lorsqu'il fut devenu plus grand, on l'enfermait tous les jours dans un poulailler, d'où il ne pouvait voir ce qui se passait dehors que par un petit trou. Qu'arriva-t-il? cet enfant resta imbécile, et à peine même put-on lui apprendre à parler.

L'ennui produit encore des effets plus terribles. Pour peu qu'on ait de penchant à la mélancolie, il peut conduire au suicide. Un Anglais avait écrit contre le suicide un ouvrage aussi sec que prolixe; il rencontra un jour un de ses compatriotes dont les traits portaient l'empreinte de la plus profonde tristesse. — Où allez-vous, mon ami? lui dit-il. — Je vais me jeter dans la Tamise. — Oh! je vous prie, retournez chez vous, et lisez mon *Traité du suicide.* — Dieu m'en préserve! reprit l'autre: c'est précisément la lecture de ce livre qui m'a tellement ennuyé que j'ai pris la résolution d'aller me noyer.

Mais, me dira-t-on, à quel moyen recourir pour se préserver de l'ennui? il nous suit au bal, au spectacle, dans les salons, aux promenades: on ne peut l'éviter nulle part. En effet, rien de tout cela ne saurait nous garantir de ses atteintes; il n'y a, pour s'en prémunir, qu'un seul moyen, qui n'est malheureusement pas du goût de tout le monde, c'est un travail réglé.

# CHAPITRE X.

## DE L'IMAGINATION EXALTÉE, ET DES MALADIES IMAGINAIRES.

L'imagination nous a été donnée pour assaisonner la vie; mais, de même que nous ne devons pas faire d'un condiment notre nourriture ordinaire, de même aussi il ne faut pas, dans la vie intellectuelle, abuser de cet assaisonnement moral. On exalte par-là le sentiment de l'existence, mais en même temps on accroît l'intensité de la vie, on augmente la consommation intérieure, et l'on arrête la restauration, comme le prouve la maigreur de ceux qui se font remarquer par une imagination ardente. En outre, on dispose par-là le corps à des révolutions subites, qui peuvent mettre la vie en danger, car la moindre étincelle suffit pour produire une explosion violente dans une imagination trop exaltée. Que celui donc qui veut vivre long-temps ne permette pas à cette faculté de prendre trop d'empire sur lui, et d'entretenir son âme dans un état continuel d'exaltation; mais qu'il la fasse servir, selon sa destination, à rendre plus brillans encore les beaux momens de son existence, à donner du piquant à ceux qui sont sans intérêt, et à répandre quelque gaieté sur ceux que, sans elle, la tristesse remplirait d'amertume.

L'imagination devient dangereuse lorsqu'elle prend certaines directions, qui nuisent doublement par leurs effets secondaires, entre lesquels je crois devoir signaler comme étant les plus funestes les maladies imaginaires et la sensibilité affectée.

La première de ces deux maladies de l'imagination est surtout l'apanage des hypocondriaques. Elle peut provenir aussi, dans ceux qui ne sont pas médecins, de la lecture habituelle des ouvrages de médecine, parce qu'ils ne les appliquent pas à l'art, comme font les médecins, mais à leur propre personne, et que, faute de connaissances suffisantes, ils les interprètent souvent à contre-sens. Nouveau motif pour les gens du monde de renoncer à ce genre de lecture. Je pourrais citer, à ce sujet, des cas fort extraordinaires. Non-seulement j'ai vu des personnes qui avaient le nez très-droit se figurer qu'elles l'avaient de travers, et d'autres qui, avec un ventre peu volumineux, se croyaient fermement affectées d'une hydropisie dangereuse, mais encore j'ai connu une dame à qui il suffisait de demander d'un air sérieux si elle ne ressentait pas de la douleur dans tel ou tel endroit pour la lui faire naître sur-le-champ : lui demandais-je des nouvelles de ses maux de tête, de ses crampes dans le bras, de ses palpitations, aussitôt elle éprouvait, ou du mal de tête, ou des crampes, ou des palpitations.

Tulpius cite l'exemple d'un homme qui avait entièrement perdu la tête à force de lire des ouvrages de médecine et de chirurgie.

Monro en a vu un autre qui étudiait la médecine à Leyde, et qui était hypocondriaque. Chaque fois que cet homme assistait à une leçon de Boerhaave, il ne manquait jamais de s'imaginer avoir la maladie dont le professeur parlait. Aussi offrait-il le singulier tableau d'un commentaire vivant de médecine; et à peine eut-il terminé la moitié de ses études, qu'épuisé au physique et moral, il fut obligé d'embrasser une autre carrière. On a même vu un homme qui, persuadé qu'il était mort, se serait laissé mourir réellement de faim, si l'un de ses amis, qui feignit d'être mort comme lui, n'était parvenu à le convaincre qu'on mangeait aussi dans l'autre monde.

Les maux imaginaires n'ont pas seulement l'inconvénient d'entretenir l'esprit dans un état continuel de crainte et d'inquiétude, qui peut devenir la source de plus d'une maladie réelle, mais ils portent encore celui qui s'en croit atteint à prendre une foule de médicamens sans nécessité, ce qui ruine souvent le corps plus promptement que ne l'eût fait la maladie elle-même.

Une autre maladie de l'imagination, qui n'est guère moins nuisible, consiste dans l'affectation d'une grande sensibilité du cœur, la tournure romanesque des idées, et le penchant naturel de l'esprit à la tristesse mystique. Peu importe qu'on ait été victime d'événemens déplorables, ou que, par la lecture des romans et les écarts d'une fausse sensibilité, on fasse naître en soi des sentimens de douleur semblables à ceux que la réalité pourrait exciter. Cet état nuit même plus que l'autre, car, n'ayant rien de naturel, il porte des atteintes plus profondes. Nous avons vu combien la tristesse est nuisible au mouvement vital; qu'on juge donc quel doit être l'effet destructeur d'une disposition de l'âme qui fait de la tristesse une compagne inséparable de la vie, et qui ne permet pas de jouir des plaisirs les plus purs sans avoir les yeux mouillés de larmes et le cœur navré de sentimens douloureux! Il n'est pas douteux que deux années de tourmens semblables n'abrègent considérablement la vie.

# CHAPITRE XI.

## DES POISONS PHYSIQUES ET CONTAGIEUX.

J'appelle *poison* toute substance qui produit des effets destructifs dans le corps de l'homme lorsqu'on l'y introduit, même en petite quantité. On compte dans la nature un grand nombre de poisons, et d'espèces très-variées. Ils agissent les uns avec violence et rapidité, les autres sourdement et avec lenteur; quelques-uns à l'intérieur, d'autres à l'extérieur; certains d'une manière évidente, plusieurs enfin d'une manière invisible. Tous appartiennent sans contredit à la classe des ennemis les plus généraux et les plus dangereux de la vie.

Je crois donc qu'il serait nécessaire de faire entrer dans un plan général d'éducation l'étude des moyens à l'aide desquels on apprend à connaître et à éviter les poisons, car sans cette précaution l'ignorance et l'irréflexion nous exposent continuellement à leurs atteintes. L'animal a l'instinct pour les reconnaître et les fuir; la raison et l'expérience ont été données à l'homme dans la même vue, mais nous sommes fort éloignés de les consulter avec autant de soin qu'il faudrait le faire en pareille matière. Le but que je me propose est d'exposer les notions générales dont chacun a besoin pour se prémunir contre ces causes destructives de la vie.

C'est un préjugé fâcheux que de ne regarder comme poison que ce qu'on prend par la bouche. Nous pouvons être empoisonnés par tous les points de notre corps, par les surfaces extérieures aussi bien que par les intérieures, en un mot par toutes celles qui sont garnies de nerfs et de vaisseaux absorbans, d'après cela par la bouche et l'estomac, par le rectum et toute la surface de la peau, par les narines et les oreilles, par les parties naturelles et les poumons. La seule différence consiste en ce que l'effet est prompt dans quelques parties, et lent dans d'autres, et que tous les poisons n'agissent pas également sur le même organe.

Je partage les poisons en deux classes, les physiques et les contagieux. Ces derniers diffèrent des autres en ce qu'ils s'engendrent toujours dans un être vivant, et qu'ils ont la propriété de se communiquer à d'autres corps doués de la vie.

Parmi les poisons physiques, les plus importans à connaître sont :

1° L'*arsenic*, le plus violent de tous les poisons. La plus petite prise, celle de cinq ou six grains, suffit pour faire périr au milieu des plus cruelles souffrances et avec beaucoup de promptitude. Il y a une infinité d'exemples de personnes qui se sont donné ainsi la mort par imprudence plus souvent encore que par intention. Je crois donc qu'une surveillance éclairée devrait rejeter entièrement du sein de la société un poison si redoutable, qui ne sert guère qu'à faire périr les souris et les rats : du moins ne devrait-on pas en permettre le débit dans des boutiques telles que celles d'épiciers, où l'on vend en même temps du sucre, du café et d'autres comestibles. En attendant que la police prenne des mesures commandées par l'intérêt général, je crois devoir éveiller l'attention publique sur les circonstances qui favorisent l'empoisonnement par l'arsenic, et donner quelques avis à ce sujet. L'usage qu'on fait de ce métal pour tuer les souris et autres animaux qui ravagent nos provisions est une de celles que je crois devoir signaler d'abord. Quand on pense combien de personnes sont mortes de ce poison destiné aux rats, il semble qu'on devrait enfin renoncer à une si funeste coutume. Et qu'on ne croie pas que les précautions en apparence les mieux calculées suffisent pour prévenir le mal ! Pour prouver le contraire, je citerai l'exemple, à moi bien connu, d'une maison où l'on avait mis du lait à la cave ; des rats vinrent boire de ce lait après avoir pris de l'arsenic, et l'empoisonnèrent. Il vaut beaucoup mieux se servir de la noix vomique, qui est bien moins dangereuse pour les hommes, quoiqu'elle soit un poison des plus violens pour les animaux. Un autre mode d'empoisonnement par l'arsenic, auquel on fait en général peu d'attention, c'est celui qui a lieu par l'emploi de couleurs dans lesquelles il entre des préparations arsénicales. Les peintres de profession savent se mettre en garde contre le danger ;

mais les amateurs et les jeunes gens devraient être très-circonspects lorsqu'ils font usage de ces couleurs, et se garder surtout de prendre la mauvaise habitude de passer leur pinceau dans la bouche. Les jouets d'enfans peints avec des couleurs arsénicales ne sont pas moins dangereux, et l'on devrait en interdire sévèrement la vente. Je dois avertir enfin de se défier des remèdes que certains charlatans débitent contre les fièvres intermittentes, et qui sont composés en grande partie d'arsenic; il est vrai que ces remèdes enlèvent quelquefois la fièvre sur-le-champ, mais presque toujours aussi ils font tomber les malades en consomption, et finissent par les conduire à la mort.

2° Le *plomb* n'est guère moins redoutable que l'arsenic. Peut-être même est-il plus terrible encore, en ce qu'il agit plus lentement, plus sourdement, qu'il ne manifeste pas sur-le-champ son action par des symptômes violens, et qu'il lui arrive quelquefois de causer un empoisonnement complet, sans que la personne dans le sein de laquelle il a déposé le germe de la mort s'en doute le moins du monde. Le plomb empoisonne donc de plusieurs manières différentes, que la grande majorité du public ne connaît pas, et que je veux lui apprendre à distinguer. La première, c'est en avalant chaque jour un peu de plomb avec les alimens ou les boissons, ce qui arrive, soit lorsqu'on fait cuire les mets dans des vases d'étain contenant beaucoup de plomb, ou dans des pots de terre mal vernissés, soit lorsqu'on boit du vin frelaté avec de la litharge, toutes circonstances dans lesquelles, après bien des années, les symptômes les plus terribles annoncent un empoisonnement incurable. Une autre, très-commune aussi, c'est en faisant usage des fards préparés avec le blanc de plomb, ou se lavant avec des eaux chargées de quelque dissolution de ce métal. Tous les fards sont nuisibles à la santé, mais surtout les blancs, parce qu'ils contiennent la plupart du temps du sous-carbonate de plomb, qui s'introduit aussi bien dans notre corps par la peau que par l'estomac. Une dernière enfin, c'est en se pressant trop d'habiter les appartemens qui ont été peints avec du blanc de plomb, ou dont les peintures ont été revêtues d'une couche de vernis à l'huile; dans ce cas le poison s'insinue par la voie des poumons, et l'on peut devenir ainsi asthmatique ou poitrinaire. Les effets généraux de l'empoisonnement par le plomb et ses diverses préparations sont : la colique, une constipation opiniâtre, la paralysie des bras, et quelquefois aussi des jambes; enfin, le dessèchement complet du corps, et la consomption, qui amène la mort.

3° Il faut en dire autant des *préparations mercurielles*, *antimoniales* et *cuivreuses*, qui sont toutes des poisons plus ou moins redoutables. D'où l'on voit combien il y a de danger à faire cuire les alimens dans des vases de cuivre non ou mal étamés. La plupart des *sels neutres* eux-mêmes peuvent exercer sur nous une action vénéneuse, lorsqu'on les prend en trop grande quantité à la fois, et sans les avoir suffisamment étendus d'eau. J'ai vu des personnes qui, ayant pris une once ou une once et demie de nitre ou d'alun, en place de sel de Glauber, éprouvèrent tous les symptômes d'un empoisonnement dont on eut beaucoup de peine à arrêter les suites.

4° Le règne végétal abonde en poisons qui tuent, les uns par leur narcotisme, comme l'*opium* et la *belladonne*; les autres par leur âcreté, qui excite l'inflammation et la gangrène, comme le *garou* et l'*euphorbe*. L'ignorance fait également commettre un grand nombre d'erreurs à cet égard. Combien de gens ont pris de la ciguë pour du persil, des racines de jusquiame pour des panais, des champignons vénéneux pour de bons champignons? combien se sont donné la mort pour avoir mangé des baies de belladonne ou de garou? On devrait donc, dans toutes les écoles, apprendre à chaque élève à connaître les plantes vénéneuses qui croissent dans son pays. Celles qu'il importe le plus de savoir bien distinguer sont la belladonne, la ciguë, la jusquiame, l'aconit, la digitale, la morelle, la tithymale, l'ivraie, le garou, plusieurs espèces de renoncules, la laitue vireuse, et le laurier-cerise. J'ajouterai encore les amandes amères, dans lesquelles on a reconnu la présence de l'acide hydrocyanique, le même poison que celui qui existe dans le laurier-cerise.

L'air au milieu duquel nous vivons peut être empoisonné, ce qui produit tôt ou tard un effet mortel sur nous. Je range ici avant tout le poison que nous communiquons nous-même à ce fluide en le respirant. Les êtres doués de la vie consomment peu à peu tout l'oxigène que contient une masse donnée d'air atmosphérique, et ils le remplacent par des substances impures, qui ne sont pas propres à entretenir la respiration. Une grande quantité d'hommes renfermés dans un espace étroit ne tardent pas à y rendre l'air mortel (1). Si l'espace est plus vaste, ou le nombre d'individus moins considérable, l'air ne devient pas mortifère, mais il acquiert toujours des qualités pernicieuses. On doit donc éviter les lieux où les hommes s'entassent à plaisir, surtout lorsqu'ils ne sont point assez élevés, et que l'air n'y a pas un accès assez libre. C'est ce qui arrive la plupart du temps dans les salles de spectacle. Un des signes les moins équivoques de l'empoisonnement de l'air, c'est quand les lumières n'éclairent plus, ou s'éteignent d'elles-mêmes. L'air devient dangereux, pour les êtres vivans, dans la même proportion qu'il devient incapable d'alimenter la flamme, parce que c'est le même de ces deux principes constituans qui entretient la combustion et la vie. Celui qui n'ouvre jamais la chambre dans laquelle il

(1) C'est ce que prouve la catastrophe épouvantable du trou noir, à Calcutta, où, sur cent quarante-six Anglais que les Indiens y entassèrent les uns sur les autres, cent vingt-trois moururent dans le court espace de douze heures, par le fait seul de la corruption de l'air.

couche ou réside habituellement, s'empoisonne donc lentement lui-même. Un grand nombre de bougies qui brûlent dans une chambre fermée empoisonnent également l'air peu à peu. Du charbon qu'on y allume produit un effet analogue, et corrompt l'air au point qu'on court risque de la vie si l'on s'endort au milieu d'une pareille atmosphère. Les plantes renfermées dans un appartement y font subir aussi le même genre d'altération à l'air durant la nuit, tandis qu'en plein jour, et aux rayons du soleil, elles le purifient. Les exhalaisons des corps putréfiés produisent un effet semblable, et il suffit de celles qui s'élèvent des fleurs odoriférantes pour communiquer des qualités nuisibles et même mortelles à l'air d'un lieu clos : aussi n'est-il jamais prudent de tenir dans sa chambre à coucher des orangers, des narcisses, des roses, ou autres fleurs à odeur forte et pénétrante.

Mais une classe qu'il importe plus encore de connaître est celle des poisons contagieux, à l'égard desquels je réclame du lecteur une attention particulière. Les poisons physiques sont au fond faciles à éviter, puisqu'il y a des livres qui indiquent les moyens de les distinguer; il n'en est pas de même pour les poisons contagieux. On leur a donné, pour ainsi dire, le droit de bourgeoisie, comme à des maux nécessaires et inévitables. On ne les croit pas des poisons, et l'on ne voit en eux que des causes ordinaires des maladies qu'ils occasionent. On empoisonne et l'on est empoisonné, et l'on fait à chaque instant cet ef-

froyable échange sans s'en douter. Les poisons physiques sont, comme de raison, sous la surveillance de
la police. L'état se charge de les écarter, d'en restreindre la sphère d'activité, et l'on traite comme un
criminel celui qui les communique à un autre avec
connaissance de cause; tandis qu'il n'y a ni lois ni
police pour les poisons contagieux, qui ne cessent
d'exercer leurs ravages parmi nous. L'époux empoisonne l'épouse, et le fils infecte le père, sans que
personne y fasse attention. Enfin, les poisons physiques ne sont nuisibles qu'à l'individu sur lequel ils
agissent, tandis que les contagieux ont la propriété de
se reproduire dans tous les êtres vivans, et de se
régénérer à l'infini. Non-seulement ils nuisent à celui
qui est empoisonné, mais encore ils le rendent par
cela même une nouvelle source d'infection pour tout
un canton, pour tout un pays.

Je pourrais citer ici les plus tristes exemples
d'hommes qui ont été empoisonnés de la sorte, uniquement par ignorance, comme aussi d'autres qui
ont infecté leurs meilleurs amis, parce qu'ils ne connaissaient ni le poison dont eux-mêmes portaient
le germe, ni son mode de propagation. Cette connaissance me paraît si peu répandue, et pourtant si
importante, que je saisis avec empressement l'occasion de fournir quelques documens à son égard.

On appelle *poisons contagieux* ceux qui ne prennent jamais naissance ailleurs que dans un être vivant,
possèdent la vertu de se reproduire dans le corps

auquel ils ont été communiqués, et développent les mêmes maladies, les mêmes suites fâcheuses, que celles qu'ils entraînaient dans le corps où ils ont pris naissance. Chaque classe d'animaux a ses poisons particuliers, et qui n'agissent pas sur d'autres. Ainsi, par exemple, l'homme a les siens, qui n'ont aucune action sur les animaux, comme le virus vénérien, le virus variolique, etc. De même les animaux ont les leurs, qui n'agissent pas sur l'homme; telle est la morve dans les chevaux. Je n'en connais qu'un seul qui soit commun à l'homme et aux animaux : c'est le virus de la rage. Ces poisons portent aussi les noms de *miasmes* et de *contagions*.

Ils présentent entre eux cette différence remarquable, que les uns ne peuvent se reproduire sans infection extérieure, comme les virus syphilitique, variolique, rubéolique, loïmique et lépreux, tandis que d'autres sont susceptibles de reparaître sans infection, par le fait seul des changemens et des altérations qui ont lieu dans le corps animal, comme le virus de la gale, le principe de la gangrène, de la phthisie pulmonaire, etc. Aussi a-t-on souvent demandé d'où venaient les poisons de la première classe. Cette question n'est pas facile à résoudre. Cependant l'analogie des poisons de la première classe avec ceux de la seconde permet de supposer qu'ils ont également pris naissance dans le corps de l'homme, mais par un concours si extraordinaire de circonstances intérieures et extérieures, qu'il faut des milliers d'années pour reproduire un pareil état de choses. Il suit aussi de là que ces poisons, qui ne peuvent se reproduire que dans un corps vivant, sont susceptibles de s'éteindre lorsque le hasard ou des mesures bien combinées leur ôtent la possibilité de se régénérer. Idée consolante, qui nous fait espérer qu'on les verra disparaître enfin de quelques pays, et d'autant mieux fondée que nous voyons plusieurs d'entre eux, autrefois très-répandus parmi les hommes, ne plus exister aujourd'hui chez les peuples civilisés. Tels sont ceux de la peste et de la lèpre. Mais, en revanche, on n'est pas moins autorisé à croire qu'un nouveau concours de circonstances et d'altérations extraordinaires dans le corps animal pourra produire de nouveaux poisons contagieux, dont le monde n'a pas encore eu d'idée.

Pour que ces poisons agissent, et tous les autres sont dans le même cas, il ne suffit pas qu'ils soient communiqués à un corps vivant, il faut encore que ce corps soit disposé à les recevoir. Voilà pourquoi quelques individus sont infectés très-aisément, tandis que d'autres le sont fort difficilement, et que certains ne peuvent même pas l'être du tout. Voilà aussi pourquoi plusieurs d'entre eux n'agissent qu'une seule fois sur nous, un seul empoisonnement détruisant pour toujours la susceptibilité d'être empoisonné, comme cela arrive dans la petite-vérole et la rougeole.

Quant au mode de communication, les apparences

tendraient à faire croire qu'elle peut s'opérer de plusieurs manières différentes. Mais, sous ce rapport,
tout se réduit à un principe fort simple, c'est qu'un
poison ne saurait se communiquer sans toucher immédiatement au corps. Il importe cependant de bien
s'entendre sur le sens de cet axiome. Le contact immédiat peut avoir lieu, soit avec le malade lui-même,
soit avec d'autres corps auxquels le poison se trouve
combiné, ou à la surface desquels il adhère, comme sont
les exhalaisons du malade, ses déjections, ses habits,
ses meubles et autres objets semblables. Il y a très-
peu de poisons de cette espèce qui soient susceptibles
de se dissoudre dans l'air ; tels sont cependant ceux
de la petite-vérole, de la rougeole et de la fièvre putride. Mais, en pareil cas, l'air n'est empoisonné qu'à
une petite distance autour du malade ; ou, ce qui
revient au même, il n'y a que l'atmosphère de ce
dernier qui soit contagieuse, et si l'on y fait arriver de nouvel air qui l'étende, en se mariant avec elle,
alors il arrive ce qui se passe dans toute dissolution
d'un poison quelconque, c'est que cette atmosphère
cesse d'être infectée, et que l'air ne peut plus transporter au loin les germes de la contagion.

Le principal but que je me propose ici est de
mettre les gens du monde à portée d'éviter ces poisons, ou au moins, ce qui ne saurait être indifférent
à toute âme honnête, de ne pas les communiquer
aux autres, quand eux-mêmes en sont infectés. Je
vais donc tracer d'abord quelques règles générales

concernant la manière dont on peut se préserver de la contagion; après quoi j'examinerai successivement ceux des poisons de cette espèce qu'il est le plus ordinaire de rencontrer parmi nous, en ayant soin d'indiquer les moyens à l'aide desquels on parvient à les reconnaître et à les éviter.

Voici quelles sont les meilleures règles à suivre pour se garantir des atteintes de tous les poisons contagieux :

1º Observer strictement les lois de la propreté, car c'est par la surface extérieure que la plupart de ces poisons s'insinuent dans notre corps; et il est bien prouvé que des soins de propreté suffisent pour nous débarrasser d'un virus qui vient de nous être communiqué, mais qui n'a pas encore eu le temps de s'identifier avec nous. Il faut donc se laver souvent, se baigner, se rincer la bouche, se peigner avec soin, et changer souvent de linge, d'habits, de draps.

2º Renouveler souvent l'air des appartemens, et prendre beaucoup d'exercice en plein air; c'est le moyen d'entretenir l'exhalation cutanée et la vitalité de la peau. Or plus ce dernier organe a de force et d'énergie, et moins on est exposé aux atteintes de la contagion.

3º Avoir l'âme sereine, et ne pas se laisser abattre le courage. Cette disposition morale est des plus favobles au maintien de la force intérieure de réaction, à la transpiration et à l'afflux des humeurs vers la peau, toutes conditions qui diminuent singulièrement

les chances d'infection. C'est surtout dans les épidémies de fièvres putrides qu'il importe de se conformer à cette règle, et de là vient aussi qu'en pareille
conjoncture il est utile d'avaler de temps en temps
un verre de bon vin.

4° Éviter le contact des personnes dont on ne connaît pas parfaitement l'état de santé, et surtout ne pas
mettre en rapport avec elles des parties dépouillées
d'épiderme, ou qui n'en ont qu'un très-délicat, comme
les plaies, les lèvres, les mamelons et les parties
naturelles; car c'est par ces surfaces que les poisons
sont absorbés avec le plus de promptitude. On se
gardera bien aussi de toucher rien de ce qui aurait
pu, peu de temps auparavant, se trouver en contact
avec quelque partie du corps d'un malade, ou avec
ses excrétions, comme gobelets, chemises, caleçons,
gants, pipes, chaises percées, etc.

5° Ne jamais sortir à jeun quand il règne une maladie contagieuse, parce qu'on est bien plus exposé
à absorber les miasmes lorsqu'on a l'estomac vide
que quand il contient une certaine quantité d'alimens.

Passons maintenant aux poisons qui se communiquent chez nous d'individu à individu.

1° *Le mal vénérien.* Plaignons la destinée actuelle
des hommes, parmi lesquels s'est répandu, il y a
près de trois siècles et demi, ce poison inconnu à
nos pères! Quelles tristes réflexions les progrès d'un
mal aussi affreux ne font-ils pas faire au philan-

trope! Que sont tous les autres poisons, même les plus redoutables, auprès de celui qui infecte les sources de la vie, répand l'amertume sur les plus douces jouissances de l'amour, corrompt le germe du genre humain, et porte ainsi sa déplorable action jusque sur les générations à venir; qui, se glissant dans l'intérieur des familles, détruit le bonheur domestique, fait naître l'aversion entre les époux, éloigne les enfans de leurs parens, et brise les liens les plus sacrés de la société! Ajoutez encore qu'il est de la classe des poisons lents, et qu'il ne se manifeste pas toujours par des symptômes apparens. On peut en être infecté et le communiquer à d'autres sans le savoir, parce que ordinairement on lui permet de jeter des racines profondes avant de lui opposer le traitement nécessaire. Aussi n'est-on presque jamais certain d'être guéri radicalement, et passe-t-on souvent sa vie dans les tourmens de l'inquiétude. Et quand le mal est arrivé au comble de l'intensité, quels ravages ne cause-t-il pas dans le corps de l'homme! d'affreux ulcères envahissent la peau; les os se corrodent; des parties entières tombent frappées de mort; les os du nez et du palais venant à être détruits, les traits du visage se déforment, et la voix perd son timbre naturel; enfin des douleurs intolérables dans la moelle des os, qui s'aggravent surtout pendant la nuit, font du temps du repos celui des plus horribles tortures.

En un mot, le mal vénérien réunit tout ce qu'un poison peut avoir d'effrayant, de dégoûtant, d'opiniâtre et d'épouvantable. Et nous plaisantons sur son compte! Nous lui donnons en souriant le nom de maladie galante, nous n'y faisons pas plus d'attention qu'à un rhume de cerveau ou de poitrine, nous négligeons d'employer à temps les remèdes convenables pour neutraliser ses effets! Et personne ne songe à arrêter les progrès de cette peste chronique! Le cœur me saigne quand je pense que les habitans des campagnes, si sains jadis, et qui semblaient faits pour conserver au moins le germe d'une race vigoureuse et robuste, commencent à en être attaqués dans des cantons où on ne le connaissait pas même de nom autrefois. Mon âme est attristée quand je vois des villes où ce mal était rare cinquante ans avant l'époque actuelle, et où il est maintenant général, où l'on sait même, à n'en pas douter, qu'il existe chez les deux tiers des habitans; quand, portant mes regards vers l'avenir, je m'aperçois que, si l'on continue de le laisser agir ainsi en toute liberté, un jour viendra où il infectera même les familles les plus respectables, par le moyen des nourrices et des bonnes d'enfans; quand je vois que les personnes les plus vertueuses et les plus irréprochables dans leurs mœurs en sont atteintes à leur insu, et sans se l'être attiré par l'inconduite; quand je vois enfin qu'il pénètre jusque dans l'asile de l'innocence (1).

(1) Qu'on me permette de citer, entre mille, un exemple dont j'ai été témoin, et qui ne prouve que trop combien de malheurs peut produire une cause à laquelle on fait si peu d'attention. Dans un village

Il est temps enfin d'arrêter les progrès de ce fléau destructeur, et je ne vois d'autres moyens pour y parvenir que de réformer les mœurs, surtout dans les hautes classes de la société, de mettre rigoureuse-

éloigné de toute ville, et où le mal vénérien n'était connu de personne, vivait un père de famille qui nourrissait une femme et quatre enfans du produit d'une petite ferme, et qui goûtait le bonheur au sein de la simplicité. Cet homme se rend un jour à la ville la plus voisine, pour y vendre quelques denrées, et, transporté de joie d'un marché avantageux qu'il vient de conclure, entre dans un cabaret où il s'enivre. Une fille publique l'aperçoit, triomphe aisément de sa raison égarée par le vin, et fait couler, sans qu'il s'en doute, un affreux poison dans ses veines. Le malheureux, revenu chez lui, communique à sa femme et à ses enfans le funeste présent qu'il a reçu. Ces infortunés, n'ayant aucune idée du mal dont ils viennent d'être infectés, ne font rien pour s'en délivrer, et bientôt ils errent partout semblables à des spectres ambulans. On en est instruit, et tout le village les évite ; car, dans beaucoup de campagnes, on craint le mal vénérien à l'égal de la peste. Le bailli, instruit par la voix publique, croit qu'il est dans son devoir de faire guérir les malades. Le chirurgien de l'endroit se charge du traitement sans savoir le diriger. La malheureuse famille passe une année entière à saliver, à se purger et à suer, sans pourtant être guérie ; le désordre se met dans ses affaires, les revenus diminuent tandis que les dépenses augmentent ; enfin le bailli fait mettre en vente le mobilier et la ferme pour payer les frais du traitement. Le père, désespéré, prend la fuite, et abandonne sa femme, obligée de mendier du pain pour elle et pour quatre enfans. Personne ne s'intéresse au sort de cette malheureuse. Après avoir passé huit ans dans la plus profonde misère, elle vint à l'hôpital d'Iéna, pour y chercher du soulagement contre le mal horrible qui, loin d'être déraciné, lui causait encore toutes les nuits d'intolérables douleurs dans les os. Lisez, vous qui vous riez de cette affreuse maladie, et qui ne vous faites aucun scrupule de vous exposer à en être infecté ou de la communiquer à d'autres ! Voilà quelles peuvent être les conséquences d'un moment d'erreur ! Voilà ce que sont les maladies galantes, quand on les regarde de près !

ment en vigueur les mesures de salubrité prescrites par l'hygiène publique, et d'éclairer le peuple, tant sur la nature du poison et les dangers qui l'accompagnent, que sur les moyens de le reconnaître et de s'en préserver. Abandonnons le premier point à la sagesse des gouvernemens, qui sentiront un jour, il faut l'espérer, toute l'importance de cet objet, et occupons-nous ici du second seulement.

Je commence par indiquer les signes qui font reconnaître qu'on est infecté.

1° Quand on a touché depuis peu, soit une personne, soit un objet couvert ou imprégné de quelque substance animale, avec une partie dépouillée d'épiderme, ou couverte seulement d'une cuticule très-mince.

2° Lorsque, plus ou moins long-temps après ce contact, et ordinairement dans l'espace d'un mois, on voit paraître, à l'endroit même ou ailleurs, de petits ulcères qui ont un aspect lardacé et refusent de se cicatriser, des verrues et des excroissances fongueuses, un écoulement de mucosités, s'il s'agit d'une surface tapissée par une membrane muqueuse, enfin des tuméfactions, des douleurs et des engorgemens dans les glandes du voisinage. L'apparition de ces symptômes prouve que l'on est déjà infecté, quoique seulement d'une manière locale; mais il faut se mettre sur-le-champ entre les mains d'un médecin habile, et non entre celles d'un médicastre ou d'un charlatan, afin que le mal puisse être étouffé avant qu'il ne passe dans la masse des humeurs et n'empoisonne le corps entier.

3° Mais quand les glandes s'engorgent dans des parties éloignées de celle qui a été primitivement affectée, quand il paraît des éruptions de différente forme, ou des ulcères, ou des verrues, quand on ressent des douleurs au palais et dans l'arrière-gorge, enfin lorsque les yeux s'enflamment, et que le front se garnit de taches rouges, couvertes d'écailles ou de croûtes, alors il est certain que le virus a pénétré dans tout le corps, et que l'infection est générale.

On peut réduire aux suivantes les règles qu'il est nécessaire d'observer pour se garantir du mal.

1° Éviter d'avoir des relations intimes avec une personne de la santé de laquelle on n'est pas bien sûr. Mais comme on peut recevoir l'infection sans qu'elle se manifeste le moins du monde à l'extérieur, il n'y a jamais de sûreté parfaite, d'où il résulte que le seul préservatif infaillible consiste à éviter tout commerce illégitime.

2° Ne jamais baiser sur la bouche une personne qu'on ne connaît pas. Rien n'est plus contraire aux lois de la prudence que ces baisers continuels dont la politesse a introduit l'usage dans beaucoup de pays. Je ne puis non plus voir sans horreur de jolis enfans caressés dans la rue par tous les passans, ce qu'on ne devrait pas souffrir.

3° Ne jamais coucher avec quelqu'un qu'on ne connaît pas.

4° Ne jamais se servir des chemises, des vêtemens de dessous et des draps dont une personne qu'on ne connaît pas vient de faire usage. On aura soin, dans les auberges, de faire garnir devant soi les lits de draps blancs, sinon il faudra se contenter de coucher dessus tout habillé.

5° Ne jamais mettre dans sa bouche des objets tels que pipes, instrumens à vent, gobelets, cuillères, etc., qu'un autre vient de tenir dans la sienne.

6° Éviter, dans les lieux d'aisance, d'appliquer les parties naturelles sur l'endroit qui peut avoir été touché par celles d'une autre personne. Il faut prendre les mêmes précautions à l'égard des canons de seringue et autres ustensiles de toilette.

7° Le mal vénérien se communique très-aisément par les mamelles. Une nourrice qui en est atteinte peut infecter l'enfant qu'on lui confie, et réciproquement celui-ci peut empoisonner la nourrice qui l'allaite. Quelle attention ne devrait-on donc pas avoir, surtout dans les grandes villes, à visiter scrupuleusement les nourrices! Stoll, sur quarante femmes qui se présentèrent un jour à lui pour remplir ce ministère, n'en trouva qu'une seule qui fût parfaitement saine et à l'abri de tout soupçon. Il faut aussi surveiller les femmes qu'on prend en quelques endroits pour sucer le lait des nouvelles accouchées; car si elles sont attaquées du mal, elles peuvent le communiquer aux personnes qui réclament leur assistance, et l'on a vu maintes fois une femme de cette espèce infecter, l'une après l'autre, plusieurs mères de famille sages et vertueuses.

8° Il faut apporter beaucoup de circonspection dans l'accouchement; car, d'une part, l'accoucheur peut recevoir le poison de la femme, s'il a quelque petite plaie aux mains, et, de l'autre, il peut lui communiquer le mal, s'il porte des ulcères vénériens sur ces parties.

II. *Les virus de la petite vérole et de la rougeole.* Ces deux poisons ont pour caractère d'occasioner toujours l'apparition de la fièvre et d'une éruption cutanée, de produire, le premier, des boutons qui suppurent, l'autre de petites taches rouges, et de ne pouvoir agir qu'une seule fois sur le même sujet.

Il est aisé de se garantir de ces deux poisons, en évitant de toucher au malade ou aux objets qui lui ont appartenu, et de respirer le même air que lui; car on sait depuis long-temps qu'il est faux que la petite-vérole puisse se communiquer à distance par l'intermédiaire de l'air. Il est donc évident que ces deux maladies ne sont pas liées nécessairement à la condition de l'homme, qu'on peut les éviter, et qu'on parviendrait à les extirper entièrement, si tous les peuples s'entendaient pour adopter en même temps les mesures capables de conduire à cet heureux résultat. La découverte qui a immortalisé le nom de Jenner nous offre un moyen infaillible pour délivrer le genre humain du fléau redoutable de la petite-vérole; mais les gouvernemens seuls pourraient assurer le triomphe de la vaccine, dont l'ignorance et le préjugé se plairont toujours à rabaisser les bienfaits, tant que l'autorité ne leur aura pas imposé silence par des mesures coercitives que l'intérêt général lui donne bien le droit de prendre, sans qu'on puisse l'accuser d'arbitraire ou de tyrannie.

III. *Le poison de la gale.* Je désigne sous ce nom le principe qui, en se propageant d'un galeux à une personne bien portante, communique la gale à cette dernière. Ce n'est pas le cas d'examiner si ce principe est animé ou inanimé, et peu importe à l'objet dont nous nous occupons.

La gale ne se communique que par contact immédiat, et jamais par le véhicule de l'air. Il est donc facile de s'en garantir, en évitant de toucher les personnes qui en sont atteintes ou les choses qu'elles ont portées. Le meilleur moyen de ne pas la craindre est de vivre toujours au milieu d'une atmosphère pure, d'observer une grande propreté dans ses vêtemens, enfin de se laver et de se baigner souvent. Voilà pourquoi cette maladie est fort rare parmi les personnes propres et dans les hautes classes de la société. Si l'on est obligé de vivre avec des individus qui en soient atteints, et qu'on ne puisse éviter d'être touché quelquefois par eux, alors il faut avoir soin de se laver souvent le visage et les mains avec de l'eau dans laquelle on a fait dissoudre une once de sel ordinaire et une demie-once de salpêtre par pinte.

IV. *Le poison de la fièvre putride.* Ce poison peut prendre naissance dans toutes les fièvres putrides, dès

qu'elles arrivent à un haut degré d'intensité, et alors
il ne se communique pas seulement par le contact
immédiat, mais encore par l'intermédiaire de l'air au
milieu duquel le malade respire. Il faut donc, lorsqu'on le peut, éviter avec soin de s'approcher du
malade; si l'on ne peut s'en dispenser, on aura soin
de ne pas avaler la salive tant qu'on restera près de
son lit, de se placer de manière à ne point respirer
son haleine, de ne pas le toucher, de ne pas l'aborder
enveloppé dans des fourrures ou des habits d'un drap
épais, parce que le principe contagieux s'attache à ces
matières plutôt qu'à toute autre, de changer d'habits
en rentrant chez soi, de se rincer la bouche et de se
laver les mains dès qu'on est sorti de la chambre, et
même de se tenir un mouchoir imbibé de vinaigre
devant le nez et la bouche, pendant tout le temps
qu'on reste auprès du malade.

Au reste ce poison ne provient en grande partie
que de l'ignorance et des préjugés des hommes. Toute
fièvre simple peut effectivement se changer en fièvre
putride. On est surtout exposé à produire cette con-
version lorsqu'on entasse beaucoup de malades dans
un même lieu, circonstance qui fait que les moindres
fièvres prennent si facilement un caractère putride
dans les hôpitaux, dans les prisons et sur les vaisseaux,
lorsqu'on ne renouvelle pas l'air dans la chambre du
malade, qu'on le couvre trop, qu'on fait beaucoup de
feu dans son appartement, qu'on lui fait prendre dès

le principe des consommés, du vin, de l'eau-de-vie, de la viande, qu'on néglige à son égard les soins de la propreté, et qu'on n'invoque pas à temps les secours de l'art. Voilà comment toutes les fièvres peuvent être converties en fièvres putrides, ou, ce qui revient au même, comment les miasmes contagieux s'engendrent dans la chambre d'un malade, d'où ils sortent pour aller infecter souvent toute une ville.

V. *Le poison de la rage.* Il provient des hommes ou des animaux hydrophobes, existe principalement dans la salive, ne se communique jamais ni par l'air ni même par le simple contact, et ne peut pénétrer dans le corps que quand il vient à être appliqué sur la surface d'une plaie, telle qu'une morsure, ou d'une partie couverte seulement d'un épiderme très-mince, comme sont les lèvres et les parties naturelles. On peut donc l'éviter en ne s'exposant pas à ces deux modes d'application. Mais le plus sûr moyen est d'observer les précautions suivantes :

1° Ne point avoir de chiens inutiles; car plus ces animaux sont nombreux, et plus il y a de chances pour la production de la rage.

2° Leur donner souvent à boire, les laisser s'accoupler, et ne pas les faire passer trop promptement du chaud au froid ou du froid au chaud.

3° Les mettre en observation et les tenir à l'écart dès qu'ils refusent de boire, qu'ils présentent des symptômes extraordinaires, qu'ils ne reconnaissent plus leur maître, et qu'ils aboient d'une voix rauque. On évitera la rencontre de tous ceux qui paraîtront suspects (1).

Cet affreux poison a pour effet de produire la rage au bout d'un laps de temps plus ou moins long, et de faire périr au milieu de convulsions horribles. Aussi doit-on s'estimer heureux que l'expérience ait appris qu'à la suite d'une morsure il peut séjourner long-temps dans les parties blessées, avant d'être absorbé et de passer dans le reste du corps. Ainsi, même après l'avoir reçu, on peut s'en débarrasser et se garantir de ses effets en bassinant sur-le-champ la plaie avec de l'eau et du sel, y appliquant des ventouses jusqu'à ce qu'il ne sorte plus de sang, la cautérisant avec le fer rouge, ou mieux avec un caustique liquide, tel que le beurre d'antimoine, qui s'introduit jusque dans ses moindres sinuosités, et entretenant ensuite la suppuration pendant sept ou huit semaines.

VI. *Autres poisons accidentels.* Il existe encore quelques poisons contagieux qui n'ont pas toujours ce caractère, et ne le prennent que dans certaines circonstances, dans certaines affections. Ces maladies sont : le scorbut, le cancer, la scarlatine, la teigne, la dyssenterie, la phthisie pulmonaire, la goutte et le

_______________

(1) Il est à craindre qu'un chien ne soit enragé toutes les fois qu'il marche droit devant lui, la tête baissée, la queue entre les jambes, les oreilles couchées, et les yeux pleins de chassie.

pourpre. Elles ne sont pas toujours contagieuses ; mais elles peuvent le devenir quand, s'aggravant beaucoup, elles se compliquent, comme on dit, de malignité ou de putridité. Il faut en pareil cas user de circonspection, et éviter au moins d'approcher de trop près ceux qui en sont atteints, c'est-à-dire d'habiter avec eux, de coucher dans le même lit, de porter leurs vêtemens, et autres choses semblables.

# CHAPITRE XII.

## DE LA VIEILLESSE ET DE SON INOCULATION PRÉMATURÉE.

La vieillesse est la plus inévitable de toutes les causes qui abrègent la vie. Ce voleur domestique, comme l'appelait Shakespeare, est le produit de la vie elle-même, dont l'exercice doit peu à peu rendre la fibre plus sèche, diminuer et aigrir les humeurs, rétrécir les vaisseaux, user les organes, et faire prendre enfin le dessus à l'élément terreux, qui amène infailliblement notre destruction.

On ne peut donc pas prévenir entièrement la vieillesse, et la question se réduit à savoir s'il est en notre puissance de l'accélérer ou de la retarder. Il est malheureusement vrai qu'on peut la hâter, et précipiter le cours de la vie; l'histoire moderne n'en fournit que trop de preuves. Nous voyons maintenant, surtout dans les grandes villes, des individus qui deviennent pubères à huit ans, atteignent presque leur entier développement à seize, éprouvent à vingt toutes les infirmités qui accompagnent la décadence des facultés, et présentent à trente l'image parfaite de la décrépitude, rides sur la figure, sécheresse et

roideur des articulations, dos voûté, faiblesse de la
vue, perte de la mémoire, cheveux gris, voix grêle et
chevrotante. J'ai ouvert un homme qui était dans ce
cas; à peine âgé de quarante ans, il avait les cheveux
gris et les cartilages des côtes ossifiés, ce qui n'arrive ordinairement que dans un âge très-avancé. Ainsi,
l'art peut, dans nos climats, raccourcir les périodes
de développement, hâter la vieillesse, et produire
d'une manière forcée les effets que la nature amène
d'elle-même dans les pays chauds.

Disons donc un mot de l'art de s'inoculer la vieillesse dans le jeune âge. Il suffit pour cela de con-
sommer rapidement les forces vitales et les humeurs,
et d'amener rapidement la fibre au degré de raideur et d'inflexibilité qui caractérise celle des vieillards.

Or voici comment on arrive à ce résultat. Il importe d'en être instruit, afin d'être plus en mesure
pour tenir une conduite opposée; car c'est en faisant
précisément le contraire qu'on pourra parvenir à
prolonger sa jeunesse.

1° Hâter l'époque de la puberté par des moyens
physiques et moraux, et abuser autant que possible
des facultés génératrices.

2° Se livrer de bonne heure à des exercices très-
fatigans, par exemple, courir plusieurs jours de
suite la poste à franc étrier, danser souvent, passer
les nuits sans dormir, et s'interdire toute espèce de
repos. Rien n'est plus propre que cette conduite à

épuiser rapidement la force vitale, et à dépouiller la fibre de sa souplesse. C'est surtout la danse qui ruine la santé des femmes. Combien de fois n'ai-je pas vu cet exercice, lorsqu'on en abusait, flétrir en peu d'années la fleur de la jeunesse la plus brillante, dessécher la peau et la couvrir d'éruptions ! Ces considérations ne devraient-elles pas contribuer à modérer un peu la passion de la danse, et la fraîcheur, la santé, ne sont-elles pas les avantages qui valent bien le sacrifice d'un moment de jouissance ?

3° Boire beaucoup de vin et de liqueurs. C'est un des plus sûrs moyens de dessécher le corps et de resserrer la fibre.

4° Toutes les passions violentes produisent le même effet ; elles accroissent l'influence des boissons fermentées.

5° Le chagrin, les soucis et la crainte sont très-propres à hâter l'apparition des marques de la vieillesse. On a vu des hommes dont les cheveux ont blanchi dans le court espace d'une seule nuit passée au milieu des angoisses de la peur. On croirait qu'il faut des causes réelles pour produire des affections aussi violentes ; mais il y a des hommes qui possèdent à un haut degré l'art de se créer des sujets de chagrin quand ils n'en ont pas de réels, qui voient tout en noir, se défient de tout le monde, et trouvent mille motifs d'inquiétude dans les événemens les plus insignifians.

6° Enfin, il faut ranger ici un système dont on

abuse étrangement, ou du moins dont on fait des applications peu rationnelles, c'est celui d'endurcir le corps par le froid, par des bains fréquens et prolongés dans l'eau glacée. Il n'y a pas de meilleur moyen pour développer les caractères physiques de la vieillesse.

Non content de savoir devenir vieux à un âge où nos pères étaient dans toute la force de la jeunesse, on est allé plus loin encore, et l'on a trouvé l'art de produire des enfans qui en naissant sont déjà des vieillards. J'ai vu quelques-uns de ces malheureux, couverts de rides, et présentant tous les caractères extérieurs de la décrépitude. Ils paraissent un instant sur la scène du monde, et, après y avoir passé une quinzaine de jours au milieu des souffrances et dans des cris continuels, ils terminent leur triste existence, ou plutôt ils la commencent par la fin. Mais tirons le rideau sur ces résultats effrayans du libertinage des parens, dont on peut dire qu'ils représentent les péchés personnifiés.

# SECTION SECONDE.

## DES MOYENS DE PROLONGER LA VIE.

## CHAPITRE PREMIER.

### DE LA SANTÉ ET DE LA VIGUEUR DES PARENS.

Quand on réfléchit aux conditions de la longévité et aux qualités qu'elle exige, on voit que tout dépend de la nature des matériaux dont nous avons été formés, et de la somme de force vitale qui nous a été dévolue au moment de notre formation, c'est-à-dire des circonstances qui nous assurent une complexion robuste ou débile, et qui donnent de l'énergie ou de la faiblesse aux organes indispensables à l'entretien de la vie. La longévité dépend donc, en dernière analyse, de la santé de nos parens, et du moment où nous avons reçu l'existence. Sous ce rapport, être *bien né* est un bonheur que l'on devrait souhaiter à tout le monde. C'est un avantage immense, quoiqu'on ne sache pas toujours l'apprécier. C'est un moyen de prolonger la vie qu'il n'est pas en notre pouvoir de nous procurer, mais que nous pouvons et devons donner aux autres.

Il y a ici trois objets essentiels à considérer, la santé des parens, le moment de la génération et le temps de la grossesse.

1° *La santé et le fonds de vie des parens.* Ce qui prouve combien ce point est essentiel, c'est qu'on a vu des familles entières qui semblaient avoir reçu de la nature le privilége de la longévité. Telle était la famille de l'Anglais Parr, dont nous avons parlé précédemment, et dont le père et les enfans atteignirent un âge très-avancé. Lorsque les parens fournissent une longue carrière, il y a lieu de présumer que les enfans vivront long-temps aussi. Cette seule circonstance devrait déjà être un motif suffisant pour déterminer quiconque veut avoir des enfans, à ménager et à conserver autant que possible ses facultés vitales. Nous sommes l'image de nos parens, non-seulement pour la forme et l'organisation générale, mais encore pour certaines faiblesses ou certains vices des organes intérieurs. On peut même transmettre à ses enfans la prédisposition à diverses maladies qui dépendent de la constitution primitive, telles que la goutte, la pierre, la phthisie pulmonaire et les hémorroïdes. L'expérience m'a prouvé que l'épuisement des facultés génératrices par le libertinage, ou peut-être par le virus vénérien modifié, communique aux enfans une prédisposition particulière du système lymphatique qui dégénère en scrofules, et qui fait que cette maladie se déclare souvent dans les premiers mois de la vie, quelquefois même au moment de la naissance.

L'âge des parens nuit également à la durée de la vie et à la vigueur de leurs enfans, lorsqu'il est trop avancé, ou qu'il ne l'est pas assez. On ne devrait jamais se marier qu'après avoir pris tout son développement, c'est-à-dire, dans nos climats, à vingt-quatre ans pour l'homme, et dix-huit pour la femme. En se mariant avant cette époque, on s'expose à ruiner sa santé et à mettre au jour des enfans délicats. Il me serait facile de citer beaucoup d'exemples pour prouver combien un mariage précoce peut entraîner de suites funestes pour la santé de la femme et le bonheur des deux époux.

2° *Le moment de la génération.* Ce point est beaucoup plus essentiel qu'on ne le croit communément, et il a une influence décisive sur la vie tout entière de l'enfant, soit au physique, soit au moral. C'est dans ce moment qu'on communique au germe du nouvel être le principe qui doit le vivifier. Or combien le plus ou moins d'énergie des causes agissantes ne doit-il pas influer sur la perfection ou l'imperfection du produit ? Ne serait-il pas à désirer que les parens fissent attention à cette circonstance, afin de n'oublier jamais que le moment de la génération est de la plus haute importance, que c'est celui de la création d'un nouvel être, et que la nature n'y a pas attaché sans motif le plus haut degré d'exaltation dont nous soyons susceptibles ? Quelque difficile qu'il soit de rassembler des faits à cet égard, je pourrais cependant citer des exemples d'enfans qui, ayant été engendrés dans l'ivresse, sont restés toute leur vie imbéciles. Puisqu'un extrême produit des extrêmes, pourquoi ne supposerait-on pas de même une proportion entre la cause et l'effet à tous les degrés, et n'admettrait-on pas, par exemple, qu'un enfant engendré dans un moment de mauvaise humeur ou d'incommodité, se ressentira lui-même plus ou moins de cette disposition physique ou morale pendant toute sa vie? De là vient la prééminence surprenante qu'ont presque toujours les enfans de l'amour sur les fruits d'une union légitime. Je crois donc que, dans l'état de mariage, on ne devrait jamais consacrer à l'accomplissement des devoirs conjugaux que les momens où l'on semble y être invité également des deux côtés par l'amour, la joie et l'impulsion de la nature. Nouveau motif pour s'interdire des jouissances trop fréquentes ou forcées, pour s'abstenir des plaisirs auxquels on ne se livre que machinalement et par habitude.

3° *Le temps de la grossesse.* Quoique le père soit sans contredit la principale source d'où le nouvel être tire le souffle de la vie, on ne peut disconvenir que le développement qui succède à l'éveil du germe, c'est-à-dire que la masse ne provienne de la mère seule. C'est le champ d'où le grain tire sa nourriture, et la constitution de l'enfant doit tenir principalement de celle de l'être dont il a fait partie pendant si

long-temps, avec la chair et le sang duquel il a été
formé. Mais, outre la constitution de la mère, les circonstances favorables ou défavorables à l'action desquelles elle se trouve exposée dans le cours de sa
grossesse, doivent exercer une influence puissante
sur la conformation tout entière et sur la vie du
nouvel être. C'est aussi ce que l'expérience nous apprend : la santé de l'enfant, et le plus ou moins de
vigueur de sa constitution, dépendent beaucoup plus
de la mère que du père. Un homme débile peut engendrer un enfant assez vigoureux, pourvu que sa
femme soit robuste et bien portante. La substance du
père s'élabore et se perfectionne pour ainsi dire dans
le sein de la mère. Au contraire, l'homme le plus
fort n'obtiendra jamais d'une femme valétudinaire que
des enfans faibles et languissans.

Quant à ce qui concerne les mesures prises pour
mettre le nouvel être à l'abri de tout danger et de
toute influence pernicieuse, nous voyons en elles
une nouvelle preuve de la sagesse et de la providence
divines. Malgré l'union intime du fœtus avec la mère,
quoiqu'il en fasse réellement partie pendant près d'une
année, et que, durant ce long espace de temps, il partage la même nourriture et les mêmes humeurs, cependant sa position, au milieu des eaux dans lesquelles il nage, le garantit non-seulement des atteintes
extérieures, mais encore des influences morales , car
il n'y a pas de connexion entre ses nerfs et ceux de
la mère. On a même vu souvent cette dernière mou-

rir, et l'enfant conserver la vie. D'ailleurs la nature, dans sa sagesse, a attaché une certaine exemption de maladies à l'état de grossesse. Il est prouvé qu'une femme enceinte craint moins qu'une autre les maladies contagieuses, et qu'il n'y a jamais plus de probabilités en faveur de la vie des personnes du sexe que quand elles portent un enfant dans leur sein.

On a si bien senti, dans tous les temps, l'importance de l'état de grossesse, que les anciens regardaient une femme enceinte comme une personne sacrée et inviolable, et que le moindre mauvais traitement, la plus petite injure dont on se rendait coupable envers elle, entraînait une peine double de celle dont le même délit aurait été puni à l'égard de tout autre individu. Malheureusement les mœurs ont bien changé sous ce rapport. La constitution délicate et nerveuse de nos femmes a rendu plus dangereux le séjour de l'enfant dans le sein de sa mère, qui n'est plus un asile pour lui, et qui a cessé d'être l'atelier paisible de la nature. L'excès de sensibilité qu'on peut maintenant reprocher au beau sexe rend l'organe chargé de contenir le fœtus beaucoup plus accessible à une foule d'impressions dangereuses et d'affections sympathiques, de sorte que l'enfant se ressent par contre-coup de toutes les passions, de la moindre frayeur, et de toutes les causes de maladies, même des plus insignifiantes. Ainsi renfermé dans un lieu où son développement est à chaque instant troublé et interrompu, il ne peut jamais atteindre le degré de perfection que la nature lui avait destiné.

On n'apprécie pas non plus assez l'importance de l'état de grossesse sous le point de vue politique. A qui vient-il aujourd'hui dans l'idée de penser qu'une femme enceinte devrait être inviolable? Quel est celui qui, dans la manière dont il se conduit à son égard, songe au danger auquel il expose peut-être la conformation ou la moralité d'un être qui prendra place un jour parmi les hommes? Combien peu de femmes enceintes ont elles-mêmes pour cet état le respect qu'on devrait lui porter! Combien peu ont assez de force d'âme pour renoncer aux plaisirs et aux écarts de régime qui seraient capables de nuire à leur fruit!

Ces réflexions me conduisent tout naturellement à tracer les règles suivantes:

1° Les femmes qui ont le genre nerveux très-irritable ne devraient jamais se marier, sinon par intérêt pour elles-mêmes, et dans la vue de s'épargner mille souffrances, du moins par compassion pour les malheureux auxquels elles donneront le jour. On devrait aussi, dans l'éducation des jeunes personnes, s'appliquer surtout à les préserver de cet excès déplorable de sensibilité, tandis qu'on fait malheureusement tout le contraire, soit pour ménager le teint, soit pour se conformer aux caprices de la mode et aux exigences de l'étiquette. Il est du devoir d'un homme, en se choisissant une épouse, de s'assurer qu'elle n'a pas le système nerveux trop irritable. Sans cette précaution, on ne saurait atteindre le but principal du mariage, qui est de procréer des enfans sains et robustes.

2° Les femmes devraient s'observer davantage lorsqu'elles sont enceintes, et suivre alors un régime exact sous tous les rapports; car c'est de leur conduite que dépendent les bonnes ou mauvaises dispositions physiques et morales de leur enfant.

3° Il faudrait que chacun, considérant une femme enceinte comme un atelier dans lequel se forme un homme, eût pour elle tous les ménagemens et toutes les attentions qu'elle mérite. Chaque époux surtout devrait prendre à cœur de suivre cette règle, et bien se convaincre qu'en s'y conformant il travaille pour la vie et la santé de ses propres enfans, et que ce n'est qu'en agissant ainsi qu'on se rend digne du plus beau de tous les titres, celui de père.

# CHAPITRE II.

## DE L'ÉDUCATION PHYSIQUE SAGE ET RAISONNÉE.

La manière dont on élève les enfans pendant les deux premières années influe beaucoup sur la durée de leur vie. On pourrait regarder cette période comme la suite ou la continuation de la génération. L'enfant ne vient au monde qu'à demi formé; la première partie de son développement se fait dans le sein de la mère, et la seconde, qui n'est pas moins importante, dans le cours des deux premières années de son existence. C'est alors seulement que se perfectionnent les organes de la sensibilité et de l'âme, que se développent ceux de la respiration et du mouvement volontaire, les dents, les os, les organes de la parole; en un mot, que toutes les parties prennent la forme et la texture propres à chacune d'elles. On conçoit aisément, d'après cela, jusqu'à quel point la perfection et la durée de la vie peuvent dépendre des circonstances qui ont accompagné cette espèce de seconde génération, ou plutôt cette période de développement, ainsi que des influences qui ont contribué à en arrêter la marche, à la déranger, ou à la hâter. C'est en remontant jusque là qu'on expliquera pourquoi la consommation se fait avec lenteur ou rapidité, pourquoi la vie est exposée à plus ou moins de dangers.

Il n'est donc pas indifférent de venir au monde dans telle saison ou dans telle autre; et, sous ce rapport, on ne peut disconvenir que le moment de la naissance n'influe sur le bien-être physique. La mortalité est moins grande parmi les enfans qui naissent au printemps que parmi ceux qui naissent au commencement de l'hiver, dans le courant des mois de novembre, décembre et janvier. Les premiers peuvent espérer une vie plus longue et une santé plus robuste, parce qu'ils respirent de meilleure heure et plus long-temps un air pur, parce que leurs parens, qui ne craignent pas tant les intempéries de la saison, les gâtent moins en les tenant au lit ou renfermés dans des appartemens bien chauds, et parce que l'influence vivifiante du printemps et de l'été exalte en eux la puissance de la force vitale. On fait là même remarque chez les animaux; car ceux qui naissent au printemps sont toujours plus robustes et plus vifs que ceux qui viennent au monde en automne ou en hiver. Cependant elle n'est applicable qu'au climat dans lequel nous habitons.

On peut réduire aux suivantes toutes les règles relatives à l'éducation physique des enfans.

1° Il faut favoriser le développement des organes, surtout de ceux dont dépendent immédiatement la santé et la durée de la vie physique et morale, les exercer dans une juste proportion, et les perfectionner autant que possible. Ces organes sont l'estomac, les poumons, la peau, le cœur, le système vasculaire et les organes des sens. Des poumons sains dépendent de l'usage d'un air pur, aidé dans la suite par l'exercice de la parole, du chant et de la course. On acquiert un bon estomac en ne lui confiant que des alimens sains, faciles à digérer, nourrissans, et qui ne soient ni trop excitans, ni trop épicés. La santé de la peau est le fruit de la propreté, des lotions, des bains, de la jouissance d'un air pur, du séjour habituel dans un lieu dont la température ne soit ni trop basse ni trop élevée, et plus tard de l'exercice. Enfin, on entretient la force du cœur et des vaisseaux par l'emploi des moyens précédens, en particulier par une bonne nourriture, aidée de l'exercice, aussitôt que l'âge le permet.

2° Il faut seconder le développement successif des facultés physiques et morales, sans cependant le hâter trop. On aura soin que la force vitale soit toujours répartie d'une manière uniforme, parce que l'harmonie et la proportion des organes sont la base de la santé et de la vie. Les bains et un air pur, auxquels on joint plus tard l'exercice, sont les meilleurs moyens qu'on puisse employer dans cette intention.

3° Il faut diminuer la réceptivité pour les causes de maladie, par conséquent habituer l'enfant d'abord au froid et à la chaleur, puis dans la suite à quelques petits dérangemens et à de légères fatigues.

On retire de là un double avantage, celui de diminuer la consommation, en émoussant la sensibilité, et celui de prévenir les maladies qui la troublent.

4° Il faut écarter et prévenir toutes les causes internes de maladies, comme amas de mucosités, obstructions du mésentère, développement d'âcretés dans les humeurs, accidens qui peuvent naître de la pression exercée par des vêtemens trop serrés, de la malpropreté, et d'autres causes analogues.

5° Il faut alimenter la force vitale elle-même. La jouissance habituelle d'un air pur est le meilleur moyen de remplir cette indication. Il faut surtout s'attacher dès le principe à développer les forces médicatrices de la nature, parce qu'elles sont la ressource la plus puissante que nous ayons en nous-mêmes pour contre-balancer et détruire l'influence des causes de maladie. On y parviendra en évitant d'habituer le corps aux secours de la médecine, précaution sans laquelle on altère tellement la nature, que désormais elle s'en repose toujours sur autrui du soin de sa guérison; et qu'elle finit par perdre entièrement la faculté de se délivrer elle-même des maux qui peuvent venir l'obséder.

6° Il faut éviter d'imprimer dès le principe trop d'activité à la consommation intérieure, et la maintenir dans un degré de modération qui, faisant loi pour l'avenir, ralentisse la vie, et en assure ainsi la durée.

Pour remplir ces diverses indications, il suffit de mettre en usage les moyens simples que je vais indiquer, et qui constituent, à mon avis, l'essence de l'éducation physique des enfans.

Distinguons d'abord deux périodes.

La première s'étend jusqu'à la fin de la seconde année. Voici quelles sont les principales considérations qui s'y rattachent.

1° La nourriture doit être bonne, mais appropriée à la délicatesse des organes, c'est-à-dire facile à digérer, plutôt liquide que solide, fraîche et saine, sans être trop excitante ni trop échauffante.

La nature elle-même nous offre le meilleur des guides à cet égard, en assignant le lait pour nourriture à l'enfant qui vient de naître. Le lait possède au plus haut degré toutes les qualités que je viens d'énumérer. Il nourrit beaucoup, mais sans irriter ni échauffer; il tient le milieu entre la nourriture animale et la nourriture végétale; il réunit les avantages de l'une et de l'autre, ceux des végétaux, en stimulant moins que la viande, ceux de la viande, en ce qu'il a été élaboré par un animal vivant; il s'assimile plus facilement à notre propre substance. C'est donc sous tous les rapports un aliment qui convient parfaitement à la constitution de l'enfant.

En effet, l'enfant vit beaucoup plus vite que l'adulte. Il renouvelle plus souvent le matériel de son organisation. D'ailleurs, il n'a pas besoin de nourriture pour sa conservation seulement, mais encore pour son accroissement continuel, qui n'est jamais plus rapide que pendant le cours de la première année. Ainsi il faut qu'à cette époque la nourriture soit abondante et concentrée. D'un autre côté, les facultés digestives n'ayant pas encore pris tout leur développement, ne pourraient point assimiler des alimens solides ou trop hétérogènes. Il faut donc que la nourriture du nouveauné soit liquide et déjà animalisée, c'est-à-dire qu'elle ait été élaborée et rapprochée de sa nature par un autre corps vivant. Enfin, l'enfant est irritable et sensible à l'excès, de sorte qu'un stimulant qui agirait à peine sur un homme fait, produit en lui de la fièvre, ou même des spasmes et des convulsions. Il suit encore de là que sa nourriture doit être douce et en rapport avec la grande irritabilité dont la nature l'a doué.

Je regarde donc comme un des premiers préceptes de la nature, comme un des moyens qui contribuent le plus à assurer une vie longue et heureuse, de faire sucer à l'enfant le lait de sa mère ou d'une nourrice bien portante pendant une année entière.

Les modernes ont violé cette grande loi de plusieurs manières, qui toutes exercent une influence funeste sur la durée de l'existence, et que je me crois par conséquent obligé de dénoncer et de condamner ici.

On a essayé d'élever les enfans avec des fécules et des gruaux seulement. Cette nourriture peut être utile dans certaines circonstances, mais elle nuit certainement quand on n'en donne pas d'autre, parce qu'elle n'est pas assez réparatrice, et, ce qui est bien plus grave encore, parce que, ne pouvant pas s'animaliser assez, elle conserve encore dans le corps de l'enfant une partie de l'acidité des substances végétales. Voilà pourquoi, sous l'influence d'un pareil régime, les enfans deviennent languissans, maigrissent, et sont tourmentés continuellement par des aigreurs, des vents, des glaires, des obstructions dans le bas-ventre et des écrouelles.

Une coutume plus mauvaise encore, c'est celle de nourrir les enfans avec de la bouillie. Cette nourriture, outre les inconvéniens qu'elle partage avec tous les alimens tirés du règne végétal seul, a encore celui d'occasioner l'engorgement des glandes du mésentère, et d'engendrer le carreau, les scrofules ou la phthisie pulmonaire.

D'autres, pour éviter ces dangers, et peut-être aussi par anglomanie, donnent à leurs enfans de la viande, du vin, de la bière. Cette coutume doit être blâmée avec d'autant plus de force, que le nombre de ses partisans ne fait qu'augmenter de jour en jour, qu'elle rentre dans la méthode des stimulans, si fort à la mode aujourd'hui, et que les médecins eux-mêmes n'en apprécient pas toujours les dangers. La viande fortifie, dit-on, et c'est là précisément ce dont un enfant a besoin. Mais voici de quels argumens je me sers pour combattre ce raisonnement.

Il doit toujours y avoir un rapport exact entre la nourriture et celui qui la prend, entre les excitans et l'excitabilité. Plus l'excitabilité est grande, plus aussi le moindre stimulant agit avec force, et réciproque-

ment. Mais cette excitabilité va toujours en décrois-
sant d'année en année, jusqu'à ce qu'elle s'éteigne tout-
à-fait dans la vieillesse. On peut donc dire que, quant à
ses propriétés stimulantes et fortifiantes, le lait est pour
l'enfant ce qu'est la viande pour l'homme fait, ce qu'est
le vin pour le vieillard. La viande est donc pour lui
ce que le vin est pour l'adulte, c'est-à-dire une nourriture beaucoup trop forte, et contraire aux lois de
la nature. Lorsqu'on lui en fait manger, on excite et
l'on entretient chez lui un état continuel de fièvre, on
précipite la circulation du sang, on augmente la
chaleur, et on dispose le corps à de violentes inflammations. Un enfant nourri de cette manière a l'air de
bien se porter; mais la plus petite cause suffit pour
mettre tout son sang en mouvement, et quand ses
dents commencent à pousser, quand la petite-vérole
ou d'autres maladies se déclarent, causes qui tendent
déjà par elles-mêmes à chasser le sang avec violence
vers la tête, on doit s'attendre à des fièvres inflammatoires, à des convulsions, à des attaques d'apoplexie.
La plupart des hommes croient qu'on ne peut mourir que de faiblesse; mais on meurt aussi d'un excès
de force et de stimulation, et c'est à quoi expose
l'usage mal entendu des excitans. D'ailleurs, une
nourriture aussi forte que la viande, donnée à l'enfant, accélère la consommation vitale dès le début de
l'existence. On donne trop d'activité à tous les systèmes, à tous les organes, et, au lieu de fortifier le
corps, on fait tout ce qu'il faut pour abréger la vie.

N'oublions pas non plus de dire que cette méthode accélère le développement des dents, et par suite la puberté, ce que nous avons vu être un des moyens les plus puissans de raccourcir la durée de la vie, et qu'elle exerce même une fâcheuse influence sur le caractère. Les hommes et les animaux qui vivent de viande sont violens, cruels, passionnés, tandis qu'un régime végétal dispose davantage à la douceur et à l'humanité. J'en ai vu un grand nombre d'exemples. Les enfans qui sont accoutumés de bonne heure à manger beaucoup de viande deviennent robustes, mais en même temps passionnés, violens et brutaux. Or je doute qu'un pareil caractère puisse faire le bonheur de l'homme qui l'a reçu en partage, ni moins encore celui des personnes qui vivent avec lui. Il y a des cas où le régime animal peut être utile, même dans les premières années de la vie, comme lorsqu'il s'agit d'enfans débiles, qui n'ont pas sucé le lait de leur mère, et qui sont tourmentés par des aigreurs dans les premières voies; mais alors on doit le considérer comme un véritable médicament, et c'est au médecin qu'il appartient de le prescrire.

Ce que je viens de dire de la viande doit s'entendre à plus forte raison du vin, du café, du chocolat et des épices.

Ainsi une des plus importantes règles de l'éducation physique des enfans, c'est de ne leur donner, pendant les premiers six mois, ni viande, ni bouillon de viande, ni vin, ni café, ni bière, mais uniquement du lait, et par-dessus tout autre le lait de leur mère. Ce n'est que dans les six mois suivans qu'on peut se permettre de leur faire prendre un peu de soupe. Mais, quant à la viande, il ne faut la leur permettre qu'après la pousse des dents, c'est-à-dire vers la fin de la seconde année.

Lorsque des obstacles insurmontables, tels qu'une santé faible, une prédisposition bien marquée à la phthisie pulmonaire, ou des nerfs délicats, toutes circonstances qui seraient plus nuisibles que favorables à la vie de l'enfant, empêchent une mère d'allaiter elle-même, ce qui n'est que trop commun aujourd'hui, et qu'on ne peut se procurer une nourrice saine et bien constituée, on se trouve réduit alors à la triste nécessité de recourir à l'allaitement artificiel. Quoique cette méthode soit toujours un peu contraire à la santé de l'enfant et à la durée de son existence, on peut cependant en diminuer de beaucoup les dangers à l'aide des précautions suivantes.

1° Il faut d'abord, autant que possible, laisser l'enfant téter sa mère pendant quinze jours ou un mois. On ne saurait croire combien cette précaution est essentielle. Ensuite, pour remplacer le lait maternel, on choisira de préférence à tout autre celui de chèvre ou d'ânesse, qu'on donnera au moment même où l'on vient de traire l'animal. Il vaudrait encore mieux faire téter ce dernier par l'enfant. Si ces deux moyens sont impraticables, on aura recours à un mélange de lait de vache et d'eau, à parties égales, qu'on fera prendre tiède, ayant soin de se procurer du lait frais une fois par jour au moins. Il ne faudra jamais mettre ce lait sur le feu, ni encore moins le tenir constamment chaud, ce qui l'aigrirait, et l'on se contentera de faire chauffer l'eau qu'on y ajoute chaque fois que l'enfant aura besoin de boire. En suivant cette méthode, il faut commencer de meilleure heure à donner de la soupe, du gruau, du sagou et du salep cuits avec moitié lait et moitié eau, du bouillon léger dont on a enlevé toute la graisse, et des laits de poule. Les pommes de terre ne conviennent pas durant les deux premières années ; quoique je ne les croie pas malfaisantes, je suis cependant convaincu qu'elles sont trop difficiles à digérer pour un estomac encore si délicat, parce qu'elles contiennent beaucoup de mucosité.

2° Dès la troisième semaine, un peu plus tôt en été, plus tard en hiver, on fera prendre l'air tous les jours à l'enfant, et l'on continuera ensuite d'agir ainsi, quelque temps qu'il fasse.

Les enfans et les végétaux se ressemblent parfaitement sous ce rapport. On aurait beau leur donner en abondance de la nourriture et de la chaleur, si on les prive d'air et de lumière, on les voit se flétrir, ils deviennent pâles et blafards, ne profitent plus, et tardent peu à succomber. L'air pur et les principes vivifians qu'il renferme sont un aliment aussi nécessaire et peut-être même plus indispensable encore à la conservation de la vie, que le boire et le manger. Je connais des enfans qui, pour avoir été élevés comme des plantes de serre, sont toujours restés depuis pâles et débiles : tandis que la facilité de respirer tous les jours un air pur est un moyen infaillible de procurer des couleurs, de la santé et de la vigueur au nouvel être, pour le reste de sa vie. Un autre avantage qu'on retire de là, c'est de mettre l'enfant à l'épreuve d'une des plus puissantes causes de maladie, en le rendant capable de supporter par la suite les vicissitudes du froid et du chaud, les changemens de temps, et toutes les intempéries de l'atmosphère.

L'air qu'on respire dans un lieu couvert de gazon, planté d'arbres et un peu éloigné de toute habitation, est celui qui convient le mieux ; le moins favorable est celui qui circule dans les rues d'une ville.

3° On lavera tous les jours l'enfant de la tête aux pieds avec de l'eau froide. Ce soin est indispensable pour entretenir la peau propre, lui donner du ton, fortifier le système nerveux tout entier, et poser ainsi les fondemens d'une vie longue et heureuse. Il faut commencer les lotions dès l'instant de la naissance, employer de l'eau tiède pendant les premières semaines seulement, se servir ensuite toujours d'eau froide, mais dans tous les cas ne faire usage que de celle qui vient d'être tirée d'une fontaine ou d'un puits : car l'eau ordinaire renferme aussi une substance spiritueuse, de l'air plus chargé d'oxigène que celui de l'atmosphère, qui augmente en elle la propriété fortifiante, et qui disparaît quand on la laisse trop long-temps exposée à l'air. Au reste il faut terminer promptement ce lavage, et essuyer le corps immédiatement après. On évitera également de le faire au moment où l'enfant sort du lit, comme aussi toutes les fois qu'il est baigné de sueur.

4° On baignera une ou deux fois par semaine l'enfant dans de l'eau tiède, c'est-à-dire ayant la température du lait qu'on vient de traire, et marquant de vingt-quatre à vingt-six degrés au thermomètre de Réaumur.

Cette pratique est si excellente et convient tellement aux enfans, qu'il n'en existe peut-être pas de plus propre à développer et à perfectionner leur physique. Nettoyer la peau et lui donner du ton, seconder le développement des facultés et des organes sans l'accélérer, rendre la circulation uniforme partout, établir de l'harmonie entre tous les actes de la vie, fortifier le système nerveux, modérer l'irritabilité des fibres, diminuer la consommation intérieure, et purifier les humeurs; tels sont les effets des bains. Je ne connais rien qui réunisse aussi complètement toutes les conditions nécessaires pour entretenir la santé et procurer une longue vie. Il ne faut pas que le bain soit composé entièrement d'eau qui ait bouilli; mais on aura l'attention de le préparer avec de l'eau fraîchement puisée à la source, à laquelle on en ajoutera de la chaude, jusqu'à ce que le mélange soit tiède. En été, la meilleure eau est celle qui a été échauffée par les rayons du soleil. A cette époque de la vie, le bain doit être d'un quart d'heure; on le prolongera davantage dans la suite. On ne le fera jamais prendre que quelques heures après le repas.

5° Il ne faut pas tenir les enfans trop chaudement. En conséquence, on évitera que leur chambre soit trop échauffée, que leurs vêtemens et leurs couvertures soient trop chauds. Trop de chaleur augmente considérablement l'irritabilité, accélère par suite la consommation intérieure, affaiblit et relâche la fibre, hâte le développement de tous les organes, paralyse la peau, dispose à la sueur pour la moindre cause, et expose ainsi au danger de s'enrhumer à chaque instant. Il me paraît surtout fort important d'accoutumer de bonne heure les enfans à coucher sur des matelas de crin, de balle d'avoine ou de mousse. Ces matelas ne s'échauffent jamais trop, ils ont plus d'élasticité que ceux de laine, et plus surtout que les lits de plume, préviennent les difformités en obligeant l'enfant de s'étendre tout de son long, parce qu'ils ne cèdent pas sous le poids de son corps, et empêchent l'instinct reproducteur de se développer trop tôt. Lorsqu'il fait très-froid, on doit couvrir l'enfant davantage.

6° Les habits doivent avoir de l'ampleur, ne gêner aucun des mouvemens, et ne pas être faits d'une étoffe trop chaude, ou susceptible de retenir la transpiration, comme sont les pelleteries. Il faut qu'on puisse les changer et les laver souvent. Ils seront donc de toile ou de coton en été, et d'une petite étoffe de laine en hiver. Point de cordons serrés autour du corps, point de corsets, point de souliers étroits, en un mot point d'entraves capables d'engendrer des maladies qui abrègeraient la vie. On laissera la tête de l'enfant découverte à dater du premier ou du second mois, suivant la saison.

7° On observera la plus grande propreté, c'est-à-dire qu'on renouvellera tous les jours la chemise, toutes les semaines les habits, et tous les quinze jours les draps de lit. On aura grand soin d'écarter les mauvaises odeurs, de ne jamais laisser entrer beaucoup de monde à la fois dans la chambre, de ne point y faire sécher de linge, et de n'y pas laisser de linge sale. La propreté est la moitié de la vie des enfans; plus on les tient proprement, et mieux ils se portent. La propreté seule, avec un régime très-sobre, suffit pour leur donner en peu de temps un air florissant, de la vigueur et de la vivacité; tandis que la malpropreté les rend faibles et valétudinaires, quelque abondante que soit la nourriture qu'on leur donne. Voilà pourquoi tant d'enfans dépérissent, sans qu'on en soupçonne le motif. Il arrive souvent aux ignorans de les croire ensorcelés, ou atteints du ver solitaire; mais la malpropreté est le seul démon qui les possède, et qui finit infailliblement par les entraîner au tombeau.

La seconde période s'étend depuis l'âge de deux ans jusqu'à celui de douze à quatorze. Elle réclame aussi quelques soins particuliers.

1° Les règles relatives à la propreté, au lavage à l'eau froide, aux bains, aux vêtemens et à l'air, sont les mêmes que dans le cours de la période précédente.

2° Le régime ne sera ni trop recherché ni trop sévère. Ce qu'il y a de mieux, c'est de donner aux enfans une nourriture mêlée de viande et de végétaux, et de les accoutumer à se nourrir de tout, en ayant soin d'ailleurs de ne pas leur donner à manger trop à la fois ni trop souvent. Si l'on se conforme soigneusement aux autres préceptes de l'éducation physique, si, en particulier, on ne néglige ni l'exercice ni les soins de la propreté, il n'est besoin ni d'alimens délicats, ni d'un régime sévère, pour avoir des enfans bien portans. On peut s'en convaincre en jetant les yeux sur ceux des habitans de nos campagnes, qui sont robustes et pleins de santé, quoique le régime qu'ils suivent ne soit rien moins que d'accord avec les principes de l'hygiène. Mais il ne faut pas ici se conduire avec l'inconséquence dont on se rend coupable sur tant d'autres points, nourrir ses enfans comme ceux d'un villageois; et en même temps les faire coucher sur la plume, les tenir oisifs, les renfermer dans une chambre bien chaude. C'est pourtant ainsi qu'on s'est conduit à l'égard des bains froids, qu'on a adoptés sans faire aucune réforme dans la méthode suivie généralement pour l'éducation. Je ne saurais trop le répéter, la chose essentielle en matière d'éducation, c'est de se tracer un plan uniforme, et de ne pas suivre des méthodes dont les effets se détruisent mutuellement. Il est très-bon de faire faire quatre repas aux enfans, et toujours aux mêmes heures. Qu'on observe seulement de ne leur donner ni épices, ni café, ni chocolat, ni alimens de haut goût, ni sauces, ni pâtisseries, ni fromage fermenté. Quant à leur boisson, l'eau fraîche est la meilleure ; on ne doit les accoutumer au vin, à la bière et au cidre, que dans les lieux où il ne se trouve pas de bonne eau de source.

3° Le mouvement est aussi un point fort essentiel de l'éducation physique. On fera passer aux enfans la plus grande partie de la journée en jeux de toute espèce, qui leur seront utiles, surtout en plein air. L'exercice fortifie, inspire le goût de l'activité, et distribue uniformément les forces et les humeurs. Rien n'est plus propre que lui à prévenir les difformités.

4° Il ne faut pas exercer trop tôt les facultés de l'âme. C'est un grand préjugé que de croire qu'on ne puisse commencer trop tôt à les mettre en jeu. On ne doit pas y songer tant que la nature, encore occupée de développer les organes, a besoin de toute sa vigueur pour y parvenir, ce qui dure jusqu'à la septième année. Si, dès cet âge, l'on met les enfans à l'étude, on enlève au matériel de leur organisme la portion la plus noble de la force vitale, qu'ils consument par l'acte de la pensée, d'où il résulte nécessairement que le développement s'arrête, que les digestions se dérangent, que les humeurs se détériorent, que les scrofules se déclarent, enfin que le système nerveux acquiert sur tous les autres une prédominance qui devient, pour le reste de la vie, une source intarissable de maux de nerfs, de mélancolie et d'hypocondrie. Il est vrai néanmoins que la diversité du caractère et le plus ou moins de vivacité de l'esprit apportent ici de grandes modifications; mais on fera bien, dans tous les cas, de prendre une marche directement opposée à celle que l'on suit d'ordinaire. Si l'enfant annonce de bonne heure des dispositions heureuses pour l'étude, au lieu de l'animer, comme le font la plupart des maîtres, il faudra modérer son zèle; car une maturité précoce est presque toujours une maladie, ou tout au moins un état contre nature, qu'il est plus prudent d'arrêter que d'entretenir, à moins qu'on n'aime mieux faire de son fils un prodige d'érudition qu'un homme bien portant et capable de fournir une longue carrière. Au contraire, on peut appliquer de meilleure heure à l'étude un enfant chez lequel la matière l'emporte sur l'esprit et la pensée se forme avec trop de lenteur, car alors les exercices intellectuels seront le meilleur moyen de développer cette précieuse faculté.

Je dois aussi faire observer que des études prématurées, outre les inconvéniens qui naissent de la tension de l'esprit, en produisent d'autres encore, provenant de l'obligation qu'elles imposent aux enfans de rester long-temps assis, et du mauvais air que leur réunion engendre dans les écoles. Ces deux causes contribuent à doubler la fatigue du travail. Je suis persuadé qu'on aiderait beaucoup aux enfans si on leur faisait faire leurs exercices en plein air, dans la belle saison, et si l'on avait sous les yeux le grand livre de la nature, qui, en supposant que le maître sût y lire, offrirait une instruction plus profitable au jeune âge, et plus à sa portée que tout ce qu'on peut trouver dans les livres.

Il est encore un point fort essentiel à cette époque, c'est de prévenir l'onanisme, ou, pour mieux dire, d'empêcher que le penchant qui entraîne les sexes l'un vers l'autre ne se développe trop tôt. Comme ce mal est une des causes qui contribuent le plus à abréger la vie et à la remplir d'amertume, il est de mon devoir de m'étendre sur les moyens qu'on doit employer pour en préserver la jeunesse. Je suis persuadé que l'onanisme est un vice plus commun qu'on ne pense; que c'est un des plus terribles parmi ceux qui affligent le genre humain, et que quand un enfant en a contracté l'habitude il est très-difficile de l'en guérir. Qu'on ne se flatte donc pas d'y porter remède par des spécifiques, et par les mesures auxquelles on n'a ordinairement recours que trop tard. L'essentiel est de le prévenir. En conséquence, tout le secret consiste à empêcher l'instinct générateur de se développer avant le temps fixé par la nature. C'est là la véritable plaie dont notre siècle est affligé, et dont l'onanisme n'est que le résultat. Cette maladie peut exister dès l'âge de sept ou huit ans, même avant que le goût des jouissances solitaires se soit développé. Pour la prévenir, il faut prendre ses mesures dès la première enfance, et diriger vers ce but, non pas seulement quelques parties, mais bien tout l'ensemble de l'éducation.

Voici, d'après ma manière de voir et ma longue expérience, quels sont les meilleurs moyens qu'on puisse opposer à ce fléau de la jeunesse; ils n'échoueront jamais entre les mains de celui qui saura en bien diriger l'emploi.

1º Il faut éviter, dès le principe, les alimens trop excitans et trop substantiels. Peu de personnes savent qu'en donnant de bonne heure à leurs enfans de la viande, du vin et du café, elles font naître en eux le germe du penchant à l'onanisme. L'usage prématuré des substances irritantes hâte le développement des désirs, comme je l'ai déjà démontré. Ce qui est surtout très-nuisible, c'est de donner aux enfans, le soir et quelques instans avant qu'ils se mettent au lit, de la viande, des œufs durs, des épices, ou des alimens venteux, tels que des pommes de terre et autres semblables.

2º On lavera tous les jours les enfans avec de l'eau froide, on les laissera jouer en plein air, et on les couvrira légèrement, surtout aux parties naturelles. Des culottes serrées et d'une étoffe chaude ne contribuent que trop souvent à ce développement prématuré. Il convient donc de vêtir les enfans d'une robe, et de ne leur faire porter ni culottes ni pantalons pendant les premières années.

3º On ne les fera jamais coucher sur la plume, mais sur des matelas. On ne les mettra au lit que le soir, après qu'ils auront pris beaucoup d'exercice, et qu'ils seront par conséquent bien fatigués, et le matin on les lèvera aussitôt qu'ils seront éveillés. La mauvaise habitude de les laisser alors couchés dans un état intermédiaire entre le sommeil et la veille, principalement sous des couvertures bien chaudes, est une des causes qui contribuent le plus à faire naître en eux le goût de l'onanisme. Il faut donc que les mères s'en corrigent sévèrement.

4° On leur fera prendre tous les jours de l'exercice, afin de détourner une partie des forces au profit des organes du mouvement. Est-il étonnant que, quand l'enfant passe la journée entière assis et dans l'inaction, les forces, qui doivent agir d'une manière ou d'une autre, prennent une direction contraire au vœu de la nature? Mais qu'on lui permette de sauter et de courir tous les jours en plein air, jusqu'à ce qu'il soit fatigué, et je réponds que le goût de l'onanisme ne se développera pas chez lui. C'est un mal attaché à l'éducation sédentaire des pensionnats et des couvens, où l'on n'accorde que de courts instans pour les récréations.

5° On n'exercera pas de trop bonne heure le sentiment et la pensée, car plus on perfectionne les organes de ces deux facultés, et plus on expose l'enfant à prendre du goût pour les jouissances solitaires.

6° On évitera surtout avec le plus grand soin tout ce qui, dans les discours, les lectures ou les actions, pourrait mettre en mouvement les idées relatives aux rapports des sexes, ou seulement diriger l'attention des enfans sur leurs parties naturelles. Il faut en détourner leur imagination par tous les moyens possibles, sans cependant suivre la méthode tant vantée par certaines personnes, qui consiste à leur faire sentir la haute importance de ces parties, en leur expliquant les usages auxquels elles sont destinées. On conçoit que plus l'attention se porte vers ces organes, et plus il est facile de les stimuler ; car l'attention consacrée à un objet, et qu'on peut considérer en quelque sorte comme un contact intérieur, est un stimulant aussi puissant qu'un contact extérieur. Je pense donc, avec les anciens, qu'on ne doit pas parler du rapprochement des sexes aux jeunes gens avant qu'ils aient atteint l'âge de dix-neuf ans. Il ne faut pas leur faire connaître un acte pour lequel ils n'ont point encore d'organes, car la notion qu'on leur en donne pourrait solliciter l'apparition de ces organes avant le temps fixé par la nature.

On aura soin également d'éloigner d'eux les pièces de théâtre, les romans et les poésies qui traitent de sujets érotiques. Il faut écarter tout ce qui est propre à enflammer l'imagination, et à la porter vers cet ordre d'idées. Ainsi, par exemple, la lecture de quelques anciens poëtes, et l'étude de la mythologie, peuvent devenir très-dangereuses pour certains enfans. Il vaudrait mieux commencer leur instruction par l'histoire naturelle, la botanique, la zoologie, l'économie, etc.

Ces objets ne font point naître dans l'esprit d'idées contraires au vœu de la nature, et elles entretiennent au contraire dans toute sa pureté l'instinct naturel, qui en est le plus puissant de tous les préservatifs.

7° On veillera scrupuleusement à ce que les servantes, les domestiques, en un mot toutes les personnes qui entourent les enfans, ne fassent point éclore en eux le germe de ce penchant, comme il leur arrive souvent de le faire sans intention coupable. Je sais des enfans qui ont contracté l'habitude de l'onanisme, uniquement parce que leurs bonnes, pour les endormir, ou pour les apaiser quand ils jetaient des cris, ne connaissaient pas de meilleur moyen que celui de jouer avec leurs parties naturelles. C'est aussi pourquoi il ne faut jamais faire coucher plusieurs enfans dans le même lit.

8° Lorsque ce malheureux penchant se déclare, malgré toutes les précautions qu'on a prises, on doit commencer par examiner si ce n'est pas plutôt une maladie qu'un vice, circonstance à laquelle la plupart des maîtres font trop peu d'attention. Toutes les maladies qu'accompagne une excitation extraordinaire des viscères du bas-ventre, lorsqu'il s'y joint un certain degré de sensibilité, sont les principales causes qui font naître le goût de l'onanisme. L'expérience m'a démontré que tel peut être le résultat, par exemple, des affections vermineuses, des scrofules ou du carreau, et de la pléthore abdominale, produite, soit par un régime trop échauffant, soit par une vie trop sédentaire. Dès qu'on soupçonne une pareille origine au penchant qui inspire de si justes appréhensions, il faut toujours commencer par éloigner la cause matérielle et diminuer l'excitabilité du système nerveux. Cette méthode suffira pour guérir l'enfant.

# CHAPITRE III.

## DE L'ACTIVITÉ PENDANT LA JEUNESSE.

Tous ceux qui ont atteint un âge très-avancé avaient eu beaucoup de peines et de fatigues à supporter dans leur jeunesse. La plupart étaient matelots, soldats ou journaliers.

L'activité pendant la jeunesse est un gage de longue vie, parce qu'elle donne au corps le degré de solidité sans lequel il ne pourrait durer long-temps, et qu'elle fournit les moyens d'arriver à une certaine aisance, sans laquelle il ne saurait y avoir ni bonheur ni longévité. Celui qui a tout eu en abondance dans sa jeunesse n'a plus rien à désirer; il lui manque ce grand ressort, ce moyen puissant de conserver et de ranimer la force vitale, l'espérance et l'attente d'un avenir plus heureux. Si les besoins et les incommodités viennent l'accabler sur ses vieux jours, il en souffrira doublement, et sa vie en sera nécessairement abrégée. Mais le passage de la gêne à l'aisance est une source intarissable de joie et de force. C'est ainsi qu'à un certain âge le passage d'un climat rude dans un autre plus doux contribue beaucoup à prolonger les jours de l'homme.

# CHAPITRE IV.

### DE L'ABSTINENCE DES PLAISIRS DE L'AMOUR, DURANT LA JEUNESSE ET HORS DE L'ÉTAT DE MARIAGE.

Il fut un temps où les Germains ne pensaient au commerce des femmes qu'à l'âge de vingt-quatre ou vingt-cinq ans. Cependant ils ne connaissaient aucun des inconvéniens et des maux qu'on attribue de nos jours à la continence. Bien loin d'en souffrir, ils acquéraient une vigueur extraordinaire, et qui frappait les Romains eux-mêmes d'étonnement.

Maintenant on s'arrête à l'époque où nos ancêtres débutaient. On ne croit pas pouvoir se débarrasser assez tôt du fardeau de la chasteté. Long-temps même avant d'avoir pris tout leur accroissement, les jeunes gens dissipent déjà les forces que la nature destinait en eux à produire de nouveaux êtres. La conséquence de cette funeste habitude, c'est qu'ils ne deviennent point véritablement hommes, et qu'à l'âge où nos pères commençaient à faire usage des facultés reproductives, ils sont pour la plupart épuisés; de sorte que les plaisirs de l'amour n'excitent plus en eux qu'ennui et dégoût, et qu'ils sont devenus incapables de sentir l'aiguillon d'un des stimulans les plus propres à répandre du charme sur l'existence.

On ne saurait croire jusqu'où nous sommes capables de pousser le préjugé à cet égard, surtout lorsqu'il flatte nos penchans. J'ai connu un homme fermement convaincu qu'il n'y avait pas de poison plus dangereux que la liqueur séminale; aussi n'avait-il rien plus à cœur que de s'en débarrasser le plus tôt possible. Cette conduite désordonnée mina tellement sa constitution qu'à vingt ans il avait l'air d'un vieillard, et qu'il mourut à vingt-cinq, rassasié de la vie.

Les idées chevaleresques sont tellement à la mode aujourd'hui, qu'un roman même ne plaît qu'autant qu'il les retrace à l'esprit. On ne cesse d'admirer la noblesse, la grandeur d'âme, la générosité et le courage des anciens preux. Sans doute on a raison. Il semble que, plus nous sommes loin d'eux, plus la peinture de leurs mœurs a d'attraits pour nous, et plus nous désirons de leur ressembler. Mais ne ferait-on pas sagement de ne point s'en tenir à une admiration stérile, et de chercher aussi les moyens de ressembler aux modèles qui nous plaisent tant? Ce qui donnait aux chevaliers ce courage, cette vigueur, cette énergie de caractère, ce qui remplissait leur âme d'une noble ardeur et d'une fidélité à toute épreuve, en un mot ce qui faisait d'eux de véritables hommes, c'était surtout leur chasteté exemplaire, et le soin qu'ils avaient de ménager leurs facultés viriles. Leur jeunesse était consacrée aux grandes entreprises, aux exploits périlleux, et non aux plaisirs des sens. L'a-

mour, au lieu de n'exciter en eux que des passions
brutales, était un puissant mobile qui les poussait à
des actions grandes et hardies. Chaque chevalier portant dans son sein l'image de sa bien-aimée; le serment de fidélité qui le liait à la souveraine réelle ou
imaginaire de son cœur servait comme d'égide à sa
vertu, et en lui montrant de loin la douce récompense qu'il était tenu d'acheter au prix des plus rudes
travaux, lui faisait une loi de la continence, ce qui
non-seulement doublait ses forces physiques, mais
encore donnait une nouvelle trempe à son âme. Quelque romanesques que ces idées puissent paraître, je
trouve qu'il y avait beaucoup de sagesse à savoir tirer
aussi habilement parti de l'instinct générateur, l'un
des plus puissans mobiles de la nature humaine. Mais
que les temps sont changés ! Cet instinct qui, bien
dirigé, faisait éclore le germe des vertus et de l'héroïsme, a dégénéré en dépravation morale. On ne
cherche plus que des jouissances brutales, on s'y
abandonne avant le temps prescrit par la nature, et
l'on boit jusqu'à satiété dans la coupe du plaisir.
L'amour, qui mettait les chevaliers en garde contre le
libertinage, est devenu la source des plus infâmes débauches. La continence, sans laquelle l'homme ne
saurait avoir ni moralité ni caractère, est tournée
en ridicule, et honnie comme un pédantisme hors de
mode. Tout adolescent peut cueillir quand il lui
plaît une fleur qui ne devrait être que le prix de la
constance, de l'activité, et d'une noble persévérance

à triompher des obstacles. Pourquoi la nature a-t-elle déposé dans notre cœur ce penchant irrésistible à l'amour ? ce n'est certainement pas pour allumer en nous le goût des aventures romanesques, ou pour nous égarer au milieu du monde chimérique des poëtes, mais pour unir deux cœurs l'un à l'autre par des liens indissolubles, jeter ainsi les fondemens d'une génération heureuse, et, par ce nœud magique, associer notre existence au premier et au plus saint de tous les devoirs. Que ne cherchons-nous donc à nous rapprocher des mœurs de nos premiers pères, et surtout que ne renonçons-nous à vouloir recueillir avant d'avoir semé !

On parle beaucoup maintenant de force et d'hommes vigoureux. Quant à moi, je n'ajouterai foi à tous les récits qu'on en fait que quand je verrai des hommes qui auront assez d'empire sur eux-mêmes pour combattre leurs passions et vaincre leurs désirs. C'est là le triomphe de la véritable énergie morale, c'en est aussi la marque caractéristique. Voilà quelle est l'école à laquelle les jeunes gens apprendront à devenir hommes.

Nous voyons qu'autrefois tous ceux dont on attendait quelque chose d'extraordinaire étaient obligés de s'interdire les jouissances de l'amour. Tant on était persuadé que ces plaisirs ôtent à l'homme son énergie, et qu'on ne saurait rien faire de grand lorsqu'on s'y livre avec excès !

C'est sur ces diverses considérations que je fonde

l'une des règles de conduite qu'il importe le plus d'observer : *Quiconque veut conserver sa santé et vivre long-temps, doit s'abstenir de tout commerce avec les femmes jusqu'au mariage.* En effet :

1° Un commerce illégitime conduit plus facilement aux excès, par l'attrait du changement et de la nouveauté.

2° Il favorise les jouissances prématurées, qui sont un des moyens les plus propres à abréger la vie; tandis qu'on ne peut se livrer aux plaisirs du mariage que quand on y est bien préparé, au physique comme au moral.

3° Il nous expose sans cesse à être atteints de quelques maux vénériens; car, toutes les précautions qu'on peut prendre, tous les préservatifs dont on peut faire usage sont inutiles, ainsi que je le ferai voir plus loin.

4° Il fait perdre le goût du mariage, et enlève les facultés nécessaires pour contracter ce lien, de sorte qu'il nous prive par-là d'un des plus sûrs moyens de prolonger notre existence.

Mais, dira-t-on, comment se peut-il qu'avec une forte constitution, une santé robuste, et notre manière actuelle de vivre et de penser, un homme observe rigoureusement les lois de la continence jusqu'à vingt-quatre ou vingt-cinq ans, en un mot, jusqu'à l'époque de son mariage (1)? Je sais par expérience

(1) Il y a encore beaucoup de personnes qui s'imaginent que cette continence aurait des suites fâcheuses pour la santé; mais je ne saurais

que cela est possible, et je pourrais citer ici plusieurs hommes respectables qui apportèrent à leurs jeunes épouses un cœur neuf pour l'amour. Mais il faut pour cela beaucoup de caractère et de résolution ; il faut savoir donner à sa manière de vivre et à sa façon de penser une direction différente de celle du commun des hommes. Je vais faire connaître ici quelques-uns des moyens qui sont les plus convenables pour y réussir, et dont je garantis l'efficacité.

1° Vivre avec tempérance, et éviter de manger

trop répéter que le fluide séminal n'est pas seulement une humeur ex-crémentitielle, qu'il est destiné à rentrer en grande partie dans la masse du sang, et à nous fortifier de cette manière. Je ne puis même, à cette occasion, me dispenser de dire un mot du moyen que la nature emploie pour assurer chez nous la liberté morale ; j'entends parler de l'excrétion spontanée des sucs destinés les uns à pro-duire et les autres à nourrir le fruit : ce sont les pollutions nocturnes chez les hommes, et les règles chez les femmes. Il fallait que l'homme fût à chaque instant capable de perpétuer son espèce, mais il ne fal-lait pas qu'il y fût forcé par un instinct animal. Tel est le but dans le-quel la nature a institué les pollutions nocturnes, dont on ne trouve d'exemples que chez nous. Ces excrétions spontanées nous délivrent des chaînes de l'instinct purement animal, nous donnent la faculté de subordonner cet instinct à des lois et à des vues morales, et nous ren-dent maîtres de notre liberté sous ce rapport. Les deux sexes se trou-vent garantis par-là des dangers auxquels la continence pourrait ex-poser leur santé, et il n'y a plus pour eux nécessité absolue, penchant irrésistible à se rapprocher l'un de l'autre. L'homme qui ne veut pas perdre ce précieux avantage à force d'exciter son instinct purement animal, conserve la liberté de le satisfaire ou non, suivant que l'exi-gent les idées morales qui sont le guide et le but de sa conduite. Nou-velle preuve que notre physique a été calculé d'après notre perfection morale, et que la moralité est une des qualités les plus inséparables de notre nature, une de celles qui nous sont le plus essentielles.

avec excès des substances trop nourrissantes, qui font beaucoup de sang, ou stimulent l'estomac avec force, comme la viande, les œufs, le chocolat, le vin, les épices, etc.

2° Prendre tous les jours de l'exercice jusqu'à ce qu'on éprouve de la fatigue, afin que les forces et les humeurs étant bien élaborées, les excitations aient moins de tendance à se jeter sur les parties naturelles. Le jeûne et le travail, tel est le meilleur talisman contre les tentations du démon de la chair.

3° S'occuper l'esprit d'objets sérieux et abstraits, qui écartent toute idée de sensualité.

4° Éviter tout ce qui enflamme l'imagination et met les sens en éveil, comme les entretiens licencieux, les lectures érotiques, les images voluptueuses, la fréquentation des femmes d'un facile accès, certains genres de danse, etc. Il n'y a que trop de livres propres à exalter l'imagination, et dont les auteurs semblent n'avoir visé qu'à l'effet, ou n'avoir eu en vue que d'assurer le débit de l'ouvrage, sans penser au tort irréparable qu'ils faisaient à l'innocence et à la morale.

5° Se représenter sans cesse vivement à l'esprit les dangers et les suites du libertinage.

Considérons d'abord le libertinage sous le point de vue moral. Quel est l'homme délicat qui voudra tromper l'innocence ou violer la foi conjugale? Sa conscience ne lui reprocherait-elle pas jusqu'à la fin de ses jours d'avoir flétri la fleur avant qu'elle fût éclose, rendu malheureux pour toujours un être innocent dont les désordres et la honte, qui en est la suite, retombent sur le premier séducteur, ou détruit et empoisonné le bonheur d'une famille entière, crime plus affreux aux yeux du moraliste que le vol et l'assassinat? Qu'est-ce, en effet, que la propriété quand on la compare à la possession du cœur que donne le mariage? Qu'est-ce qu'un vol ordinaire en comparaison de celui qui nous ravit la vertu et le bonheur domestique? Il ne reste donc plus qu'à rechercher le commerce des courtisanes. Mais quelle dégradation pour le caractère! quelle atteinte portée à la délicatesse, à l'honneur, au respect de soi-même! Enfin, rien n'est plus propre que le libertinage à étouffer le germe des sentimens généreux, à éteindre l'esprit, à émousser le caractère, en un mot à détendre tous les ressorts de l'organisme.

Les inconvéniens physiques d'un commerce illégitime ne sont pas moins graves. On n'est jamais à l'abri des maux vénériens; car rien ne peut nous rassurer à cet égard, ni rang, ni jeunesse, ni santé apparente. On a traité ce point avec beaucoup trop de légèreté depuis que le mal s'étant répandu partout, on l'envisage avec presque autant d'indifférence qu'un rhume de cerveau. Mais si on le considère sous son véritable point de vue, on verra que c'est un des plus grands fléaux qui puissent peser sur un homme. D'abord il mine peu à peu la constitution, et la détériore souvent à un tel degré que, s'il ne conduit pas au tombeau, il fait perdre la voûte du palais ou le nez, de sorte que l'homme qu'il a si cruellement maltraité est désormais obligé de promener et d'étaler sa honte en tous lieux. D'un autre côté, il n'y a pas de signes certains auxquels on puisse reconnaître s'il a été totalement détruit ou non dans le corps. Il peut se tenir caché et se modifier pendant un laps de temps assez long pour faire croire qu'on est guéri, sans l'être effectivement. Or il résulte de là qu'il n'y a rien de plus facile que de conserver dans le corps un reste de poison, qui, affectant différentes formes, tourmente jusqu'au dernier moment et accable d'infirmités, ou, ce qui est presque aussi fâcheux, qu'on s'imagine toujours en être encore attaqué, qu'on lui attribue jusqu'à la plus légère incommodité, et que cette cruelle incertitude devient une source de tourmens pour le reste de la vie. Il ne faut qu'une teinte d'hypocondrie pour faire de cette idée un démon qui chasse à jamais de notre âme le repos, le bonheur, et les bons sentimens. Le traitement même de cette maladie a quelque chose d'effrayant. Le seul antidote que l'on connaisse contre elle est le mercure ; c'est-à-dire qu'il faut la combattre par un poison d'une autre espèce, et que le traitement nécessaire pour se guérir, quand elle est parvenue à un certain degré, n'est autre chose qu'un empoisonnement par le mercure auquel on a recours pour faire cesser les effets d'un empoisonnement vénérien. Aussi n'éprouve-t-on que trop souvent les cruels effets du mal mercuriel, après avoir été guéri du mal vénérien ;

on perd les cheveux et les dents, on demeure faible et languissant, on devient poitrinaire, etc. Enfin, et ce n'est certainement pas la considération la moins puissante aux yeux de tout homme sensible, celui qui contracte le mal vénérien, non-seulement le reçoit, mais encore le reproduit dans son propre corps, de manière qu'il devient lui-même une source empoisonnée pour les autres et pour tout le genre humain. Il est démontré que ce poison ne se reproduit que dans notre espèce, et qu'on parviendrait sans peine à le détruire, si tous les hommes pouvaient se donner le mot pour ne pas le reproduire.

6° Il est encore un motif qui ne peut manquer d'avoir de l'influence sur les âmes bien nées, c'est l'idée de ce que nous devons à la femme qui doit un jour partager notre sort. Si on la connaît déjà, cette pensée se présentera d'elle-même à l'esprit. Mais, lors même qu'on ne la connaîtrait pas, l'idée de celle dont nous exigerons amour, fidélité et vertu, doit être un motif puissant pour nous conserver purs et sans tache. Si nous voulons être parfaitement heureux avec elle, il nous faut l'estimer d'avance, ne fût-ce qu'en idée, lui jurer amour et fidélité, et nous rendre dignes d'elle. De quel droit celui qui a perdu l'honneur en se plongeant dans d'infâmes débauches, espérerait-il de trouver une épouse honnête et vertueuse? Comment pourrait-il l'aimer avec pureté et sincérité? Comment oserait-il lui promettre sa foi, et parviendrait-il à tenir son serment, lui qui, au lieu de s'accoutumer de bonne heure aux sentimens nobles et généreux, les a remplacés dans son cœur par des passions viles et méprisables ?

7° Enfin, il y a une dernière règle qui est trop essentielle pour que je la passe sous silence, c'est celle d'éviter avec soin le premier faux pas. Il n'y a point de penchant qui se tourne aussi facilement en habitude que celui-là. L'homme qui n'a pas encore eu de liaisons intimes avec les femmes, marche d'un pas assuré dans le chemin de la vertu. La pudeur, la timidité, un sentiment vague du juste et de l'injuste, en un mot toutes ces nuances délicates qui se rattachent à l'idée de pureté morale, lui donnent la force de résister, même aux plus grandes séductions. Mais faire taire une seule fois cette voix intérieure, c'est l'étouffer pour toujours. Ajoutez à cela que c'est souvent la première jouissance qui fait naître le besoin, et qui développe le germe encore endormi de l'instinct reproducteur, absolument de même que c'est l'exercice qui perfectionne tous nos sens. Sous ce rapport, la virginité est quelque chose de réel, au moral comme au physique. C'est un bien que les deux sexes devraient conserver à l'égal d'un dépôt sacré. Mais il est certain aussi qu'une seule occasion suffit pour nous la ravir, soit au moral, soit au physique, et que celui qui est tombé une fois tombera encore.

Pour en revenir à notre objet principal : *multa tulit, fecitque puer, sudavit et alsit : abstinuit venere et vino.* Ce peu de mots renferme tout le secret de l'art à l'aide duquel on peut, dans sa jeunesse, acquérir de la force, et jeter les fondemens d'une longue vie.

Heureux celui qui sait ménager ses facultés! Il a ce qui est nécessaire, non-seulement pour assurer plus d'énergie et de durée à sa propre existence, mais encore, lorsque le moment est arrivé, pour donner la vie à d'autres êtres, jouir ainsi de toutes les douceurs de l'hymen, et voir renaître, dans des enfans sains et robustes, sa santé et sa vigueur qu'il avait su épargner. Tandis que celui qui s'énerve de bonne heure, outre qu'il raccourcit sa carrière, a de plus le chagrin amer de voir sa honte se reproduire dans les enfans auxquels il donne le jour. Telle est la récompense inappréciable réservée à celui qui prend assez d'empire sur lui-même pour résister pendant quelques années à ses désirs. Peu de vertus en reçoivent icibas une aussi belle et aussi douce.

# CHAPITRE V.

## DU BONHEUR DANS LE MARIAGE.

C'est un préjugé bien mal fondé et très-funeste que celui qui représente le mariage comme n'étant qu'une institution civile et conventionnelle. C'est au contraire un des devoirs les plus impérieux de l'homme, considéré soit isolément, soit en société, et l'un des points les plus essentiels de son éducation. J'entends par le mariage l'union indissoluble et sacrée de deux personnes d'un sexe différent, pour s'aider réciproquement, procréer des enfans et les élever. Une union fondée sur des objets aussi importans est, selon moi, la principale base de la félicité publique et individuelle. Elle est nécessaire à la perfection morale de l'homme, car l'enchaînement de son être et de son intérêt à ceux d'un autre individu le fait triompher de l'égoïsme, qui est le plus mortel ennemi de la vertu, et le rapproche davantage de la véritable perfection morale. Sa femme et ses enfans l'attachent au reste du genre humain et au bonheur général par des liens que rien ne peut briser. Les doux sentimens de la tendresse conjugale et paternelle échauffent son cœur, et en chassent la froide indifférence, qui s'établit sans obstacle dans celui du célibataire. Ils lui imposent en outre des devoirs qui l'accoutument à l'ordre, au travail et à la régularité dans sa conduite. De cette manière, le penchant qui l'entraîne vers le sexe, au lieu de se prononcer sous la forme d'un instinct brutal, devient un des plus forts leviers que la morale puisse faire jouer pour étouffer la crise tumultueuse des passions, obvier aux inconvéniens de la mauvaise humeur, et corriger les habitudes vicieuses.

L'union légitime de l'homme et de la femme influe donc puissamment sur le bonheur du genre humain, d'où je conclus que les bons mariages sont les bases les plus solides de l'édifice social et de la félicité publique. Le célibataire est égoïste, indépendant, inconstant, et esclave de ses passions; tout entier à lui-même, il ne s'intéresse ni aux autres hommes ni à sa patrie : les fausses idées de liberté qui l'ont empêché de se marier, puisent encore un nouveau degré de force dans l'état d'isolement au milieu duquel il vit. Quoi de plus propre à faire naître le goût des innovations, à exciter les mouvemens populaires, à fomenter les révolutions, que l'augmentation toujours croissante du nombre des célibataires!

Quelle différence, lorsqu'on porte ses regards sur l'homme marié! La dépendance dans laquelle il se trouve nécessairement de l'autre moitié de lui-même, l'accoutume à se soumettre aux lois. L'entretien de sa femme et de ses enfans lui donne le goût du travail et de l'ordre. Ses enfans l'enchaînent à l'état, dont

l'intérêt devient le sien propre. Pour me servir des
expressions de Bacon, le père de famille, qui a donné
des otages à l'état, mérite seul le titre de citoyen, de
patriote. Je vais plus loin encore, et je dis qu'il ne
résulte pas seulement de là le bonheur de la génération présente, mais que celui des générations futures
en dépend aussi, car il n'y a que le mariage qui donne
à l'état des citoyens honnêtes, capables de se bien
conduire , et accoutumés dès l'enfance à l'ordre,
ainsi qu'à l'observation de tous les devoirs qu'impose
la société. Qu'on ne s'imagine pas que l'état puisse
suppléer à l'éducation qu'une nature sage et prévoyante a voulu faire découler de la tendresse des
parens. L'état n'est qu'une marâtre. J'ai déjà fait voir
à quels inconvéniens la constitution physique est
exposée quand les hommes, n'écoutant d'autre voix
que celle de l'instinct, se débarrassent des fruits de
leurs amours brutales en les jetant dans les hospices
d'enfans trouvés. Cette coutume n'a pas des résultats
moins funestes pour le moral. C'est une vérité incontestable, que plus un état compte d'enfans illégitimes,
plus il renferme aussi de germes de corruption, et par
suite d'élémens de révolutions. Cependant il y a des
gouvernemens, qui, séduits par de fausses spéculations financières, ont pensé que le mariage pouvait
être nuisible à la chose publique, et que le célibat
faisait les sujets fidèles, les bons citoyens. O vous,
grands de la terre, si vous voulez assurer le repos de
vos états, si vous voulez faire le bonheur général et

particulier de vos sujets, favorisez, honorez et protégez les mariages, voyez en eux des pépinières de bons citoyens, considérez chaque famille qui vit dans l'union et la paix comme un gage de la félicité commune et de la sûreté des trônes! Mais si vous voulez mettre la dernière main à ce grand œuvre, il faut consacrer plus d'attention au régime des écoles publiques. L'éducation seule rend l'homme bon ou méchant; les lois et les peines peuvent bien empêcher le mal, encore même d'une manière fort imparfaite, mais elles ne font pas l'homme d'honneur. Il n'y a que les impressions qu'on a reçues dans l'enfance, dans la jeunesse, qui s'identifient tellement avec notre être, que, bonnes ou mauvaises, rien ne peut plus désormais les effacer entièrement; tout ce que nous acquérons ensuite nous demeure étranger, et glisse pour ainsi dire sur la surface de notre âme, sans y pénétrer (1).

(1) On sait que les préjugés, les vices et les superstitions, par exemple la crainte des revenans ou celle du tonnerre, s'enracinent quelquefois dans l'enfance, au point qu'il n'est plus possible de les arracher. Ce devrait être là un motif de plus pour profiter de cette période de la vie, afin de faire éclore le germe des vertus, qu'il deviendrait également impossible d'étouffer par la suite. Cette éducation vaudrait bien tous les avantages qu'on peut retirer du raisonnement. Je parle surtout ici de la croyance en Dieu et à l'immortalité de l'âme. Celui à qui l'on n'a point inculqué cette croyance dès l'enfance, ne l'acquerra presque jamais dans la suite. On prétend qu'il ne faut enseigner aux enfans que ce qu'ils sont en état de concevoir. Cela est vrai pour tout, excepté pour les deux points dont je viens de parler; car la philosophie critique elle-même convient qu'on ne peut pas en donner

Je ne puis m'empêcher de rapporter ici ce que Platon a dit de l'éducation, en recommandant à tous les magistrats de faire la plus sérieuse attention aux préceptes de ce grand philosophe. « Celui qui est » chargé de surveiller l'éducation de la jeunesse, » doit, ainsi que ceux qui le choisissent, se bien per- » suader que la place qu'on lui confie est sans con- » tredit la première de l'état.... Quoique l'homme soit » naturellement doux, cependant ce n'est que par » l'éducation qu'il devient le meilleur des animaux, » et celui qui se rapproche le plus de la Divinité. » S'il n'en reçoit pas, ou si on lui en donne une mau- » vaise, alors il devient le plus sauvage de tous les » animaux. C'est pourquoi le législateur doit s'occu- » per avant tout de l'instruction de la jeunesse. Pour » remplir dignement ce devoir, il jettera les yeux sur » celui de ses concitoyens qui s'est le plus distingué

la démonstration, mais qu'on doit y ajouter foi parce qu'ils sont nécessaires au bonheur de la vie et à la vertu. Pourquoi donc attendre, pour inculquer cette croyance aux hommes, qu'ils aient atteint l'âge auquel il est si difficile, que dis-je ! auquel il est impossible de croire sans preuves ? L'enfance est l'âge de la croyance et de la foi. C'est dans les jeunes cœurs qu'il faut imprimer ces vérités consolantes. Elles y resteront gravées toute la vie. Doutes, plaisanteries, raisonnemens, évidence même et conviction contraire, rien ne pourra les effacer, puisqu'elles feront partie de l'être. Combien cette simple croyance raffermit la vertu, élève l'âme, et donne de force et de résignation pour supporter les maux et les désagrémens de la vie ! Pères et mères, combien vos enfans vous rendront d'actions de grâces pendant tout le cours de leur vie, pour leur avoir fait de bonne heure un don si précieux, le plus beau de tous les héritages que vous puissiez leur laisser !

» dans la pratique des différentes vertus, et lui con-
» fiera le soin de diriger les établissemens relatifs à
» l'instruction publique. »

Qu'on pardonne cette digression à mon cœur, qui
ne saurait laisser échapper aucune occasion de faire
ressortir ce qu'il y a de salutaire et de divin dans une
institution qui repose évidemment sur le physique et
le moral de l'homme, et à l'égard de laquelle on porte
encore tous les jours tant de faux jugemens.

Je reviens à mon objet principal, qui est de prouver l'influence du mariage sur le bonheur physique
de l'homme. Cet état mérite incontestablement une
place parmi les moyens qui contribuent à prolonger
la durée de l'existence. En effet :

1° Le mariage est le seul moyen que nous ayons à
notre disposition pour régulariser l'instinct qui attire
les sexes l'un vers l'autre, et pour lui donner un but.
Il garantit de deux extrêmes également nuisibles,
l'abus et l'abstinence des plaisirs. Autant je suis persuadé que la continence est nécessaire dans la jeunesse, pour assurer une vie longue et heureuse,
autant je le suis qu'un âge arrive où il serait aussi
dangereux d'étouffer l'instinct, qu'il l'est de le satisfaire trop tôt. Non-seulement il s'agit d'une excrétion
naturelle, du moins quant à la portion la plus grossière, mais encore, et cette considération n'est pas la
moins puissante, en n'exerçant pas les organes générateurs, on diminue les fluides qu'ils sont chargés d'é-
laborer, de manière que la quantité de ces sucs qui se

trouve résorbée, et qui passe dans la masse du sang, devenant de jour en jour moins considérable, nous finissons par éprouver une véritable perte sous ce rapport. La loi générale de l'harmonie exige que l'homme use de toutes ses facultés; il faut que toutes se développent, et soient suffisamment exercées. *Coitus modicus excitat, nimius debilitat.*

2° Le mariage modère et régularise la jouissance. Cette uniformité, qui dégoûte le libertin d'une union légitime, est précisément ce qu'il y a de plus salutaire et de plus indispensable à la santé. Elle prévient l'irritation débilitante produite par la variété continuelle des objets. C'est une table simple et frugale à côté d'une autre somptueuse et couverte de mets recherchés; il n'y a que la première qui puisse donner l'habitude de la tempérance, et conduire à une longue vie.

3° Tous ceux qui ont atteint un âge très-avancé avaient été mariés.

4° Le mariage procure les plus purs et les plus simples de tous les plaisirs, ceux qui épuisent le moins, qui conviennent le mieux à la santé, qui sont les plus propres à tenir l'âme dans l'état mitoyen si favorable au bonheur et à la longévité, en un mot les plaisirs domestiques. Il modère l'impression trop vive des soucis et des espérances. L'intérêt que nous témoigne l'être dont le sort se trouve uni au nôtre, adoucit et tempère tout ce qu'il peut y avoir d'exagéré en nous. Ajoutez à cela les attentions délicates sur lesquelles on ne peut compter, dans aucune position, aussi sûrement que dans l'union conjugale. Enfin, un bon mariage nous procure par anticipation la félicité que le ciel réserve à ses élus, en nous donnant des enfans sains et bien élevés, dont la présence semble nous rajeunir, comme le prouve l'exemple touchant de l'octogénaire Cornaro.

A la sortie du monde, nous subissons des changemens presque semblables à ceux que nous avions éprouvés en y entrant. Les deux extrêmes de la vie se touchent. Nous commençons et nous finissons par l'enfance, c'est-à-dire par un état de faiblesse et d'impuissance. Lorsque nous sommes devenus vieux, on est obligé de nous soulever, de nous porter, de nous procurer notre nourriture, et même de nous la présenter. Nous avons une seconde fois besoin de parens, et, ô sagesse de la Providence! nous en trouvons d'autres dans nos enfans, ravis de pouvoir nous rendre une partie des bienfaits qu'ils ont reçus de nous. Le célibataire se prive volontairement de cette précieuse et touchante ressource. Seul, délaissé de tout le monde, et semblable à l'arbre desséché au milieu du désert, il croit en vain obtenir de mains mercenaires les soins et les secours qu'on ne doit attendre que des êtres auxquels l'instinct et les liens naturels les inspirent.

~~~~~~~~~~~~~~~~~~~~~~~~~~~~~~~~~~~~~~~~~~~~~~

# CHAPITRE VI.

## DU SOMMEIL.

J'ai fait voir que le sommeil est une des plus sages institutions de la nature, et qu'il sert à suspendre, à diminuer périodiquement la consommation qu'entraîne l'exercice même de la vie. Il partage notre existence physique et morale en un certain nombre de périodes, ce qui nous procure le bonheur de renaître, pour ainsi dire, tous les matins, et de repasser du néant à une nouvelle vie. Sans cette continuelle alternative, combien la vie perdrait promptement de ses charmes ! avec quelle rapidité nos sensations et nos sentimens s'émousseraient ! C'est donc avec raison que le plus grand philosophe de notre siècle a dit : Otez à l'homme l'espérance et le sommeil, et ce sera l'être le plus malheureux qui existe.

Qu'elle est donc grande l'erreur de celui qui prend sur son sommeil dans l'espoir de prolonger ses jours ! Sous tous les rapports il manque son but. Il restera plus long-temps les yeux ouverts, mais jamais il ne jouira réellement de la vie, jamais il n'aura cette force et cette vivacité dont on se sent plein quand on a bien dormi, et dont toutes nos actions portent alors l'empreinte.
~~~~~~~~~~~~~~~~~~~~~~~~~~~~~~~~~~~~~~~~~~~~~~

Mais ce n'est pas seulement pour l'énergie de la vie, c'est encore pour sa durée et sa conservation que le sommeil est d'une haute importance. Rien n'accélère autant la consommation, que le défaut de sommeil; rien n'est plus propre à faire vieillir avant le temps. Le sommeil a pour effet de ralentir tous les mouvemens vitaux, de réparer les pertes qu'on éprouve dans la journée, car c'est surtout pendant sa durée que s'opèrent la restauration et la nutrition, enfin d'éliminer les substances inutiles et nuisibles. C'est comme une crise quotidienne, pendant la durée de laquelle les sécrétions se font d'une manière plus tranquille et plus parfaite qu'en tout autre temps.

Les veilles prolongées réunissent donc toutes les conditions défavorables à la vie, dissipation continuelle de force vitale, destruction des organes, accélération de la consommation, et retardement de la restauration.

Il ne faut pas croire cependant que dormir long-temps soit le meilleur moyen de prolonger la vie. Trop de sommeil accumule les humeurs superflues et nuisibles, relâche les organes, les met hors d'état de remplir leurs fonctions, et peut également, par cela même, contribuer à abréger la vie.

On ne devrait jamais dormir moins de six heures, ni plus de huit.

On se procure un sommeil paisible et réparateur, c'est-à-dire aussi salutaire que possible, en observant les préceptes suivans.

1° Il faut que l'endroit où l'on dort soit tranquille, retiré et obscur. Moins il y a de stimulans extérieurs qui agissent sur nos sens, et plus notre âme est disposée à goûter le repos. On voit d'après cela combien est mauvaise l'habitude qu'ont certaines personnes de conserver de la lumière pendant la nuit.

2° La chambre à coucher étant l'endroit où l'on passe la plus grande partie de sa vie, celui du moins où l'on reste le plus long-temps sans interruption, il est essentiel de veiller aux moyens d'y entretenir toujours un air pur. Il faut par conséquent qu'elle soit spacieuse et élevée, qu'on ne l'habite pas pendant le jour, qu'on n'y fasse point de feu, et que les fenêtres y soient continuellement ouvertes, excepté durant la nuit.

3° Il faut manger peu le soir, ne prendre que des choses froides, et souper toujours quelques heures avant de se mettre au lit. C'est une précaution essentielle pour dormir tranquillement et pour se réveiller dans une heureuse disposition d'esprit.

4° Il faut que rien ne gêne et ne comprime dans le lit, qu'on y soit étendu presque horizontalement, à l'exception de la tête qui doit être un peu relevée. Rien ne nuit davantage à la santé que d'être à moitié assis dans son lit, de manière que le corps étant ployé sur lui-même la circulation se fait avec gêne dans le bas-ventre et la colonne vertébrale se trouve comprimée sans relâche. On manque ainsi le but principal du sommeil, qui est de faciliter la circulation du sang. C'est à cette mauvaise habitude qu'on peut souvent rapporter les difformités qui se développent dans l'enfance et dans la jeunesse.

5° Il faut, en quittant ses habits, déposer aussi les soucis et les inquiétudes de la vie. L'accoutumance en cela fait beaucoup. Je ne connais pas de plus mauvaise habitude que celle de travailler dans son lit et de s'endormir le livre à la main ; c'est le moyen de mettre l'âme en activité au moment même où il s'agit de lui procurer du repos, et il n'est pas surprenant que les idées qui sont le fruit de ces lectures tardives occupent l'esprit toute la nuit, et l'entretiennent dans une contention continuelle. Ce n'est pas assez que les sens dorment, il faut encore que l'esprit soit en repos. Un sommeil pendant lequel la tête travaille ressemble à celui pendant la durée duquel le corps n'est pas tranquille, comme lorsque nous dormons en voyage dans une voiture : ni l'un ni l'autre n'est suffisant et réparateur.

6° Quelques personnes croient qu'il importe peu de dormir la nuit ou le jour, pourvu qu'on accorde sept heures au sommeil. D'après ce préjugé, on se livre le plus long-temps qu'on peut au plaisir ou à l'étude, et l'on croit satisfaire au besoin de la nature en rendant au sommeil, dans la matinée, ce qu'on lui a dérobé pendant la nuit. Que ceux qui attachent du prix à la santé reviennent de cette erreur ! Il n'est pas indifférent de dormir sept heures pendant le jour ou pendant la nuit, et deux heures de sommeil avant

minuit valent mieux que quatre dans la journée.
Voici quelles sont mes raisons pour soutenir cette
thèse :

La période de vingt-quatre heures, dont la rotation
de la terre imprime le sceau à tout ce qui habite la
surface du globe, exerce une influence toute particulière sur notre propre organisation. Elle se manifeste
dans toutes les maladies, et c'est elle qui au fond détermine toutes celles de notre existence physique,
dont le retour est fixé d'une manière si précise ; elle
forme, pour ainsi dire, l'unité de notre chronologie
naturelle. Or plus cette période approche de son
terme, qui est aussi celui de la journée, et plus le
pouls s'accélère ; il en résulte un véritable état fébrile,
que tous les hommes éprouvent, et qu'on pourrait
appeler la fièvre du soir. Il est probable que l'afflux
du chyle nouvellement formé dans le sang contribue
à la production de ce phénomène ; mais il n'en est pas
l'unique cause, puisqu'on observe la même chose
chez les malades condamnés à une abstinence rigoureuse. L'absence du soleil, et la révolution qu'elle
occasione dans l'atmosphère, paraissent donc y prendre une part plus considérable. C'est ce petit mouvement de fièvre qui fait que les hommes doués d'un
système nerveux très-irritable se sentent plus dispo-
sés au travail le soir que pendant la journée. Il leur
faut une excitation artificielle qui les mette en action,
et la fièvre du soir produit sur eux le même effet que
le vin. Mais il est aisé de voir que cet état n'a rien de

naturel. Il occasione, comme toutes les fièvres simples, de la lassitude, des envies de dormir, et des
crises qui ont lieu par les sueurs durant le sommeil.
On peut donc assurer que chaque homme éprouve
toutes les nuits une transpiration critique plus ou
moins sensible, favorable à l'élimination de toutes
les matières inutiles ou nuisibles qui se sont introduites ou formées en lui pendant la journée. Cette
crise continuelle est nécessaire à sa conservation.
L'instant où elle s'opère est celui où la fièvre atteint
sa plus grande force, c'est-à-dire quand le soleil se
trouve immédiatement au zénith de nos antipodes, à
minuit. Que fait donc celui qui, au lieu d'obéir à la
voix de la nature, et de se livrer alors au repos, profite,
pour redoubler d'efforts et d'activité, de la fièvre destinée à épurer nos humeurs ? il trouble cette grande
crise, et laisse échapper le moment favorable. En supposant même qu'il se couche aux approches de l'aurore,
il ne peut plus goûter un sommeil aussi bienfaisant,
et sa crise est toujours incomplète, de sorte que son
corps ne se purifie jamais parfaitement. La vérité de
ces diverses assertions est démontrée sans réplique
par les douleurs rhumatismales, les gonflemens de
jambes, et autres incommodités, qu'éprouvent ordinairement les personnes habituées à travailler la
nuit.

Cette habitude a encore l'inconvénient de fatiguer
la vue, parce qu'elle oblige de travailler toujours à
la lumière artificielle, dont peut se passer, du moins

en été, celui qui consacre les heures de la matinée à l'étude.

Enfin, elle fait perdre le temps le plus propre au travail, qui est celui du matin. A notre réveil, nous nous sentons véritablement rajeunis, nous sommes plus grands que le soir, nous avons plus de souplesse et de force, en un mot, nous avons davantage le caractère de la jeunesse. Le soir, au contraire, nous éprouvons de la sécheresse, de la raideur, de l'épuisement, et par conséquent tous les symptômes de la vieillesse. Ainsi l'on peut regarder chaque journée comme l'image en petit de notre vie; le matin est la jeunesse, midi l'âge viril, et le soir la vieillesse. Quel est celui qui n'aimerait pas mieux profiter de sa jeunesse pour travailler, au lieu d'attendre pour cela l'âge de l'épuisement et de la vieillesse? C'est le matin que la nature a le plus d'attraits et de fraîcheur. C'est aussi le matin que l'homme a le plus de force, d'énergie et de capacité; les impressions qu'il reçoit de toutes parts dans la journée, les affaires, les désagrémens, les contrariétés, ne l'ont pas encore troublé et rendu différent de lui-même; il a encore toute sa vigueur naturelle, il est plus original. Ce moment est celui où il faut au génie le moins d'efforts pour créer, où les idées sont les plus claires, et les pensées les plus sublimes. L'homme ne jouit jamais du sentiment de sa propre existence avec autant de pureté et de plénitude que durant une belle matinée. Celui qui ne profite pas de cet instant perd la jeunesse de la vie.

Tous ceux qui ont atteint un âge avancé aimaient à se lever de bonne heure. Wesley, homme original et très-remarquable, qui a fondé une secte de méthodistes soumis à des pratiques particulières, était si convaincu de la nécessité de s'y habituer, qu'il en fit un article de religion, dont l'observance le conduisit lui-même à l'âge de quatre-vingt-huit ans. Il avait pour maxime que se coucher et se lever de bonne heure procure à l'homme santé, richesse et sagesse.

Bien des personnes m'ont objecté qu'elles ne pouvaient pas s'endormir lorsqu'elles se couchaient à l'heure prescrite par la nature, et que, dans ce cas-là, il vaut bien mieux ne pas se coucher que s'ennuyer au lit. Ce n'est là, je puis l'assurer, que le résultat d'une mauvaise habitude, qu'il sera facile de déraciner en se faisant réveiller tous les matins à une certaine heure, le plus tôt possible, et se faisant même, s'il est nécessaire, violence à soi-même pour se lever. Quand on aura suivi ce précepte pendant quelques jours, on s'endormira certainement le soir de bonne heure. Ce n'est pas en se couchant tôt, mais en se levant matin, qu'on parvient à perdre l'habitude de prolonger la veille trop avant dans la nuit. Mais dès qu'on a pris pour règle de se lever à telle ou telle heure, il ne faut jamais la laisser passer sans sortir du lit, même quand on s'est couché plus tard qu'à l'ordinaire.

# CHAPITRE VII.

### DE L'EXERCICE DU CORPS.

Quand je considère le physique de l'homme, disait le grand Frédéric, je suis tenté de croire que la nature nous a plutôt faits pour l'état de postillon que pour celui de savant. Il y a beaucoup de vrai dans cette pensée, quoiqu'elle soit un peu outrée. L'homme est et sera toujours une créature intermédiaire entre l'ange et la brute ; et autant il agit contre sa haute destinée en restant confondu dans les rangs de la brute, autant il pèche contre le rôle qu'il est appelé à remplir dans ce monde lorsqu'il veut vivre en pur esprit, et ne faire que penser et sentir. Pour remplir parfaitement le vœu de la nature, et surtout pour prolonger la durée de sa vie, il doit entretenir un certain équilibre entre ses facultés physiques et morales. L'harmonie des mouvemens est la principale base sur laquelle reposent la santé, la restauration uniforme et la durée du corps, et il est impossible que la balance s'établisse quand nous ne faisons que penser, quand nous demeurons toujours assis. Le besoin de se mouvoir est aussi naturel à l'homme que celui de boire et de manger. Jetons les yeux sur un enfant,

et nous verrons qu'il n'y a rien qui le contrarie autant
que de se tenir en place. La faculté de rester des jours
entiers sur une chaise, sans éprouver le désir de prendre quelque exercice est déjà un état contre nature;
c'est un véritable état de maladie. L'expérience nous
apprend que ceux qui ont atteint un âge avancé avaient
toujours fait beaucoup d'exercice en plein air.

Je regarde donc comme une condition indispensable à la durée de l'existence de prendre chaque
jour une heure au moins d'exercice en plein air, soit
avant le dîné, soit trois ou quatre heures après être
sorti de table.

Ainsi, les voyages, l'équitation, la danse et tous les
genres d'exercice, sont très-utiles. Il serait à désirer
que, sous ce dernier rapport, on imitât les anciens,
qui avaient réduit la gymnastique en principes, et
qu'aucune considération n'empêchait de s'y livrer.
Les exercices les plus salutaires sont ceux qui re-
muent simultanément le corps et l'âme : aussi faut-il,
pour que la promenade réponde aux espérances qu'elle
donne, la faire en compagnie, dans un pays agréable
et varié, s'il est possible, et en se traçant un but
quelconque.

# CHAPITRE VIII.

## DE L'EXPOSITION A L'AIR, ET DE LA CHALEUR TEMPÉRÉE.

Il faut s'accoutumer à l'air libre, comme à un aliment qui ne nous est pas moins nécessaire que le boire et le manger. Un air pur nous fortifie et nous conserve, tandis qu'un air renfermé et corrompu est pour nous le plus subtil et le plus redoutable des poisons.

De ce principe découlent les règles suivantes de conduite :

1° On ne laisse pas passer un seul jour sans sortir de la ville qu'on habite, pour aller respirer un air pur. Il ne faut pas considérer seulement la promenade sous le point de vue du mouvement, mais encore sous celui du bon air qu'elle procure, et dont le besoin se fait surtout sentir aux personnes qui vivent ordinairement renfermées. Outre cet avantage, elle a celui de nous familiariser avec le grand air, et par conséquent de nous mettre en garde contre un des plus grands défauts des hommes d'aujourd'hui, celui d'être trop sensibles à l'influence et aux injures du temps. Un pareil excès de sensibilité est une des sources les plus fécondes de maladies, et le meilleur moyen de s'en garantir est de s'accoutumer au grand air. Cette habitude est d'ailleurs très-salutaire aux organes visuels, car ce qui contribue le plus à les affaiblir et à rendre la myopie si fréquente, c'est la vue continuelle des quatre murailles entre lesquelles nous vivons emprisonnés depuis notre enfance. L'habitude de n'envisager que des corps rapprochés de nous fait que nous finissons par perdre la faculté de distinguer les objets placés à une certaine distance : ce qui le démontre clairement, c'est qu'on ne trouve pas de myopes parmi les campagnards, et qu'il n'y en a que dans les villes.

2° On se logera, autant que possible, aux étages supérieurs des maisons. Celui pour qui sa santé est précieuse ne doit jamais habiter au rez-de-chaussée, du moins dans les villes. Il faut ouvrir souvent les croisées. Les poëles ou les cheminées sont les meilleurs moyens de purifier l'air des appartemens. On ne doit pas coucher dans la chambre où l'on se tient pendant la journée.

Une autre précaution non moins importante pour la conservation et la durée de la vie, c'est d'entretenir une chaleur tempérée dans la chambre que l'on habite. Il vaut mieux que l'appartement soit un peu frais que trop chaud, car la chaleur précipite extraordinairement le cours de la vie. Ce qui le prouve, c'est que les habitans des climats chauds vivent moins long-temps que ceux des pays froids. Or les appartemens très-échauffés produisent le même effet que

les climats chauds. La température ne doit pas s'é-
lever à plus de quinze degrés du thermomètre de
Réaumur.

# CHAPITRE IX.

### DE LA VIE CHAMPÊTRE ET DU GOUT DES JARDINS.

Heureux celui qui, se trouvant garanti par le sort de la corruption qui règne au sein des grandes villes, cherche dans le commerce de la nature ses plaisirs, ses travaux journaliers et sa véritable destination ! Il est placé à la vraie source de la jeunesse, de la santé et du bonheur. Son corps et son âme vivent ensemble dans la plus parfaite harmonie; la simplicité, la gaieté, l'innocence, la satisfaction, marchent partout sur ses traces, et il pousse sa carrière aussi loin que son organisation le lui permet. Je ne puis résister au plaisir de rapporter ici le passage suivant de Herder.

« J'approuve la résolution que mon ami a prise de » se retirer à Tusculum, pour fuir les embarras et » l'esclavage de la ville. Pourquoi, insensés que nous » sommes, avons-nous amoncelé tant de roches ar-» tistement taillées? était-ce pour trembler à l'idée » que nous pouvons être écrasés par leur chute im-» prévue? ou bien était-ce pour nous dérober le bril-» lant spectacle du ciel, pour nous ôter la jouissance » de l'air? Étrangers à ces folles idées, doucement » bercés par l'innocence et la joie, les hommes vi-

» vaient bien plus heureux dans les campagnes, durant
» l'enfance du monde. Là, des plaisirs purs remplis-
» sent notre cœur d'une volupté toujours renais-
» sante ; là, nous contemplons le ciel ; là, un voisin
» incommode ne nous dérobe point la clarté du jour.
» Apollon, dans les sources limpides, nous offre la
» boisson du génie. Oh ! que les hommes ne connais-
» sent-ils ce qui fait véritablement le bonheur ! Ce
» n'est sûrement pas dans l'obscurité des villes que
» la nature, notre mère commune, l'a caché. Ce n'est
» pas sous les verroux qu'il faut aller le chercher. Il se
» trouve dans les champs, à la portée de tout le monde;
» Celui qui ne le cherche pas, le trouve. Les jouis-
» sances sont pour celui qui est riche sans posséder
» des millions ; les richesses de la nature forment ses
» trésors ; un ruisseau limpide est son argent ; son or,
» ce sont les épis et les fruits mûris par le soleil. Ca-
» chés sous un épais feuillage, des musiciens ailés le
» charment par leurs harmonieux concerts. L'oiseau
» prisonnier dans les villes ne laisse échapper que des
» sons plaintifs ; l'esclave qui lui apporte du grain
» croit qu'il chante pour son maître, tandis que cha-
» cun de ses accens est pour maudire la main impi-
» toyable qui lui a ravi la liberté. Mais à la campagne
» toutes les jouissances viennent de la nature, et
» l'art qui l'imite ne s'approche d'elle qu'avec timi-
» dité. Voyez ce palais de verdure ; quelques branches
» entrelacées forment une voûte sous laquelle vous
» trouvez un asile aussi sûr qu'un palais de cèdre l'est

» pour les rois de Perse, et vous y rencontrez ce que
» de puissans monarques cherchent en vain, un som-
» meil doux et paisible. Les grandes villes sont le
» rendez-vous de toutes les incommodités. Privé
» de jouissances qui viennent de notre propre fonds,
» nous en cherchons qui nous sont étrangères. Tout
» y est fardé, murailles, visages, gestes, paroles, et
» jusqu'au cœur lui-même; tout y est de bois pré-
» cieux et de marbres magnifiques, dont le maître
» et la maîtresse semblent avoir la dureté. O pau-
» vreté villageoise, que tu es riche! A-t-on faim,
» on mange ce que chaque saison offre en abon-
» dance. La charrue sert de table, et une feuille
» d'assiette; la cruche est de bois, et une eau limpide,
» qui tient lieu de vin, forme une boisson pure, aliment
» et source de la santé. Le doux murmure d'une onde
» argentine invite au sommeil; tandis que l'aïouette,
» rasant la terre ou fendant la nue, fait entendre ses
» chants d'alégresse, jusqu'à ce qu'elle aille se re-
» poser dans son nid au milieu des guérets. »

En effet, si l'on voulait tracer, d'après les principes
de la théorie, le plan du genre de vie qui convient le
mieux à la vie et à la longévité, il faudrait en revenir
au tableau de la vie champêtre. Nulle part on ne
trouve une réunion de circonstances favorables aussi
complète qu'à la campagne, où tout ce qui entoure
l'homme, tout ce qui se passe en lui, le conduit
directement au but, qui est de conserver sa santé
et sa vie. Un air pur, un régime simple et frugal,

l'exercice journalier, la régularité dans toutes les actions, le spectacle délicieux de la nature dans toute sa simplicité, le calme des passions, la sérénité de l'âme, la gaieté du caractère; que de moyens de restauration! quelle abondante source de vie! Ajoutons encore qu'il n'y a rien qui convienne mieux que la vie champêtre pour bannir de l'âme les passions, l'exaltation, les idées excentriques, d'autant plus qu'elle éloigne l'homme du tumulte des villes, des foyers de corruption, en un mot de tout ce qui dégrade ou dénature son moral. Ainsi elle nous procure, au dehors comme au dedans de nous-mêmes, cette tranquillité et cette égalité de caractère qui sont si favorables à la conservation de la vie. Elle nous procure des plaisirs, et fait naître en nous des espérances, mais sans allumer la fièvre des passions : espoir et jouissance, tout y est tempéré par la nature. Il n'est donc pas surprenant que les exemples de longévité se trouvent exclusivement parmi ceux qui mènent ce genre de vie.

Il est fâcheux que la vie champêtre, la première que l'homme ait suivie, et celle qui est encore la plus naturelle pour lui, soit tellement avilie de nos jours, que le villageois, quelques faveurs qu'il tienne de la fortune, s'empresse de faire un savant de son fils, et que la disproportion semble augmenter tous les jours entre les habitans des villes et ceux des campagnes. Les individus et la société gagneraient beaucoup à ce qu'une grande partie des canifs fussent transformés en faucilles ou en socs de charrue , et la plupart des mains qui s'appliquent à écrire employées aux travaux de la campagne. L'écriture , à la vérité , n'est qu'une occupation mécanique pour le plus grand nombre de ceux qui s'y livrent ; mais l'agriculture est plus utile. Si je ne me trompe , la politique obligera un jour d'en venir là , et l'homme sera forcé enfin de se rapprocher de la nature , dont il s'est trop éloigné sous tous les rapports.

Il est certain que nous ne pouvons pas être tous cultivateurs ; mais ne serait-il pas à désirer que les savans , les gens d'affaires , et toutes les personnes qui travaillent de tête , partageassent leur vie entre ces deux genres d'occupations , semblables aux anciens , qui , au milieu des intérêts publics et des spéculations de la philosophie , ne croyaient pas porter atteinte à leur dignité en se livrant quelquefois aux travaux de la vie champêtre , et même en cultivant la terre , dans toute la force du terme? La vie sédentaire et le travail de tête seraient moins nuisibles à la santé si celui qui s'y livre , s'armant de la bêche ou du rateau , consacrait quelques heures par jour, ou quelques mois par année , à cultiver son champ ou son jardin ; car je n'appelle pas vie champêtre ce que beaucoup de personnes désignent faussement sous ce nom , la méthode de traîner à sa suite des livres et des soucis, et de lire, d'écrire, de méditer en plein champ, au lieu de le faire dans sa chambre. Les travaux rustiques rétabliraient l'équilibre entre l'esprit et le corps, si souvent rompu par une application trop soutenue, et en réunissant ces trois grandes panacées, l'exercice du corps, la jouissance de l'air et la sérénité de l'âme, ils procureraient chaque année une sorte de rajeunissement, une restauration qui serait infiniment favorable au bonheur et à la durée de la vie. Je ne crois pas exagérer en disant que cette pratique aurait aussi de grands avantages sous le rapport de la morale ; on enfanterait moins de ces chimères et de ces hypothèses qui viennent en foule assiéger notre esprit dans la solitude du cabinet ; on ne s'imaginerait plus que le monde est borné à sa seule personne, ou aux quatre murailles entre lesquelles on vit renfermé ; l'esprit acquerrait plus de vérité, de finesse, de chaleur et de naturel ; qualités qui distinguaient éminemment les philosophes de la Grèce et de Rome, dont la plupart les devaient sans doute à l'habitude de vivre continuellement au sein de la nature. On devrait donc travailler sans cesse à nourrir en soi ce goût précieux. Il est aisé de le perdre quand on passe sa vie dans l'isolement, au milieu des abstractions ou du tumulte des affaires ; et quiconque l'a perdu est devenu de glace pour les plus belles scènes de l'univers ; un riant paysage, un beau ciel ne disent plus rien à son âme, ne lui procurent plus aucune jouissance.

On évite ces inconvéniens en ne se tenant jamais trop éloigné de la nature, s'arrachant le plus souvent qu'on peut au monde artificiel et abstrait que

notre esprit crée à plaisir, ouvrant tous ses sens aux
influences bienfaisantes de la nature, cherchant à acquérir dès sa jeunesse le goût de l'histoire naturelle,
qui devrait entrer dans le plan de toute bonne éducation, et nourrissant son imagination par la contemplation des chefs-d'œuvre de nos peintres, et par la
lecture des poëtes qui ont puisé leurs inspirations
dans la nature.

# CHAPITRE X.

## DES VOYAGES.

Je ne puis me dispenser de parler des voyages, qui sont une des plus douces jouissances de la vie, et qui peuvent contribuer beaucoup à en prolonger le cours. Le mouvement continuel qu'ils procurent, la variété des objets qu'ils font passer sous les yeux, la gaieté à laquelle ils disposent l'âme, l'air pur et toujours nouveau qu'ils permettent de goûter, toutes ces causes réunies produisent un effet presque magique sur l'homme, et contribuent infiniment à le restaurer et à le rajeunir. A la vérité, ils augmentent peut-être un peu la consommation, mais cet inconvénient est bien compensé par ce que la restauration gagne, soit au physique, la digestion s'exécutant avec plus de facilité, soit au moral, l'esprit étant distrait sans cesse par une succession rapide d'impressions agréables, qui ont pour résultat l'oubli presque entier de soi-même. Les personnes qui doivent surtout faire usage de ce moyen sont celles que leur état oblige d'être beaucoup assises, de s'occuper continuellement d'affaires désagréables ou de choses abstraites; celles qui ont le caractère difficile à émouvoir, ou qui sont sujettes à la mélancolie, à l'hypocondrie ; celles enfin auxquelles le sort a refusé le premier de tous les biens, le bonheur domestique.

Cependant il y a beaucoup de personnes qui ne savent pas tirer des voyages toute l'utilité qu'elles s'en promettaient. Je ne crois donc pas hors de propos de faire connaître ici quelques unes des règles qu'il importe le plus d'observer.

1° La meilleure manière de voyager, c'est de le faire à pied ou à cheval. Mais lorsqu'on est faible, ou qu'on a de grandes distances à parcourir, il est préférable d'aller en voiture.

2° Quand on voyage en voiture, il convient de ne pas rester toujours dans la même situation, et de se tenir tantôt assis, tantôt couché. C'est le moyen d'obvier aux inconvéniens de cette manière de voyager, qui proviennent surtout de ce que l'ébranlement a lieu toujours dans la même direction.

3° La nature n'aime pas les sauts. Ainsi celui qui serait accoutumé à une vie sédentaire, aurait tort de s'en arracher tout à coup pour entreprendre un long et pénible voyage. C'est comme si quelqu'un qui n'aurait jamais bu que de l'eau voulait se mettre tout à coup à ne boire que du vin. Que le passage ne soit donc pas brusque, et qu'on procède par gradations.

4° En général, il ne faut pas que les voyages entrepris pour cause de santé dégénèrent en courses fatigantes. La force de tempérament de chacun indi-

quera le juste milieu qu'on doit suivre à cet égard.
La meilleure manière de voyager serait peut-être de
faire six à huit lieues par jour, pendant trois ou quatre
jours, et de se reposer ensuite quelque temps. On
évitera surtout de voyager durant la nuit, ce qui est
très-préjudiciable, parce qu'alors on se prive d'un
repos nécessaire, on supprime, on dérange la transpiration cutanée, et on s'expose à respirer un mauvais air. Il vaut mieux doubler la journée qu'on s'était
prescrite, que de prendre sur le temps du sommeil.

5° Il ne faut pas s'imaginer que les voyages nous
autorisent à franchir les bornes de la tempérance. On
ne sera pas trop difficile sur le choix des alimens et
des boissons, et on fera sagement de s'accoutumer au
genre de vie propre à chaque pays; mais on évitera de
se surcharger l'estomac, car le mouvement divise
trop les forces du corps pour que ce viscère puisse
remplir parfaitement ses fonctions. On doit aussi
s'abstenir des alimens et des liquides trop échauffans,
dont il est assez ordinaire aux voyageurs d'abuser. Le
voyage étant déjà par lui-même un excitant, nous
avons moins besoin d'alimens et de boissons propres
à nous stimuler que quand nous restons tranquilles.
Presque toujours ces substances occasionent alors
des surexcitations dangereuses, des congestions, et
autres accidens analogues. Le parti le plus sage est
de prendre peu de nourriture à la fois, et de multiplier ses repas, de boire plus qu'on ne mange, enfin,
de choisir ses alimens parmi ceux qui sont d'une di-

gestion aisée, sans être échauffans ni faciles à falsifier. Ainsi, dans les campagnes et les mauvaises auberges, on se contentera de demander du lait, des œufs, du pain bien cuit, de la viande rôtie ou bouillie depuis peu, et des fruits. Il faut surtout se défier des vins qu'on trouve dans ces endroits : mieux vaut prendre de l'eau, dont on corrige la crudité en y ajoutant du jus de citron, de la limonade sèche, ou quelques gouttes d'une bonne liqueur qu'on porte avec soi. Si cette eau exhale une mauvaise odeur, on la purifie avec la poudre de charbon.

6° On n'entreprendra rien qui soit au-dessus de ses forces. Il est aussi difficile de tracer des règles à cet égard, qu'au sujet du boire et du manger. Toutefois, la nature nous a donné un guide sur lequel nous pouvons compter : c'est la lassitude, qui nous annonce tout aussi positivement quand nous devons nous arrêter, que la satiété quand nous devons sortir de table. La lassitude n'est autre chose que la voix intérieure de la nature qui nous avertit que nos forces sont épuisées. Celui qui éprouve de la fatigue, doit donc se reposer. Il est vrai qu'on peut également émousser la nature sous ce rapport, et qu'on finit par ne pas plus s'apercevoir qu'on est las, qu'un gourmand ne sent qu'il a trop mangé, surtout lorsqu'il a recours à des substances excitantes et échauffantes pour aiguiser son appétit. Cependant, même en pareil cas, il y a des signes auxquels on reconnaît que les bornes de la modération ont été franchies : on prend de la mauvaise humeur ; on a envie de dormir ; on bâille à tous momens , et cependant on ne peut s'endormir, même lorsqu'on goûte un instant de repos ; on n'a plus d'appétit ; le moindre mouvement accélère le pouls , et occasione des bouffées de chaleur, ou même des tremblemens ; on a la bouche sèche, et quelquefois amère. Lorsque ces symptômes deviennent évidens , il faut s'arrêter et se livrer au repos , si l'on veut éviter une maladie qui est sur le point d'éclater.

7° Quand on voyage, mille causes diverses peuvent arrêter la transpiration, et le refroidissement est une des principales sources de maladies dont on court alors la chance d'être attaqué. Il faut donc éviter les transitions subites du froid au chaud, ou du chaud au froid. Les personnes délicates feront bien de porter un gilet de flanelle sur la peau.

8° La propreté est doublement nécessaire en voyage. Il faut avoir soin de se laver souvent, ce qui contribue beaucoup à diminuer la lassitude.

9° En hiver, ou dans les contrées froides et humides, on peut se permettre plus d'exercice qu'en été et dans les pays chauds, où la sueur nous enlève la moitié de nos forces. Par la même raison, on peut aussi s'en permettre davantage le matin que le soir.

10° Les personnes pléthoriques ou sujettes aux crachemens de sang et aux autres hémorrhagies ne doivent pas se mettre en voyage avant d'avoir consulté leur médecin.

# CHAPITRE XI.

## DE LA PROPRETÉ ET DU SOIN DE LA PEAU.

La propreté et le soin de la peau sont deux objets essentiels à la prolongation de la vie.

La propreté enlève tous les matériaux inutiles ou altérés dont notre corps se débarrasse, comme aussi tout ce qui s'attache à sa surface et la salit.

Elle consiste principalement à soigner la peau dès la plus tendre enfance, de manière à lui conserver toujours sa vitalité, son activité et sa perméabilité.

Nous devons considérer notre peau, non-seulement comme un abri contre la pluie et le soleil, mais encore comme un organe important, sans l'activité continuelle duquel il n'y a ni santé ni longévité à espérer, et dont l'abandon, la négligence, ont été parmi les modernes la source d'une foule de maladies et d'infirmités. Que n'est-il donné à mes paroles d'avoir beaucoup de poids sur l'esprit du lecteur, afin que je puisse lui persuader jusqu'à quel point il importe de prendre soin d'un organe si essentiel !

La peau est notre principal émonctoire. C'est par sa surface qu'à chaque instant s'échappent, sous forme de vapeurs, une quantité prodigieuse de particules ma-

térielles. Cette exhalation, inséparable de la circulation
du sang, nous délivre de tous les matériaux usés par
l'exercice de la vie ou devenus inutiles ; par conséquent, si elle ne se fait pas avec régularité, si elle
vient à être troublée, il doit nécessairement résulter
de là des âcretés dans des humeurs, et bientôt des
affections cutanées d'un très-mauvais caractère.

Outre cela, notre peau est l'organe du toucher, du
plus étendu de nos sens, de celui qui multiplie le plus
nos rapports avec les corps ambians, en particulier
avec l'atmosphère ; de celui enfin dont l'état, par cette
raison même, détermine en grande partie le sentiment de notre propre existence et de nos relations
avec tout ce qui nous entoure. Le plus ou moins de
disposition aux maladies dépend donc aussi beaucoup
de la peau. Celui chez qui cet organe est frappé de
faiblesse ou d'atonie, l'a aussi trop sensible et trop délicat, ce qui fait que le moindre changement de temps,
le plus petit courant d'air, influe de la manière la plus
désagréable sur les parties internes, et que l'on finit
par devenir un véritable baromètre vivant. C'est là ce
qu'on appelle une constitution rhumatismale, qui résulte principalement de l'atonie de la peau. De là naît
aussi la disposition à suer pour la plus légère cause,
état contre nature, qui nous expose sans cesse à des
refroidissemens, et qui engendre une foule d'infirmités.

La peau sert encore à maintenir l'équilibre entre
les facultés et entre les mouvemens. Plus elle est active

et perméable, et plus l'homme est à l'abri des congestions et des diverses maladies des poumons, du canal intestinal et des autres viscères du bas-ventre, moins il est exposé aux fièvres gastriques, bilieuses et muqueuses, à l'hypocondrie, à la goutte, à la phthisie pulmonaire, aux affections catarrhales et aux hémorrhoïdes. Une des causes qui contribuent le plus à rendre ces maladies si communes parmi nous, c'est que nous avons perdu l'habitude d'entretenir notre peau dans un état continuel de propreté et de vigueur, par l'usage des bains.

La peau est aussi l'une des premières sources de notre restauration, car c'est par sa voie que l'air fait passer en nous une foule de particules éthérées. Ainsi, sans une peau saine, point de restauration complète, c'est-à-dire absence d'une des conditions les plus indispensables de la longévité. La malpropreté dégrade l'homme au physique de même qu'au moral.

Enfin, il ne faut pas oublier que la peau est le théâtre principal des crises, c'est-à-dire des mouvemens que la force médicatrice de la nature excite dans les maladies, de sorte qu'un homme chez lequel elle est bien perméable et douée d'une grande activité peut compter sur une guérison plus facile et plus complète, souvent même sans le secours de la médecine, lorsqu'il vient à tomber malade.

Personne ne disconviendra qu'un organe aussi important ne soit une des colonnes de la vie et de la santé. Aussi conçoit-on avec peine qu'on ait pu en négliger tout-à-fait le soin parmi les modernes, et jusque chez des peuples fort éclairés. Bien loin même de s'en occuper, on fait dès l'enfance tout ce qu'il faut pour en obstruer les pores, pour la plonger dans l'atonie, dans une sorte de paralysie. La plupart des hommes ne prennent, pendant toute leur vie, d'autre bain que celui du baptême; leur peau est donc obstruée par la sueur et la malpropreté qui s'y accumulent chaque jour; les vêtemens trop chauds, les fourrures, les lits de plumes, l'affaiblissent et la relâchent; le mauvais air des appartemens renfermés et la vie sédentaire la paralysent. Je crois pouvoir avancer, sans exagération, qu'elle est à moitié obstruée et privée d'action chez la plupart des hommes.

Qu'il me soit permis de signaler une inconséquence, qui n'est d'ailleurs pas la seule de ce genre dont on se rende coupable. Le dernier des hommes a l'intime conviction que l'entretien de la peau est nécessaire à la santé des animaux. Le palefrenier néglige tout pour étriller, bouchonner et laver son cheval; et si l'animal tombe malade, à l'instant même il soupçonne qu'on a bien pu négliger les soins de la propreté. Mais cette idée ne lui vient jamais à l'esprit quand il s'agit de sa propre personne ou de son enfant; si celui-ci est d'une constitution faible et maladive, s'il maigrit et tombe dans le marasme, effets qui résultent tous de la malpropreté, on pensera plutôt à un ensorcellement, ou à quelque autre absurdité semblable, qu'à la véritable cause, qui est le défaut absolu d'entretien de la peau. Puisque nous sommes si clairvoyans pour les animaux, pourquoi ne le sommes-nous pas autant lorsqu'il s'agit de nous-mêmes?

Les préceptes que je vais tracer sont fort simples; celui qui les aurait observés depuis son enfance pourrait être certain d'avoir mis en pratique l'un des moyens les plus efficaces pour prolonger la durée de son existence.

1.° Éloigner avec soin tout ce que notre corps a rejeté, comme étant altéré, ou comme pouvant lui être nuisible à lui-même. A cet effet, on changera souvent de linge, tous les jours même s'il est possible; on renouvellera souvent les draps du lit; on couchera de préférence sur des matelas de laine ou de crin, qui s'imprègnent moins des émanations du corps que les lits de plumes; on renouvellera chaque jour l'air, dans la chambre à coucher surtout.

2° Se laver tous les jours le corps avec de l'eau fraîche, et se frotter rudement la peau, ce qui lui donne beaucoup de ton et de ressort.

3° Se baigner une fois au moins par semaine dans de l'eau, à laquelle il est utile d'ajouter deux ou trois onces de savon. Il serait à désirer qu'on rétablît partout les bains publics, afin que les pauvres pussent profiter comme autrefois de ce bienfait, qui contribuerait beaucoup à les rendre sains et robustes (1).

(1) Il y a des bains partout; mais nos établissemens, comparés à ceux des anciens, ne sont que des ruines. C'est l'indolence inconcevable des hommes qui a fait perdre une si salutaire coutume. Jadis on

Je ne puis me dispenser de dire un mot du bain de
mer, qui, par sa vertu stimulante et pénétrante,
mérite d'être rangé parmi les moyens les plus propres
à entretenir la vitalité de la peau; et qui satisfait certainement à l'un des premiers besoins de la génération
actuelle, en ouvrant les pores de cet organe, et lui imprimant un surcroît d'énergie, de même qu'au système
nerveux tout entier. Ce bain a deux avantages : le premier consiste en ce qu'indépendamment de sa grande
efficacité dans certaines maladies, c'est encore un des
moyens qui conviennent le mieux pour affermir la
santé, et que les personnes bien portantes peuvent
elles-mêmes y recourir, ce qui n'a pas lieu pour une
infinité d'autres bains. Il en est de lui comme de
l'exercice du corps, qui guérit plusieurs maladies incurables, et qu'on recommande à l'homme bien portant pour conserver sa santé. Le second avantage,

voyait tous les samedis passer dans les rues une troupe d'hommes
annonçant au son des cymbales que l'heure du bain était arrivée, et
l'artisan s'empressait d'aller y déposer la crasse de la semaine, qu'il
garde maintenant toute sa vie. Chaque ville devrait avoir un établissement pour l'été, et un autre pour l'hiver. Qu'on ne perde jamais de
vue d'ailleurs qu'il ne faut pas se baigner quand on a l'estomac rempli, mais seulement à jeun, ou quatre heures après le repas. On ne
se baignera non plus jamais quand on sera en sueur. On ne restera
pas plus d'un quart-d'heure dans l'eau courante, ni de trois dans l'eau
tiède; on évitera de se refroidir en quittant le bain; et, pour cela faire,
le mieux est de s'envelopper d'une robe de chambre de flanelle. Au
sortir du bain, on prendra un peu d'exercice, si l'air est chaud et
sec, mais si l'atmosphère est froide et humide, il faudra rester une
heure dans un endroit échauffé, avant de quitter la chambre.

c'est que l'imposant spectacle de la mer produit, sur celui qui ne l'a jamais vu, une impression capable de modifier profondément le système nerveux et les facultés mentales. Je suis convaincu que les effets physiques du bain de mer sont prodigieusement secondés par cette secousse morale, et qu'un hypocondriaque, par exemple, guérirait quelquefois en habitant, sur les bords de l'Océan, un lieu d'où il pût contempler chaque jour le spectacle magnifique du lever et du coucher du soleil, des tempêtes, etc. De même que je conseillerais à l'homme qui vit dans l'intérieur des terres de se rendre aux bains de mer, de même aussi j'inviterais celui des plages maritimes à voyager dans les Alpes, les montagnes et la mer étant, je crois, deux des plus grandes beautés de la nature.

4° Porter des vêtemens qui n'exercent pas une action débilitante sur la peau, et qui permettent à la matière de la transpiration de s'échapper librement. Sous ce rapport je ne connais rien qui soit plus préjudiciable à la santé que les fourrures; la chaleur qu'elles concentrent affaiblit considérablement la peau; elles ne favorisent pas la transpiration, mais la sueur, tandis que, par leur imperméabilité, elles retiennent le produit de l'exhalation cutanée. Il résulte de là qu'un véritable bain de vapeur se trouve établi entre la fourrure et la peau, et qu'une grande partie des matériaux expulsés par le mouvement vital rentrent en nous. Les fourrures anglaises sont bien préférables à celles du Nord, parce que, n'étant pas garnies de peau, elles ont tous les avantages de ces dernières sans en avoir les inconvéniens, qui sont de concentrer la chaleur et d'entretenir la malpropreté. Mais on ne doit se servir de ces sortes d'habillemens que quand il fait très-froid, ou lorsqu'on a une constitution délicate, et qu'on est sujet aux rhumatismes. Dans l'enfance, durant la jeunesse, et à quelque âge que ce soit, pourvu qu'on jouisse d'une bonne santé, il faut porter sur la peau une étoffe de toile ou de coton, par-dessus laquelle on mettra un vêtement de la même étoffe en été et de laine en hiver.

5° Prendre tous les jours de l'exercice, car c'est le meilleur de tous les moyens pour faciliter la transpiration insensible.

6° S'abstenir des alimens qui arrêtent cette même transpiration, tels que tous les corps gras, le porc, l'oie, la pâtisserie, le fromage.

Quelques médecins ont proposé de porter sur la peau de la laine au lieu de toile. Cet objet étant d'un grand intérêt, je vais faire connaître la manière dont la laine agit sur les corps vivans en général, après quoi il sera facile de décider la question.

1° La laine irrite la peau plus que la toile : elle accroît donc l'activité de cet organe, et favorise la transpiration. Par la même raison elle exalte la sensibilité de la peau, et y fait affluer davantage de germes de maladies.

2° Elle est bien moins conductrice du calorique que la toile; d'où il suit qu'elle tient la peau plus chaude, en s'opposant plus efficacement à ce que les autres corps lui enlèvent sa chaleur.

3° Lorsqu'elle est tissée en étoffe peu serrée, sa porosité, et la propriété qu'elle a d'entretenir la chaleur, lui donnent sur la toile le grand avantage de favoriser l'évaporation des matières exhalées par la peau, et de les empêcher de se condenser en gouttelettes de liquides, tandis que la toile étant plus serrée et moins chaude convertit en eau l'exhalation cutanée. Voilà pourquoi les personnes qui transpirent beaucoup ne sont jamais baignées de sueur quand elles portent de la laine, tandis qu'elles le sont toujours lorsqu'elles s'habillent avec de la toile.

4° La transpiration est un moyen puissant que la nature emploie pour rafraîchir le corps. Un être vivant lui doit la faculté merveilleuse de se donner à lui-même le degré de chaleur qui lui convient, au lieu d'être obligé, comme les corps inertes, de prendre celui que lui communiqueraient les objets d'alentour. Ainsi, plus la transpiration est libre, plus la température de notre corps est uniforme, et plus nous nous débarrassons facilement de l'excès de chaleur qui vient du dedans ou du dehors. Telle est la raison pour laquelle la laine, tout en échauffant davantage, diminue plus que la toile la chaleur de la masse du sang, car elle favorise singulièrement la transpiration générale. Il est donc aisé d'expliquer pourquoi, lorsqu'on s'est une fois habitué à l'action irritante de cette étoffe, on a moins chaud avec elle qu'avec la toile,

et pourquoi, dans les pays chauds, on la préfère, elle
ou le coton, à cette dernière.

5° La laine est un corps idio-électrique, c'est-à-dire
qu'elle développe de l'électricité, mais qu'elle n'a pas
la faculté conductrice. Ainsi l'homme qui porte des
habits de cette étoffe est plus électrique, parce qu'il
perd moins de son électricité propre, et qu'il s'en développe continuellement de nouvelle à la surface de
son corps.

6° La laine s'imprègne plus facilement que la toile
des miasmes contagieux, et elle les conserve plus long-
temps.

Nous pouvons décider maintenant si elle convient
ou non à la santé, et déterminer les cas dans lesquels
elle peut-être utile ou nuisible.

Je crois qu'il n'est pas à désirer que la méthode de
porter de la laine sur la peau devienne générale. Du
moins je ne conseillerai jamais à un enfant ou à un
jeune homme d'en prendre l'habitude. A cet âge, en
effet, on a moins besoin de moyens artificiels pour
s'échauffer et pour exciter la transpiration. D'ailleurs
les gilets de laine rendent la peau plus sensible et plus
délicate, de sorte que, quand on les quitte, on se refroidit et on s'enrhume à la moindre occasion. Ils exigent aussi beaucoup plus de propreté, c'est-à-dire,
qu'on doit en changer plus souvent encore que de
linge. Si donc l'habitude s'en répandait parmi les
pauvres, la malpropreté augmenterait en proportion
dans cette classe. Il résulterait de là le double incon-

vénient de multiplier les maladies de la peau, et de conserver plus long-temps les germes des contagions dans les habits.

Mais il y a des cas où la laine est très-utile, et où l'on ne saurait trop la recommander. Elle convient en général à tous ceux qui ont passé la moitié de leur carrière, c'est-à-dire qui ont plus de quarante ans, parce qu'à cet âge la transpiration cutanée, la chaleur et l'irritabilité commencent à diminuer.

Elle est utile aux personnes qui n'ont pas naturellement beaucoup de chaleur et d'irritabilité, qui ont le teint pâle, les chairs molles et fongueuses, la fibre sèche, et les humeurs visqueuses, en un mot à toutes celles qui sont d'un tempérament froid.

Elle l'est aux individus qui mènent une vie sédentaire, et particulièrement à ceux qui travaillent beaucoup de tête; car la transpiration souffre toujours de l'exercice de la pensée, et la peau a besoin alors qu'on la stimule, afin d'attirer les humeurs à la périphérie.

Elle l'est à toutes les personnes sujettes aux rhumes, aux maladies glaireuses, aux fluxions, aux rhumatismes et à la goutte. Il suffit quelquefois de ce moyen fort simple pour guérir radicalement ces maladies.

Elle prévient la diarrhée, quand on y a de la disposition naturelle; et la dyssenterie, lorsque cette maladie règne épidémiquement.

Elle convient à ceux qui sont sujets aux congestions sanguines; soit à la tête, où elles produisent le vertige, la céphalalgie, les bourdonnemens d'oreilles, l'apoplexie; soit à la poitrine, où elles provoquent des douleurs, l'asthme et la toux. La laine guérit tous ces maux à merveille, tant enexcitant une irritation dérivative à la peau, qu'en favorisant la transpiration insensible. On peut donc la regarder comme une sorte de préservatif contre la phthisie pulmonaire, les hémorroïdes, le crachement de sang et les autres hémorrhagies.

Elle est utile à toutes les personnes dont les nerfs sont délicats, aux hypocondriaques et aux femmes hystériques, dont l'exhalation cutanée est ordinairement le baromètre de la santé.

Elle prévient les rechutes à la suite des maladies graves.

Elle est avantageuse aux individus que les vicissitudes atmosphériques affectent trop vivement. Il n'y a pas de meilleur préservatif contre la chaleur, le froid, l'humidité et les vents.

Enfin, elle est utile dans les climats où l'état de l'atmosphère est sujet à des variations fréquentes et subites, comme aussi aux personnes que leur genre de vie expose à l'action de cette puissante cause de maladies, telles que celles qui voyagent beaucoup.

Mais la laine a ses inconvéniens. Elle nuit à ceux qui transpirent naturellement beaucoup, et qui sont encore d'âge à espérer de pouvoir se délivrer d'une incommodité aussi désagréable; à ceux qui ont une

surabondance de force vitale , d'électricité et de chaleur animale; à ceux qui sont atteints de maladies cutanées, ou qui ont de grandes dispositions à en contracter ; à ceux enfin qui ne peuvent pas changer
souvent de gilets, ou les faire laver au moins tous les
huit jours. Je conseille à toutes ces personnes de ne
pas porter de laine sur la peau. J'en dis autant des
caleçons et pantalons de flanelle, dont les jeunes gens
se servent quelquefois, et qui nuisent à la santé.

Dans les cas même où il est utile de porter de la
laine sur la peau, on doit choisir une étoffe qui soit
d'un tissu lâche et poreux, sans être ni trop rude ni
trop épaisse.

Les personnes qui ne veulent pas se couvrir le corps
entier de laine feront sagement de porter au moins
des bas de cette étoffe, épais en hiver, et minces en
été. Il serait à souhaiter que cette coutume devînt
générale. Les personnes délicates pourraient faire
usage de bas de filoselle ou de poil de lapin tissé avec
de la laine fine.

Si l'on répugne à s'appliquer immédiatement de la
laine sur la peau, on peut la remplacer par le coton,
qui a beaucoup de ses avantages, et qui produit une
impression bien moins désagréable. Le coton n'irrite
et n'échauffe pas autant que la laine; mais, d'un autre
côté, il conserve mieux la chaleur que la toile, et convient davantage qu'elle pour absorber la transpiration.
Je crois donc que les personnes qui jouissent d'une
bonne santé, qui n'ont pas de motif particulier pour

se mettre à l'usage de la laine, ou dont la peau est très-irritable, n'ont rien de mieux à faire que de porter des chemises d'une étoffe dans laquelle le lin et le coton entrent chacun pour moitié.

# CHAPITRE XII.

### DU RÉGIME ET DE LA TEMPÉRANCE.

On ne peut attacher qu'une idée relative aux mots de *bon régime*. En effet, nous voyons que les hommes qui ont atteint l'âge le plus avancé n'étaient pas ceux qui se montraient le plus difficiles dans le choix de leurs alimens, mais ceux qui vivaient avec frugalité. C'est d'ailleurs une des prérogatives de l'homme de pouvoir élaborer et s'assimiler les alimens même les plus hétérogènes, et de n'être pas borné, comme les animaux, à un seul genre de nourriture. Il est certain que celui qui vit plus rapproché de la nature, qui jouit du bienfait d'un air pur, et qui mène une vie active, n'a pas besoin d'observer beaucoup de règles diététiques pour se bien porter. Il n'y a que notre vie artificielle qui nécessite un régime également artificiel.

Ce qu'il y a de positif, c'est que la durée de la vie dépend bien plus de la quantité que de la qualité des alimens. L'exemple de Cornaro démontre jusqu'à quel point un homme faible peut, par ce seul moyen, prolonger le cours de son existence.

On peut dire, en toute vérité, que la plupart des hommes mangent beaucoup plus que ne le commande la nature (1). L'habitude qu'on nous fait prendre dès l'enfance de manger au-delà de nos besoins étouffe de bonne heure l'instinct qui devrait nous apprendre à distinguer quand nous sommes rassasiés.

Je vais donc tracer quelques règles relatives au boire et au manger, qui sont susceptibles d'une application générale, et que je crois capables de contribuer d'une manière puissante à prolonger les jours de l'homme.

1° Ce n'est pas ce qu'on mange, mais ce qu'on digère, qui nourrit. Ainsi, que celui qui veut vivre long-temps mange avec lenteur, car les alimens doivent subir dans la bouche un premier degré d'élaboration et d'assimilation. Tel est le but de la mastication et de l'insalivation, deux circonstances que je regarde comme très-importantes sous le point de vue de la restauration, et par conséquent aussi de la longévité. J'ai remarqué, en effet, que toutes les personnes qui avaient atteint un âge avancé mangeaient lentement.

2° Les dents jouent un grand rôle; c'est pourquoi je range leur conservation au nombre des moyens de prolonger la vie. Voici quelques règles à l'aide des-

(1) L'exemple de Cornaro prouve aussi combien peu il faut d'alimens à l'homme pour lui conserver la santé. On peut en rapprocher celui du défenseur de Gibraltar, le brave Elliot, qui, pendant le siége, ne mangea que deux onces de riz par jour. Les exemples de frugalité extrême sont plus communs dans le Midi et l'Orient que dans le Nord.

quelles on peut être assuré de les conserver en bon état jusque dans un âge fort avancé.

On aura soin de mêler toujours des végétaux ou du pain avec la viande, parce que celle-ci, lorsqu'on la mâche seule, s'engage entre les dents, dont elle attaque le tissu en se corrompant. Voilà pourquoi les hommes qui ne mangent pas de viande, ou qui en mangent rarement, tels que les habitans des campagnes, sont ceux qui ont les meilleures dents, quoiqu'ils n'en prennent aucun soin. Quant aux préparations dentifrices, il n'y a rien qui soit meilleur que de manger un morceau de pain noir et sec. C'est donc une fort bonne habitude, pour conserver ses dents, que celle de mâcher lentement une petite croûte de pain après le repas.

Il faut éviter les transitions subites du chaud au froid, et du froid au chaud. Les dents sont recouvertes d'une sorte d'émail que les changemens trop brusques de température fendillent aisément. La salive ou les autres corps qui s'introduisent dans cette solution de continuité, et qui ne tardent pas à s'y altérer, font naître ainsi un foyer de corruption qui pénètre ensuite jusque dans l'intérieur de la dent. On fera donc bien de ne jamais boire ni manger de substances trop chaudes ou trop froides, et surtout de ne pas boire froid quand on mange chaud.

On ne doit pas manger de sucre ni de dragées, et d'autres sucreries, qui contiennent beaucoup de substances visqueuses.

Dès qu'on s'aperçoit qu'une dent commence à se carier, il faut la faire arracher sur-le-champ, de peur qu'elle ne gâte les autres.

Tous les matins, et après chaque repas, on se lavera la bouche avec de l'eau, afin d'enlever les parcelles d'alimens qui pourraient adhérer aux dents, ou s'être introduites dans leurs interstices. Il est bon aussi de se frotter, non-seulement les dents, mais encore les gencives avec une brosse un peu rude. Ces frictions affermissent et consolident les gencives, qui emboitent bien mieux les dents : grand moyen de conservation pour celles-ci.

En se conformant à ces règles, on aura rarement besoin de se servir des poudres dentifrices. Cependant lorsque les dents ont une disposition naturelle à se couvrir de tartre, ce qui s'observe chez un grand nombre de personnes, il convient de se les frotter tous les matins avec un mélange d'une demi-once de bois de santal et de deux gros de quinquina en poudre, dans lequel on verse six gouttes d'huile de gérofle et autant d'huile de bergamotte. Si les gencives sont fongueuses, saignantes et scorbutiques, on ajoute une demi-drachme d'alun à ce mélange.

3° Il faut bien se garder de lire, d'étudier ou de travailler de tête lorsqu'on mange. Le moment du repas doit être consacré exclusivement à l'estomac; c'est celui de son règne, et l'âme ne doit agir alors qu'autant qu'il est nécessaire pour le seconder dans ses opérations. Ainsi, par exemple, la gaieté est un des meilleurs moyens que je connaisse pour faciliter la digestion; et la coutume adoptée par nos pères de l'exciter pendant les repas par des bons mots et des saillies plaisantes, était fondée sur les principes de la véritable hygiène. On réunira donc autant que possible une société joyeuse autour de sa table, car ce qu'on mange au sein du plaisir engendre un sang léger et de bonne qualité.

4° On ne se donnera pas trop de mouvement immédiatement après le repas, car ce serait le moyen de troubler la digestion et l'assimilation. Il faut alors ou se tenir debout, ou se promener lentement de long en large. Le moment le plus convenable pour prendre de l'exercice, c'est avant de se mettre à table, ou trois heures après en être sorti.

5° Il ne faut pas manger jusqu'au point de sentir son estomac. Le mieux est de s'arrêter avant d'être tout-à-fait rassasié. Au reste la quantité de nourriture doit toujours être en proportion de l'exercice : moins on travaille, et moins on doit manger.

6° Il faut prendre ses repas à des heures fixes. Rien n'est plus nuisible à la santé que de manger sans règle à toute heure du jour. L'estomac ne digère bien que quand il a terminé la digestion précédente, et qu'il est resté quelque temps vide, afin de pouvoir réparer ses forces et ses sucs dissolvans. Après une pause, il reprend ses fonctions avec une nouvelle énergie, avantage dont se privent ceux qui mangent sans cesse. Cette mauvaise habitude conduit à la dyspepsie, et même chez les enfans à la phthisie pulmonaire. Je crois que le mieux est de mettre un intervalle de cinq ou six heures entre les repas.

7° On mangera plus de végétaux que de matières animales. La viande a toujours plus de tendance à la putréfaction que les substances végétales. Celles-ci en ont, au contraire, une bien marquée à l'acidité, qui corrige et arrête la putréfaction, notre plus cruel ennemi. En outre, la viande est plus stimulante et plus échauffante, tandis que les végétaux produisent un sang plus doux, calment les mouvemens intérieurs, diminuent l'irritabilité physique et morale, et retardent par conséquent la consommation. Enfin la viande fait plus de sang, et nourrit davantage, de sorte qu'elle exige, si l'on veut qu'elle profite réellement, plus de travail et d'exercice, sans quoi l'on devient pléthorique. Elle ne convient donc ni aux savans ni à ceux qui mènent une vie sédentaire; ces personnes n'ont pas autant besoin de restauration, et il leur faut moins des alimens matériels qu'une nourriture délicate et choisie, qui puisse entretenir l'activité de l'esprit. Il importe surtout de manger peu de viande en été, ou quand la fièvre putride règne épidémiquement.

Les hommes qui ont poussé le plus loin leur carrière vivaient presque uniquement de végétaux, de légumes, de fruits, de céréales, de lait. Bacon parle d'un homme âgé de cent vingt ans qui n'avait jamais pris autre chose que du lait. Les brames ne mangent que des végétaux, pour obéir aux préceptes de leur religion, et deviennent pour la plupart centenaires. Wesley commença vers le milieu de sa carrière à ne plus manger de viande, et il vécut jusqu'à quatre-vingt-huit ans. Que ceux qui croient que la viande seule peut donner la santé et la force, pensent aux habitans de la Suisse, qui ne se nourrissent guère que de pain, de lait et de fromage, et qui sont cependant très-robustes.

8° Il faut manger peu le soir, ne manger surtout alors que peu ou même point de viande, choisir de préférence des alimens froids, et prendre le dernier repas de la journée quelques heures avant de se mettre au lit. Rien ne convient mieux aux jeunes gens d'un tempérament sanguin que des fruits avec du pain bien cuit. En hiver, les pommes ont l'avantage de procurer un sommeil paisible, et d'entretenir le ventre libre; cette dernière qualité les rend précieuses pour ceux qui mènent une vie sédentaire.

9° On aura soin de boire suffisamment. On peut, à force d'étouffer la voix de la nature, finir par s'accoutumer à ne plus sentir le besoin de boire en mangeant; mais cette habitude est une cause puissante d'obstructions dans le bas-ventre, et la source d'une foule de maladies très-répandues parmi les gens de lettres, et parmi les femmes qui demeurent renfermées dans leur appartement.

La meilleure boisson est l'eau, que l'on méprise tant, et que beaucoup de personnes regardent comme nuisible. Je ne balance pas à la mettre au nombre des moyens les plus efficaces pour prolonger la vie. L'illustre chirurgien Théden, qui parcourut une très-longue carrière, ne dut cet avantage qu'à l'habitude qu'il avait contractée vers sa quarantième année de boire sept ou huit pintes d'eau fraîche par jour. A l'âge de trente ans, et jusqu'à quarante, il fut tourmenté par de violens accès d'hypocondrie, qui dégénéraient quelquefois en mélancolie profonde, avec des palpitations de cœur et des indigestions, de sorte qu'à chaque instant il croyait n'avoir pas plus de six mois à vivre; mais tous ces accidens disparurent dès qu'il eut adopté le régime de l'eau, sa santé se rétablit, et il n'éprouva plus d'accès d'hypocondrie. L'essentiel est d'avoir de l'eau fraîche, qui ait été puisée à la source, et non dans une fontaine, et de la tenir dans un vase bien bouché; car toute eau de fontaine renferme, comme certaines eaux minérales, un esprit aérien qui la rend fortifiante et facile à digérer. Voici quelles sont les propriétés essentielles de l'eau pure et fraîche; elles doivent nous inspirer une sorte de respect pour ce grand agent.

L'eau est le meilleur et même l'unique délayant de la nature. Sa fraîcheur et le gaz qu'elle contient la rendent très-propre à fortifier l'estomac et les nerfs. Ce même gaz, et les substances salines qui s'y trouvent dissoutes, font qu'elle convient parfaitement pour combattre les effets de la bile et de la putridité. Elle facilite la digestion et toutes les excrétions, dont aucune ne peut s'opérer sans elle. Enfin, la chimie nous ayant appris que l'oxigène entre dans sa composition, il est clair qu'en buvant de l'eau nous avalons réellement une nouvelle quantité d'un des stimulans les plus énergiques de la vie.

C'est ici le lieu de placer quelques réflexions sur les soupes, ou en général sur les alimens liquides, dont il est à la mode maintenant de dire du mal.

Les soupes, prises avec modération, ne peuvent nuire à la santé. Il est absurde de croire qu'elles diminuent le ton de l'estomac. Les boissons quelconques, même celles qui sont froides, ne forment-elles pas en peu de minutes une soupe chaude dans notre estomac, et cet organe lui-même n'a-t-il pas toujours une température égale à celle de la soupe? Il faut seulement éviter que cette dernière soit ou trop chaude ou trop chargée de parties aqueuses. On ne doit pas non plus en manger trop. Mais elle a de grands avantages; elle remplace la boisson, surtout pour les gens de lettres, les femmes et toutes les personnes qui ne boivent pas ou qui boivent peu entre les repas, et dont le sang est épais. Il faut faire observer en outre que les alimens liquides et chauds se mêlent bien mieux et bien plus rapidement à nos humeurs, que les substances crues et froides. Sous ce rapport la soupe contribue beaucoup à prévenir le desséchement et la rigidité de la fibre. C'est par conséquent la meilleure de toutes les nourritures pour les personnes âgées et pour celles d'un tempérament sec.

Plus l'homme avance en âge, et plus il doit manger de soupe. Cet aliment peut même suppléer chez lui à toutes les ressources de la médecine. Dans les refroidissemens, les maux de nerfs, de tête ou d'estomac, les coliques et certains spasmes d'estomac, la soupe est le meilleur remède dont on puisse faire usage. Ce qui prouve qu'elle est saine, ou du moins qu'elle ne peut pas nuire à la santé, c'est que nos ancêtres, qui étaient sans contredit plus robustes que nous, en mangeaient beaucoup, comme font encore les habitans de la campagne, qui sont vigoureux pour la plupart. Tous les vieillards que j'ai connus aimaient beaucoup la soupe.

La bière supplée à l'eau dans les contrées où celle-ci n'est pas bonne, et chez les personnes qui ont un mauvais estomac, le ventre habituellement resserré, ou le corps épuisé et sans sucs. Mais il faut qu'elle soit bien brassée ; il faut qu'on y ait fait entrer assez d'orge et de houblon, dont le premier nourrit, tandis que l'autre fortifie l'estomac et favorise la digestion ; il faut qu'elle ait fermenté, et qu'on l'ait mise en bouteilles, pour prévenir la dissipation du gaz acide carbonique qui s'y développe. La bonne bière est claire, limpide, et couverte d'une mousse blanche et légère. Toute bière trouble et épaisse ne vaut rien.

Le vin réjouit le cœur, mais il n'est nullement nécessaire à la prolongation de la vie ; car ceux qui ont atteint l'âge le plus avancé n'en buvaient point. Il peut même, lorsqu'on en boit trop, ou trop souvent, abréger les jours de l'homme, en sa qualité de stimulant qui accélère la consommation. Ainsi, pour que cette liqueur ne fasse pas de mal, il ne faut pas en boire tous les jours, et il faut encore moins en abuser. Plus on est jeune, moins on doit boire de vin. En général, il faut ne voir dans cette liqueur qu'un assaisonnement de la vie, et la réserver pour les jours de fête, pour ceux où l'on veut faire circuler la joie autour d'une table qui réunit quelques amis.

Il me reste à parler de deux habitudes particulières aux temps modernes, celle de fumer et celle de priser du tabac.

La pipe en est une des plus inconcevables habitudes. Comment une fumée impalpable, malpropre, d'une saveur piquante et d'une odeur détestable, peut-elle procurer du plaisir, et devenir même un besoin si impérieux qu'il y a des hommes qui ne sont contens et de bonne humeur que quand ils s'en remplissent la bouche et le nez? Je ne parlerai pas des avantages qu'on attribue à cette habitude, et que ne sauraient concevoir ceux qui ne fument pas. Ces avantages doivent d'ailleurs être fort légers, puisque les personnes qui ne les connaissent point se portent tout aussi bien que celles qui en jouissent. Mais je me crois obligé de signaler ses inconvéniens, en faveur des jeunes gens qui liront mon ouvrage, et qui sont encore libres de s'accoutumer on non à la pipe.

La pipe gâte les dents, dessèche le corps, fait

maigrir, enlève les couleurs, affaiblit les yeux et la mémoire, attire le sang vers la tête et les poumons, dispose par conséquent aux maux de tête et aux affections de poitrine, et peut occasioner des crachemens de sang et la phthisie chez les personnes qui ont de la prédisposition à ces maladies. En outre, c'est un besoin de plus qu'on se crée : or, plus un homme a de besoins, moins il est libre et heureux. Voilà quels sont les inconvéniens généraux de la pipe. Je serais flatté de pouvoir contribuer à déraciner une mauvaise coutume, qui malheureusement fait tous les jours des progrès.

L'habitude de priser ne vaut guère mieux que celle de fumer. Elle est même pire sous le point de vue de la propreté. Le tabac en poudre irrite les nerfs, qu'il finit par émousser, et occasione des maux de tête et d'yeux.

Une circonstance ajoute encore aux inconvéniens naturels de ces deux habitudes, ce sont les substances âcres et irritantes que les marchands mêlent au tabac afin d'attirer les chalands, et qui agissent, pour la plupart, comme de véritables poisons. Je ne conçois pas que la police, qui exerce aujourd'hui une surveillance si active sur tous les objets de consommation, néglige une denrée aussi essentielle que le tabac ; car peu importe qu'on soit empoisonné par des comestibles, par du tabac à fumer, ou par du tabac en poudre. Je sais une fabrique où l'on était dans l'usage d'ajouter du minium au tabac d'Espagne, pour lui

donner plus de couleur et de poids; ainsi, les personnes qui faisaient usage de ce tabac s'introduisaient
chaque jour dans le corps une certaine quantité
d'oxide de plomb, l'un des plus redoutables poisons
lents que nous connaissions. Doit-on s'étonner d'après
cela de ce que certains tabacs produisent des cécités
incurables, et une foule de maladies nerveuses, dont
je n'ai vu que trop d'exemples? Ne serait-il pas temps
de démasquer des manœuvres aussi dangereuses, et
de ne permettre la vente des tabacs à fumer et à priser qu'après qu'ils auraient été soumis à l'analyse
chimique et déclarés incapables de nuire?

# CHAPITRE XIII.

## DU CALME ET DES AUTRES DISPOSITIONS DE L'AME.

Le calme, la sérénité et la satisfaction de l'âme sont les fondemens du bonheur, de la santé et de la longévité. Mais, dira-t-on, ces avantages ne s'acquièrent pas, ils dépendent des circonstances! Je pense différemment. S'il en était ainsi que l'opinion commune voudrait le persuader, les grands et les riches seraient les plus heureux des hommes, et les pauvres les plus malheureux. Cependant l'expérience nous apprend le contraire, car on trouve, parmi les indigens, plus de personnes satisfaites de leur sort que dans la classe de ceux qui sont comblés des dons de la fortune.

Nous avons donc en nous-mêmes des sources de bonheur : c'est à nous de les chercher et d'y puiser. Qu'on me permette de faire connaître quelques moyens dont une philosophie fort simple m'a démontré l'efficacité, et dans lesquels je prie le lecteur de ne voir que des règles d'hygiène, que les conseils d'un médecin bien intentionné.

1º Il faut, avant tout, combattre ses passions. L'homme qu'elles agitent en tous sens se trouve toujours dans les extrêmes. Il ne sort pas de l'état d'exaltation, et ne peut jamais arriver à ce calme heureux qui est si nécessaire à la conservation de la vie. Comme il augmente prodigieusement sa consommation vitale, il ne saurait manquer d'atteindre bientôt au terme de sa carrière.

2° Accoutumons-nous à ne pas regarder cette vie comme le but de notre existence, mais seulement comme un échelon pour arriver à un état plus parfait. Habituons-nous aussi à l'idée que notre existence et nos destinées sont soumises à un pouvoir souverain, et qu'elles nous ont été données dans des vues plus sublimes que celles auxquelles s'arrête l'esprit du vulgaire. Demeurons, en toutes les positions, fidèles à cette manière de voir, que les anciens appelaient confiance dans les décrets de la Providence. C'est le meilleur guide pour se tirer du labyrinthe de la vie, et le meilleur moyen qu'on puisse opposer aux attaques dirigées contre le repos de l'âme.

3° Qu'on vive au jour la journée, mais dans le sens philosophique de cette maxime, c'est-à-dire qu'on profite de chaque jour comme si ce devait être le dernier. Malheureux, qui ne pensez jamais qu'au lendemain, et qui perdez le présent de vue; en forgeant des projets pour l'avenir! le présent n'est-il pas le père de l'avenir? Celui qui sait profiter de chaque journée, de chaque heure, peut se coucher le soir, avec la douce satisfaction, non-seulement d'avoir vécu un jour et rempli sa destinée, mais encore de s'être assuré un avenir heureux.

4° Il faut se former une juste idée de chaque chose.

Alors on reconnaîtra qu'ici-bas la plupart des maux proviennent de malentendus, de faux intérêts, ou de précipitation, et que l'essentiel n'est pas ce qui nous arrive, mais la manière dont nous prenons les événemens. Celui qui possède un pareil fonds de bonheur est indépendant des circonstances. Weishaupt avait bien raison de dire : « Il est donc vrai que la » sagesse est la source du plaisir, et la folie celle du » mécontentement. Il est vrai que, si l'on excepte la » résignation aux décrets de la Providence, la per- » suasion que tout arrive pour le mieux, et l'esprit » d'être content du monde et de la place qu'on y oc- » cupe, tout ce qui conduit au mécontentement est » folie. »

5° Cherchons sans cesse à fortifier en nous la croyance et la confiance dans l'humanité et les vertus qui en dérivent, la bienveillance, la philanthropie et l'amitié. Croyons tous les hommes bons jusqu'à ce que nous ayons acquis la preuve convaincante du contraire, et même alors ne voyons en eux que des êtres égarés, qui méritent plutôt notre compassion que notre haine. Le méchant serait bon s'il n'eût manqué de discernement, ou s'il ne se fût laissé séduire par un intérêt mal calculé. Malheur à celui qui a pour maxime de ne se fier à personne ! Sa vie est une guerre offensive et défensive continuelle; il doit renoncer à la gaieté, à la satisfaction. Plus on veut de bien à tout ce qui nous entoure, plus on rend les autres heureux, et plus on est heureux soi-même.

6° L'espérance est une condition nécessaire à la satisfaction et au repos de l'âme. Celui qui peut espérer prolonge son existence, non-seulement en idée, mais même en réalité et physiquement, par l'effet du calme et de l'indifférence qui en résultent. J'entends par espérance, non celle qui se renferme dans les bornes étroites de notre existence actuelle, mais celle qui s'étend jusqu'au-delà du tombeau. Le dogme de l'immortalité de l'âme est, suivant moi, la seule idée qui nous rende la vie chère, et qui nous fasse supporter avec patience les désagrémens dont elle est remplie. Foi et espérance, vertus divines! qui pourrait, sans vous, parcourir une carrière semée de tant d'illusions et de mensonges, dont le commencement et la fin sont couverts d'une obscurité profonde, et où le présent lui-même se réduit à un instant, qui, à peine sorti du vague de l'avenir, est déjà englouti par le passé? Vous êtes les seuls appuis de notre faiblesse chancelante, les plus doux délassemens du voyageur fatigué. Celui même qui ne vous révère pas comme des vertus sublimes, est obligé d'avouer que vous êtes nécessaires ici-bas, et de vous pratiquer par amour pour lui-même, si ce n'est par amour pour la Divinité. Sous ce point de vue, on peut ranger jusqu'à la religion parmi les moyens de prolonger la vie. Elle y contribue d'autant plus qu'elle donne plus de moyens pour combattre les passions, qu'elle inspire plus d'abnégation de soi-même, qu'elle procure plus de calme et de sérénité à l'âme, enfin qu'elle peint toutes ces vérités à notre esprit sous des couleurs plus vives.

Il en est de même de la joie. Qu'on ne croie pas qu'il faille toujours des événemens et des coups de fortune extraordinaires pour la faire naître. C'est la disposition morale dont je viens de parler qui nous en rend susceptibles, et tout homme doué d'une pareille âme ne manquera jamais d'occasions d'éprouver de la joie : la vie elle-même en est une pour lui. Cependant on ne doit laisser échapper aucune occasion de se procurer une joie pure et modérée. Il n'y en a pas qui soit plus propre à prolonger la vie que celle que nous goûtons au sein de notre famille, dans le commerce des personnes aimables et vertueuses, et au milieu des jouissances de la belle nature. Un jour passé à la campagne, dans un bon air, et au milieu d'un joyeux cercle d'amis, vaut certainement mieux que tous les élixirs du monde. N'oublions pas l'expression physique de la joie, le rire ; c'est le mouvement le plus salutaire, car il agite en même temps le corps et l'âme, facilite la digestion, la circulation et la transpiration, et ranime la force vitale dans tous les organes.

Les occupations plus relevées de l'esprit, en supposant qu'on observe à leur égard les précautions que j'ai indiquées précédemment, méritent d'être mentionnées ici. Ce sont des jouissances réservées à l'homme seul, et une source de restauration digne de lui. Je range surtout dans cette catégorie les lectures

agréables et instructives, l'étude des sciences, la contemplation de la nature et de ses merveilles, la découverte de vérités nouvelles par un travail purement
intellectuel, les conversations spirituelles, etc.

# CHAPITRE XIV.

## DE LA FRANCHISE DANS LE CARACTÈRE.

Nous savons combien la profession qui consiste à se charger quelques heures par jour d'un rôle emprunté, celle du comédien, en un mot, nuit à la durée de la vie. Que doit-ce donc être pour ceux qui l'exercent continuellement sur le grand théâtre du monde, et ne paraissent jamais ce qu'ils sont, pour ces êtres équivoques qui vivent de déguisement, de contrainte et de mensonge! C'est chez les peuples les plus civilisés qu'on trouve davantage d'hommes faux. Je ne connais pas d'état plus contraire à la nature.

Il est déjà bien désagréable de porter un habit qui n'est pas fait à notre taille, qui nous serre de tous côtés, et gêne tous nos mouvemens. Mais qu'est-ce que cette contrainte, en comparaison de la gêne morale qu'on s'impose quand on prend le masque d'un caractère étranger au sien, de manière que les discours, la conduite, les actions, tout doit être sans cesse en contradiction avec nos propres sentimens et notre propre volonté, qu'on est obligé de réprimer ses goûts naturels, pour affecter des penchans empruntés, et qu'il faut enfin tenir tous les nerfs, toutes les fibres dans une tension continuelle, afin de rendre le mensonge plus complet, car l'existence entière n'est alors qu'un tissu d'impostures? Un état semblable n'est réellement qu'un état spasmodique permanent, comme le prouvent les suites qu'il entraîne. Effectivement il en résulte toujours des inquiétudes générales, des désordres dans la circulation et la digestion, et des contradictions dans le physique comme dans le moral. Les malheureux qui se sont plongés dans cet état finissent par ne pouvoir plus en sortir, parce qu'il est devenu pour eux une seconde nature, et ils se perdent, sans pouvoir se retrouver. Il résulte enfin de là une fièvre lente, caractérisée par des irritations à l'intérieur et des spasmes à l'extérieur, qui conduit l'homme dissimulé au tombeau, seul endroit où il puisse espérer de se débarrasser de son masque.

# CHAPITRE XV.

### DES SENSATIONS AGRÉABLES.

Les sensations agréables contribuent de deux manières à prolonger la vie: d'une part, en ranimant et
exaltant la force vitale, sur laquelle leur action porte
immédiatement ; de l'autre, en augmentant l'activité
de toute la machine, et par conséquent l'énergie des
principaux organes de la restauration, de la digestion, de la circulation et de la sécrétion. Aussi
est-il convenable, nécessaire même, de cultiver assez
les sens pour nous rendre susceptibles de goûter les
jouissances qu'ils procurent, mais sans les développer
jusqu'au point de faire naître en nous un excès de
sensibilité, qui deviendrait une véritable maladie. Il
faut aussi, lorsqu'on les met en rapport avec des stimulans, avoir soin de ne pas dépasser certaines limites, car les mêmes jouissances qui facilitent la restauration lorsqu'on les goûte modérément, peuvent
accroître la consommation et épuiser le corps quand
on en abuse.

Je parle ici de toutes les stimulations agréables qui
agissent sur nous par les sens de la vue, de l'ouïe, de
l'odorat, du goût et du toucher, par conséquent des
plaisirs de la musique, de la peinture et des autres

arts d'imitation, comme aussi de ceux de la poésie et
des arts d'imagination, qui renouvellent les premiers,
et leur donnent plus de noblesse. La musique, à mes
yeux, mérite d'occuper le premier rang; car aucune
sensation n'exerce une influence aussi rapide sur la
disposition de l'esprit, sur le courage, et sur tous les
phénomènes de la vie, que celle dont la mélodie est
la source. Tout notre être prend involontairement le
ton et la mesure que lui donne la musique; le pouls
bat plus vite ou plus lentement, les passions s'exas-
pèrent ou se calment, suivant les combinaisons de
cette langue morale, qui, sans mots, et par le seul pouvoir de l'harmonie, agit d'une manière immédiate sur
nos facultés les plus intimes, et qui nous entraîne
souvent par un charme plus irrésistible encore que
celui de l'éloquence. Il serait à désirer qu'on s'appli-
quât à proportionner davantage l'usage et le caractère
de la musique aux facultés de l'âme et aux diverses
circonstances de la vie.

# CHAPITRE XVI.

## DE L'ART DE PRÉVENIR ET DE TRAITER
## LES MALADIES.

J'ai fait voir précédemment que les maladies se rangeaient presque toutes dans le nombre des causes qui abrègent la vie, et qui en rompent quelquefois le fil d'une manière subite. La médecine s'occupe de les prévenir et de les guérir; nous pouvons donc la considérer comme un moyen de prolonger notre existence, en profitant des ressources qu'elle nous offre.

Mais on commet beaucoup d'erreurs au sujet de cet art bienfaisant; les uns croient ne pouvoir jamais invoquer assez son secours, dont ils abusent; les autres le redoutent comme contraire à l'ordre naturel, et rejettent toute intervention de sa part; d'autres enfin se font une idée fausse de la médecine et du médecin, dont ils réclament l'assistance à tort et à travers. Ces erreurs se sont encore accrues depuis qu'une foule d'écrits populaires ont répandu dans le public mille idées indigestes sur l'art de guérir, et multiplié ainsi, avec l'abus qu'on n'était déjà que trop tenté d'en faire, les suites fâcheuses qu'entraîne toute interprétation vicieuse de ses règles.

Nous ne pouvons pas tous être médecins. La médecine est une science si compliquée et si étendue, qu'elle demande des études profondes et assidues, qu'elle exige même une tournure toute particulière des facultés sensitives et intellectuelles. On n'est pas médecin pour connaître quelques recettes, comme certaines personnes se l'imaginent. Ces recettes ne sont que les résultats de la médecine, et il n'y a que celui qui, d'un seul coup d'œil, peut saisir leur rapport avec les causes des maladies, et embrasser tout l'enchaînement de causes et d'effets d'où découle en dernière analyse l'idée d'un médicament, en un mot, il n'y a que celui qui est capable d'inventer ce remède qui mérite le nom de médecin. Il suit de là que la médecine ne peut jamais être l'apanage de la multitude.

La partie de la médecine qui traite de la structure du corps, dont la connaissance peut être utile à tous les hommes, et celle qui apprend à prévenir les maladies et à conserver la santé, soit en général, soit dans tel ou tel cas particulier, sont les seules qui puissent être admises dans le plan de l'éducation générale. Mais on n'y saurait faire entrer celle qui a pour objet la guérison des maladies déclarées et le maniement des substances médicamenteuses. C'est ce qui découle tout naturellement de l'idée la plus simple qu'on puisse se former d'une maladie et d'un remède. Qu'est-ce qu'employer un remède et guérir une maladie? c'est produire dans le corps, en y excitant une impression dont il n'a pas l'habitude, un changement extraordinaire, qui détruise un autre état contre nature auquel nous donnons le nom de maladie. Ainsi, la maladie et l'effet des remèdes sont deux états contre nature, et l'application d'un médicament n'est autre chose que l'art de provoquer une maladie artificielle pour en guérir une naturelle. Ce qui le prouve, c'est que quand un homme en bonne santé prend des médicamens, il s'en trouve toujours plus ou moins incommodé. L'application d'une substance médicamenteuse est donc constamment nuisible en elle-même. Elle n'est licite et ne devient utile que quand elle met fin à un état de maladie existant déjà dans le corps. Il n'y a donc que celui qui connaît parfaitement le rapport du remède avec la maladie, c'est-à-dire le médecin, qui puisse s'arroger le droit d'exciter ainsi une maladie artificielle dans son propre corps ou dans celui des autres. Sans cela, ou le remède est inutile, et l'on dérange en vain la santé, ou il ne convient pas à la maladie, et le pauvre patient se trouve avoir alors deux maladies, tandis qu'il n'en avait qu'une seule auparavant, ou enfin il ne fait qu'accroître et aggraver encore l'état déjà existant. Il vaut beaucoup mieux, lorsqu'on est incommodé, s'abstenir de médicamens, que d'en prendre qui ne conviennent pas à la maladie.

Ainsi, puisque celui qui n'est pas médecin de profession ne doit pas exercer l'art de guérir, il se présente une question fort importante à résoudre, celle de savoir comment on peut et comment on doit employer la médecine, pour la faire servir à prolonger la vie. Je vais donner quelques règles générales à cet égard.

Je commencerai par examiner comment la médecine pratique peut prolonger l'existence de l'homme ; car, quoique ce problème intéresse plus le médecin que les gens du monde, il est trop important pour que je le passe sous silence. La médecine pratique peut-elle être regardée sans restriction comme un moyen capable de prolonger la vie ? Nul doute à cet égard, en tant qu'elle guérit des maladies qui pourraient nous tuer. Mais il n'en est plus ainsi lorsqu'on la considère sous d'autres points de vue. Voici quelques réflexions que je recommande à mes confrères, et qui convaincront le lecteur que rétablir la santé et prolonger la vie ne sont pas toujours la même chose, et que l'essentiel n'est pas la guérison elle-même, mais la manière dont on l'obtient.

1° Nous avons vu tout à l'heure que les médicamens agissent en faisant naître une maladie artificielle. Toute maladie est accompagnée d'irritation et de perte de forces. Si le remède porte une atteinte plus profonde que la maladie, on rend le malade à la santé, mais, en le guérissant, on l'a plus affaibli et l'on a plus diminué ses jours que ne l'eût fait la maladie elle-même. C'est ce qui arrive lorsqu'à la moindre incommodité on emploie des remèdes violens et héroïques.

2° On peut mettre en usage diverses méthodes

pour guérir une même maladie. La différence consiste, soit en ce qu'on dirige la crise vers telle ou telle partie, soit en ce qu'une méthode guérit plus promptement qu'une autre. Tous ces modes de traitement mènent à la santé, mais ils sont plus ou moins recommandables, lorsqu'on les envisage sous le point de vue de la prolongation de la vie. En effet, plus une méthode prolonge la durée de la maladie, plus elle lui permet d'épuiser les forces et d'affaiblir les organes; plus elle attaque de parties nécessaires à la vie, plus elle détourne la maladie vers ces parties, et ralentit ainsi la restauration, ce qui a lieu, par exemple, lorsqu'elle transporte le siége du mal dans le système digestif, ou qu'elle dérange la vitalité de cet appareil par des remèdes violens; enfin, plus elle dissipe la force vitale en pure perte, comme font les saignées trop multipliées et une diète trop rigoureuse, et plus elle diminue les chances de longévité, tout en guérissant la maladie actuelle.

3° Il ne faut jamais perdre de vue que la maladie elle-même peut être utile et nécessaire à la prolongation des jours de l'individu. Il y a beaucoup d'affections qui ne sont autre chose que des efforts de la nature pour rétablir l'équilibre, pour expulser des matières qui ne lui conviennent pas, ou pour dissiper des congestions. Si alors le médecin, imitant la conduite de Brown, se borne à faire disparaître les phénomènes actuels de la maladie, sans avoir égard ni aux causes ni aux résultats qui peuvent découler de sa conduite, il ne fait qu'arrêter la réaction par laquelle la nature cherchait à guérir la véritable maladie; il éteint le feu à l'extérieur, tandis qu'il le fait brûler en dedans avec un redoublement d'ardeur; il nourrit la cause matérielle, dont la nature aurait peut-être triomphé s'il lui eût laissé terminer son travail, et rend le mal plus enraciné, plus incurable. Il n'y a que trop d'exemples de malades qui, après s'être crus guéris d'une fièvre ou d'une dyssenterie, ont été attaqués ensuite de consomption, d'hypocondrie ou de maladies nerveuses. Personne ne disconviendra qu'une pareille méthode n'abrège la durée de la vie, quoiqu'elle guérisse le malade pour l'instant.

Je vais actuellement examiner les questions relatives aux personnes qui n'exercent pas la médecine. Quels sont les moyens qu'on peut employer pour prévenir les maladies? Comment doit-on les traiter lorsqu'elles se sont déclarées? Comment surtout faut-il employer le médecin et la médecine, pour les faire servir autant que possible à prolonger la vie?

Commençons par les moyens de prévenir les maladies.

Les maladies proviennent de deux sources, de la cause qui les fait naître, et de la disposition qu'a le corps à être affecté par cette cause. Il n'y a donc que deux moyens de les prévenir, qui sont d'éloigner les causes, ou d'ôter au corps la faculté d'être affecté par elles. Voilà la base de toute la diététique médicale et de toutes les méthodes prophylactiques. Le premier moyen, qui était celui auquel on avait recours de préférence autrefois, est le moins sûr ; car, tant que nous ne pourrons pas nous soustraire à la vie sociale et à l'influence des circonstances au milieu desquelles elle nous place, il nous sera difficile d'éviter toutes les causes de maladies. Plus même nous fuyons ces causes, et plus elles agissent avec violence sur nous lorsqu'elles viennent à nous atteindre. C'est ainsi qu'il n'y a personne à qui le refroidissement fasse plus de mal qu'à celui qui a l'habitude de se tenir bien chaudement. Le second moyen vaut donc beaucoup mieux que le premier : il faut éviter les causes de maladies auxquelles on peut se dérober, mais en même temps s'accoutumer aux autres, et se rendre insensible à leur action.

Les causes de maladies qu'il importe surtout d'éviter autant que possible sont : les excès dans les plaisirs de la table ou dans les jouissances de l'amour, l'impression d'une chaleur très-intense ou d'un froid très-considérable, le passage subit du froid au chaud ou du chaud au froid, les passions violentes, la tension trop forte de l'esprit, le trop ou trop peu de sommeil, la suppression des évacuations naturelles, et les poisons.

Dans le même temps, on doit chercher à rendre le corps insensible à l'action de ces causes, ou du moins à l'endurcir contre elles. Voici la marche que je recommande à cet égard. D'abord on ira tous les jours respirer le grand air. Quelque temps qu'il fasse, qu'il pleuve, qu'il vente ou qu'il neige, on se promènera chaque jour, pendant quelques heures, en plein air, à pied ou à cheval. Cette excellente habitude contribue beaucoup à endurcir le corps et à prolonger la vie. Elle finit par rendre insensible aux intempéries de l'atmosphère. Aussi convient-elle surtout aux personnes atteintes de rhumatismes ou de la goutte. On se lavera tous les jours le corps avec de l'eau froide, on ne s'habillera pas trop chaudement, on évitera de tomber dans l'inertie absolue, et l'on s'entretiendra dans un état habituel d'activité, par la promenade, les frictions et les exercices de la gymnastique; car, plus le corps est passif, et plus il a de disposition à recevoir les maladies. Enfin on s'accordera une certaine latitude dans le genre de vie, c'est-à-dire qu'on ne s'astreindra pas rigoureusement à des lois tracées d'avance, et qu'on se permettra de légers écarts hors du cercle journalier des habitudes. Quelque bonne que soit la manière de vivre qu'on a adoptée, celui qui en devient esclave ouvre par cela même une porte aux maladies; car dès qu'il s'écarte une seule fois de ce qui est devenu pour lui une seconde nature, aussitôt il perd sa santé. De légers écarts peuvent même être utiles, par l'espèce de révolution qu'ils occasionent dans notre corps, en épurant les humeurs, ouvrant les canaux, et dissipant les congestions. Il n'y a pas jusqu'aux choses pernicieuses qui perdent beaucoup de leurs qualités nuisibles quand on s'y accoutume. Ainsi, dormir de temps en temps un peu moins qu'à l'ordinaire, boire un verre de vin de plus, manger un peu plus, ou des choses plus difficiles à digérer, s'échauffer ou se réfroidir un peu, par l'exercice de la danse, du cheval ou tout autre, se fatiguer même quelquefois jusqu'à l'épuisement, passer un jour entier sans prendre d'alimens, etc., ce sont là autant de moyens qui contribuent à endurcir le corps, et donnent pour ainsi dire plus d'ampleur à la santé, en l'arrachant à l'esclavage de l'habitude, à cette uniformité que nous ne sommes d'ailleurs jamais à portée d'observer rigoureusement.

Ce qu'il y a encore d'essentiel pour prévenir les maladies, c'est de chercher à découvrir quelles sont celles auxquelles on est naturellement prédisposé, afin d'éteindre la prédisposition, ou au moins d'éviter les occasions qui pourraient la faire développer. C'est là-dessus que repose la diététique individuelle. Chacun a son régime particulier, qu'il doit observer, et qui se fonde sur ses dispositions à telle ou telle maladie. Mais cet examen spécial est plutôt du ressort du médecin que de celui des individus eux-mêmes. Je conseille donc à chacun de se faire examiner par un médecin habile, qui lui indiquera les maladies auxquelles il a le plus de disposition, et le régime qui convient le mieux à sa santé. En cela les anciens étaient plus sages que nous. Ils se servaient plus qu'on ne le fait aujourd'hui de la médecine et des médecins pour leur régime. Leurs recherches astrologiques, chiromantiques et autres de ce genre avaient même pour but principal de déterminer le caractère physique et moral de chaque homme, afin de pouvoir lui prescrire en conséquence un genre de vie et un régime. Certes on ferait mieux de consulter un médecin pour cela que de se mettre dans la nécessité d'avoir tous les huit jours à lui demander un vomitif ou un purgatif. Il faudrait, à la vérité, s'adresser à des médecins habiles et capables de penser par eux-mêmes, tandis que le dernier des empiriques peut écrire une formule ; mais aussi on aurait alors un moyen infaillible pour distinguer le vrai prophète des faux.

Mon devoir est maintenant de mettre, autant que possible, les personnes qui n'ont pas étudié la médecine en état de se former une opinion sur la constitution que la nature leur a donnée et sur les maladies auxquelles elles sont plus particulièrement disposées. Il y a plusieurs moyens pour arriver à ce but.

1° On s'attachera d'abord à bien connaître la disposition héréditaire. Il y a des maladies qu'on peut recevoir de ses parens, telles que la goutte, les hémorroïdes, la pierre, la phthisie pulmonaire. Si ces maux étaient enracinés dans le corps de nos parens au moment où nous avons été engendrés, il est probable que nous avons de la disposition à en être attaqués. On peut cependant, à l'aide d'un régime convenable, empêcher qu'ils ne se déclarent.

2° L'éducation reçue dans l'enfance peut avoir donné des dispositions à certaines maladies. C'est ce qui arrive surtout lorsqu'on a trop accoutumé les en-

fans à la chaleur; car cette habitude dispose à suer
pour la moindre cause, et diminue la tonicité de la
peau, deux circonstances qui prédisposent toujours
aux affections rhumatismales. Le travail intellectuel
prématuré et l'onanisme déterminent une foule de
maladies nerveuses.

3° Certaines maladies sont attachées à certaines con-
stitutions. Ainsi celui qui a la taille élancée et mince,
le cou long, la poitrine aplatie, avec les épaules
saillantes en manière d'ailes, et dont la croissance a
marché avec une grande rapidité, doit chercher à se
préserver de la phthisie pulmonaire, surtout jusqu'à
l'âge de trente ans. Celui qui a le corps ramassé, le
col court, et une grosse tête qui paraît comme en-
foncée entre les deux épaules, est sujet à l'apoplexie,
et doit éviter tout ce qui peut la faire naître. En gé-
géral, les personnes contrefaites ont toujours plus ou
moins de disposition aux maladies de poitrine.

4° Il faut étudier son tempérament. S'il est sanguin
ou colérique, on craindra les maladies inflammatoires.
S'il est flegmatique ou mélancolique, les maladies
chroniques et nerveuses seront celles qu'on aura le
plus à redouter.

5° Le climat et la localité dans laquelle on vit
peuvent faire naître la prédisposition à certaines maladies. Ainsi le froid et l'humidité engendrent les
fièvres nerveuses, muqueuses et intermittentes, la
goutte et les rhumatismes.

6° Il faut s'attacher à découvrir quel est le plus faible

parmi tous les organes. Chaque homme a son côté faible, au physique de même qu'au moral, et c'est sur cette partie que les causes morbifiques se fixent de préférence. Lorsque, par exemple, on a le poumon faible, toutes les impressions se concentrent sur cet organe, et l'on éprouve à chaque instant des rhumes ou d'autres maladies de poitrine. Il en est de même de la faiblesse de l'estomac, qui rend sujet aux cardialgies, aux indigestions et aux affections saburrales. Quand on sait quelle est la partie faible du corps, on peut contribuer puissamment à prévenir les maladies et à prolonger la vie, soit en garantissant cette partie de toutes les causes morbifiques capables d'agir sur elle, soit en la fortifiant pour diminuer sa susceptibilité. L'essentiel pour chaque homme est donc de connaître sa partie faible, et celui qui n'est pas médecin peut facilement y parvenir. Il n'a, en effet, qu'à observer quel est l'organe qui se ressent surtout des émotions et des passions vives; c'est certainement la partie la plus faible. Si les émotions provoquent la toux, et font naître des picotemens dans la poitrine, c'est le poumon. Si elles occasionent des pesanteurs d'estomac, des nausées, des vomissemens, c'est l'estomac. On observera également quel est le point vers lequel se réfléchissent d'autres impressions capables de produire des maladies, comme, par exemple, la réplétion de l'estomac, le refroidissement, l'échauffement, un exercice trop violent, etc. Si c'est la poitrine qui souffre alors, nul doute qu'elle ne soit la partie la plus faible.

Il n'est pas moins important de remarquer vers quel point le sang et les humeurs se portent en plus grande abondance; car la maladie se fixera plus aisément que partout ailleurs dans la partie qui est ordinairement la plus rouge ou la plus chaude, et qui se couvre de sueur au moindre effort, lors même que le reste du corps demeure sec. On peut aussi compter que l'organe qu'on a le plus exercé est le plus faible. Tel est le cas du cerveau dans l'homme de lettres, de la poitrine dans le chanteur, de l'estomac dans le gastronome, etc.

Il me reste actuellement à parcourir les principales et les plus dangereuses d'entre les prédispositions aux maladies, afin d'apprendre aux gens du monde quels sont les caractères qui les font reconnaître, et quel est le régime que chacune d'elles réclame.

La disposition à la phthisie pulmonaire, l'une des plus redoutables de toutes, se reconnaît à des marques certaines. Les personnes chez lesquelles on l'observe ont le corps et la poitrine constitués comme j'ai dit tout à l'heure Elles n'ont pas encore trente ans, car après cet âge on est bien moins exposé à devenir poitrinaire. Leurs parens ont succombé à cette cruelle maladie. Elles sont sujettes à s'enrouer subitement, sans être enrhumées, et quelquefois même jusqu'au point de perdre entièrement la voix. Toutes les fois qu'elles parlent, qu'elles courent, qu'elles gravissent une montagne, ou qu'elles montent un escalier, elles sont sur-le-champ essoufflées. Elles ne peuvent faire une inspiration profonde sans ressentir des douleurs dans la poitrine ou des envies de tousser. Leurs joues sont habituellement teintes d'une rougeur circonscrite, ou s'en recouvrent d'une manière subite, et souvent même d'un seul côté. Après avoir mangé, elles ont les joues rouges et chaudes, et les mains brûlantes. De temps en temps elles ressentent des picotemens dans la poitrine. Le matin, elles crachent de petits grumeaux qui ressemblent à du fromage ou à du suif, dont le volume ne dépasse-guère celui d'un grain de millet, et qui répandent une odeur désagréable lorsqu'on les écrase. La frayeur, la colère, en un mot toutes les émotions et passions leur occasionent des douleurs dans la poitrine ou des quintes de toux, accidens que provoque aussi le moindre refroidissement ou échauffement. A la plus légère infraction aux règles de la tempérance, elles sont sujettes aux rhumes de poitrine, dont elles se débarrassent difficilement. Lorsqu'on rencontre cette série de symptômes, et qu'il y a en outre des crachemens de sang, on peut compter que la phthisie pulmonaire ne tardera pas à se déclarer. Celui qui les remarque en soi doit s'interdire les boissons échauffantes, le vin, l'eau-de-vie, les liqueurs, les épices, les exercices violens, comme la course et la danse. Il doit user des plaisirs de l'amour avec beaucoup de modération, ne pas courber le corps en écrivant, ne point appuyer la poitrine contre la table devant laquelle il est assis, et ne chanter ou parler ni trop fort ni trop long-temps.

Les caractères suivans sont ceux de la prédisposition aux hémorroïdes. Les parens ont souffert de cette maladie. On éprouve de temps en temps des douleurs ou des élancemens dans le bassin, et quelquefois du ténesme. Le ventre est habituellement serré. On est tourmenté par des démangeaisons fréquentes à l'anus, des sueurs abondantes dans cette partie du corps, et souvent aussi des maux de tête. Les personnes qui sont sujettes à ces accidens doivent renoncer à toutes les boissons échauffantes et même seulement chaudes, telles que café, thé, chocolat; vivre en grande partie de légumes et de fruits, manger peu de viande, éviter les farineux, les pâtisseries, les alimens venteux, ne jamais rester assises pendant long-temps, prendre tous les jours beaucoup d'exercice, ne pas faire trop d'efforts pour aller à la selle, ne jamais se serrer le ventre, et se le frotter doucement tous les jours pendant un quart d'heure.

Il y a lieu de craindre l'hypocondrie, l'hystérie ou quelque autre maladie nerveuse, lorsqu'on doit le jour à des parens qui avaient les nerfs délicats, qu'on s'adonne de trop bonne heure à l'étude et à la vie sédentaire, qu'on a eu la passion de l'onanisme dans sa jeunesse, qu'on a passé une grande partie de sa vie assis, renfermé et dans la solitude, qu'on a fait abus des boissons chaudes, et lu beaucoup de romans, qu'on a le caractère fort inconstant, de manière à passer tout d'un coup sans motif de la tristesse à la gaieté ou de la gaieté à la tristesse, qu'on est souvent tourmenté par des maux

d'estomac et par des vents durant le travail de la digestion, qu'on ressent de temps en temps des inquiétudes, des battemens, de la tension, du resserrement
et autres symptômes extraordinaires dans le bas-
ventre, que le matin, à jeun, on éprouve une fatigue,
une mauvaise humeur, ou une incapacité totale, que
le déjeuner, une tasse de café ou un verre de liqueur
dissipe, qu'on a du goût pour la solitude et le silence,
de la timidité, de la défiance, que les oignons et les
légumes produisent des maux d'estomac, et engendrent
beaucoup de vents, enfin que les selles sont rares ou
irrégulières, et que le ventre est très-serré. En pareil cas,
il faut renoncer à la vie sédentaire, s'accoutumer du
moins à travailler debout sur un pupitre, ou, ce qui
vaut encore mieux, parce qu'il est impossible de rester
toujours debout, se tenir à cheval sur un siége de
de bois rembourré, en observant d'ailleurs de prendre
tous les jours une ou deux heures d'exercice en plein
air. L'équitation est aussi un excellent moyen dans cette
circonstance. Il faut de plus prendre sur soi d'aller dans
le monde, surtout de voir souvent les personnes dans
lesquelles on a confiance, et de ne pas trop s'abandonner
à son goût pour la solitude. Les voyages, l'art de varier ses occupations et l'air de la campagne sont les
meilleurs préservatifs contre l'hypocondrie. On a vu
des personnes qui étaient atteintes de cette maladie
au plus haut degré guérir en passant six mois à la
campagne, occupées de travaux champêtres, et soumises à un genre de vie rustique ; car si l'on porte avec

soi le luxe des villes au village, ce remède ne peut plus être d'une grande utilité. En général, quiconque éprouve les symptômes dont je viens de donner l'énumération, ferait mieux d'embrasser la profession des armes que de se consacrer aux travaux du cabinet. Les frictions sur le bas-ventre lui sont avantageuses; il peut les faire tous les matins, dans son lit, pendant un quart d'heure, soit avec la main, soit avec une étoffe de laine. Cette pratique aide à la digestion, favorise la circulation dans le bas-ventre, dissipe les engorgemens, procure l'expulsion des vents, et fortifie les organes. Qu'on se garde bien surtout de céder au penchant qu'ont les hypocondriaques à se droguer! Il faut s'abstenir par-dessus toutes choses des purgatifs, qui ne font qu'augmenter la faiblesse des organes digestifs. On fera sagement de ne consulter qu'un seul médecin, et de préférer à tous les autres celui qui est assez sage pour ne prescrire que des règles diététiques, et ne pas ordonner des médicamens inutiles. On s'abstiendra principalement des pâtisseries, du fromage, des farineux, des légumes et des corps gras.

Je ne puis me dispenser d'indiquer les signes qui annoncent la disposition à l'apoplexie, quoique cette maladie se développe ordinairement bien plus tard que les précédentes. Ce sont : un corps épais et ramassé, un col court, un visage rouge et bouffi, des tintemens et des bourdonnemens fréquens dans les oreilles, des vertiges, et quelquefois même des envies de vomir quand on est à jeun. Les personnes ainsi constituées éviteront de se surcharger l'estomac, précaution sans laquelle il serait possible qu'elles périssent à table même. Elles se garderont de trop boire ni de trop manger, surtout le soir. Elles ne se coucheront pas immédiatement après avoir soupé, et se tiendront la tête haute dans le lit. Enfin elles auront soin de ne jamais se refroidir ou s'échauffer trop, principalement aux pieds.

Me voici arrivé à résoudre la question de savoir comment il faut s'y prendre pour traiter une maladie déclarée, et comment on doit se servir de la médecine et du médecin. On peut réduire aux règles suivantes tout ce qui se présente à dire sur ce sujet.

1° Qu'on ne prenne jamais de médicamens sans raison suffisante; car pourquoi se rendre malade sans nécessité? L'habitude de se purger ou de se faire saigner périodiquement, dans la seule vue de prévenir des maux possibles, est donc très-pernicieuse. Il arrive quelquefois qu'en agissant ainsi on fait naître les maux qu'on voulait éviter.

2° Il vaut beaucoup mieux prévenir les maladies qu'être réduit à les guérir, ce qui entraîne toujours une plus grande perte de forces, et abrège d'autant la vie. On observera donc scrupuleusement les précautions que j'ai indiquées plus haut pour les prévenir.

3° Mais il faut être sur ses gardes aussitôt que la maladie se déclare. Les accidens qui paraissent les plus insignifians au début peuvent être le prélude d'une maladie fort grave. C'est ce qu'on voit souvent dans les fièvres. Les symptômes auxquels il faut toujours faire attention, parce qu'ils annoncent un danger imminent, sont une faiblesse extraordinaire, la perte totale de l'appétit, une grande soif, un sommeil interrompu ou agité par des rêves, la suspension ou l'accroissement des évacuations naturelles, le dégoût pour le travail, les maux de tête, et le frisson suivi de chaleur.

4° Dès qu'on aperçoit ce cortége de symptômes, rien n'est plus urgent que de couper les vivres à l'ennemi, qui est la maladie, et d'obéir, en adoptant une abstinence rigoureuse, à l'instinct salutaire dont la nature se sert en pareil cas pour inspirer à chaque animal ce qu'il y a de plus avantageux pour lui. Il ne faut rien manger, car la répugnance que les alimens nous inspirent prouve que nous ne pouvons alors digérer. En revanche, on boira beaucoup, mais de l'eau pure ou de légères tisanes délayantes. On se tiendra tranquille, et le mieux sera de se mettre au lit, car la faiblesse qu'on éprouve annonce assez que, dans ce moment, la nature a besoin de réunir toutes ses forces pour triompher de la maladie. On évitera de se refroidir ou de s'échauffer, par conséquent de s'exposer au grand air, ou de se tenir renfermé dans une chambre très-échauffée. Ces moyens simples, que la nature elle-même nous indique si clairement, pourvu qu'on veuille entendre sa voix, suffisent, dans une foule de cas, pour éloigner la maladie dès le principe. Le nonagénaire Maclin, acteur de Londres, disait que toutes les fois qu'il avait éprouvé le moindre malaise, il s'était mis au lit, sans prendre autre chose que du pain et de l'eau, et que ce régime l'avait toujours guéri de ses incommodités passagères. J'ai connu un respectable colonel de quatre-vingts ans qui, chaque fois que sa santé avait paru se déranger, s'était contenté de jeûner et d'observer les règles indiquées plus haut, et qui n'avait jamais eu besoin de prendre aucun médicament.

5° Si l'on a occasion de voir un médecin, on le consultera moins pour obtenir de lui une ordonnance à prendre sur-le-champ, que pour savoir dans quel état on se trouve. Mais si l'occasion ne se présente pas, il vaut mieux se contenter des moyens négatifs dont je viens de donner l'énumération, que de recourir à des moyens positifs qui pourraient devenir pernicieux. Ce sont surtout les purgatifs et les vomitifs qui nuisent à la santé, quand on les prend mal à propos.

6° Il faut avoir pleine et entière confiance dans son médecin, l'informer de tout ce qui peut avoir rapport à la maladie présente, et n'omettre aucun des symptômes qu'on éprouve actuellement. Ces précautions sont particulièrement nécessaires dans les consultations par écrit. On s'abstiendra de joindre aucune réflexion au récit pur et simple des faits, ce qui est un défaut assez ordinaire aux malades. On aura soin aussi de ne pas classer les symptômes qu'on éprouve d'après telle ou telle théorie qu'on se serait inculquée dans l'esprit, mais de raconter simplement ce que l'on a vu, et avec toute l'impartialité possible.

7° On ne doit s'adresser qu'à un médecin digne d'inspirer la confiance, et non à celui qui débite des remèdes secrets, qui étourdit ses malades par un babil continuel, qui les importune par une indiscrète curiosité, qui dit du mal de ses confrères, ou présente leur conduite sous un jour équivoque, qui ne prescrit que des remèdes héroïques, et joue toujours, comme on dit, quitte ou double, qui aime le vin ou le jeu, qui, enfin, se hâte d'écrire une ordonnance après avoir adressé quelques questions insignifiantes au malade. Tous ces défauts annoncent des connaissances superficielles et très-bornées, un mauvais cœur, ou un défaut absolu de conscience. L'une des qualités qui distinguent le plus éminemment un médecin habile et jaloux de remplir les devoirs de sa noble profession, c'est le soin qu'il apporte à l'examen du malade, sans calculer le temps qu'il passe auprès de lui.

8° On se gardera surtout du médecin qui n'exerce son art que par intérêt ou par ambition. Le vrai médecin ne voit que la santé et la vie de son malade. Tout autre objet le détourne du droit chemin, et peut avoir des suites funestes pour celui qui se confie entre ses mains. Car alors s'il s'aperçoit qu'en hasardant quelque chose pour sauver les jours d'un homme, il compromet sa réputation ou sa bourse, on peut être assuré qu'il aimera mieux laisser périr ce malheureux que de nuire à ses propres intérêts. Par la même raison, les malades les plus riches et les plus distingués seront ceux auxquels il prodiguera ses soins de préférence.

9° Le meilleur médecin est celui qu'on compte au nombre de ses amis. Il en coûte moins alors pour avoir confiance en lui. L'ami médecin nous connaît ; il nous observe même lorsque nous nous portons bien, ce qui contribue beaucoup à l'éclairer sur le mode de traitement qui nous convient quand nous tombons malades. Il prend sincèrement part à notre situation, et travaille avec zèle à nous rendre la santé. Enfin, il est bien plus disposé à faire des sacrifices en notre faveur que celui qui n'éprouve pour nous que le sentiment ordinaire et toujours un peu froid de l'humanité. Qu'on cherche donc à se lier le plus intimement possible avec son médecin, et qu'on évite ensuite de rompre la chaîne de l'amitié par des mauvais traitemens, par la méfiance, par la dureté, par l'orgueil, et par d'autres défauts dont les malades se permettent quelquefois de faire sentir le poids au médecin, mais toujours à leur propre détriment.

10° On doit se défier du médecin qui fabrique et vend des remèdes secrets. C'est un ignorant, ou un charlatan, ou un homme avide, qui fait plus de cas de ses intérêts que de la vie et de la santé d'autrui. En effet, si le remède dont il fait mystère n'a aucune efficacité, on ne peut sans doute pas imaginer d'imposteur plus infâme que lui, puisqu'il s'attaque en même temps à la santé et à la bourse. Si, au contraire, l'arcane a réellement de l'importance et de la valeur, il doit appartenir au genre humain tout entier ; c'est une action très immorale que d'en priver les autres, et en même temps se rendre coupable envers tous ceux qui n'en font pas usage, ou qui ne l'emploient pas d'une manière convenable, parce qu'il n'est pas connu, qu'on ne peut pas se le procurer partout, et que les médecins éclairés ne sont point à portée d'en faire la juste application.

11° En général, c'est dans le choix d'un médecin qu'il faut avoir le plus d'égard à la moralité. Dans quelle profession est-elle plus nécessaire que dans celle-ci? Si l'homme à qui l'on confie aveuglément son existence, dont aucun tribunal, si ce n'est celui de sa propre conscience, n'a le droit de juger les actions, qui, pour remplir parfaitement sa mission, doit sacrifier ses plaisirs, son repos, sa santé et jusqu'à sa vie, si un tel homme n'agit pas uniquement d'après les principes de la morale la plus pure, s'il prend une politique astucieuse pour guide de sa conduite, nul n'est plus à craindre que lui, et il est plus dangereux que la maladie elle-même. Un médecin sans moralité est un monstre, ou plutôt c'est un être chimérique.

12° Quand on a trouvé un médecin habile et honnête, il faut avoir en lui une confiance sans réserve. Cette confiance tranquillise le malade, et contribue puissamment à sa guérison. Quelques personnes s'imaginent que plus elles rassemblent de médecins autour de leur lit, et plus elles doivent guérir aisément : c'est une erreur grossière. Un seul médecin vaut mieux que deux, deux valent mieux que trois et ainsi de suite; de sorte que plus leur nombre augmente, et plus la guérison des malades est invraisemblable; elle finirait même par devenir physiquement impossible. Si, ce qui arrive rarement, il se présentait une maladie tellement obscure ou compliquée que l'avis de plusieurs médecins fût jugé nécessaire, on les choisirait parmi ceux qui vivent ensemble dans des sentimens d'union et de confraternité. Mais la consultation ne doit avoir pour but que de fixer les idées sur la nature de la maladie et le mode de traitement qu'elle réclame. Quant à l'exécution du plan arrêté, il ne faut en charger que celui en qui l'on a le plus de confiance.

13° On s'attachera à connaître les voies par lesquelles la nature paraît surtout disposée à opérer les crises, et dont elle a fait choix dans les maladies dont on a pu être atteint par le passé. Ainsi on notera soigneusement si ces dernières se sont terminées par des sueurs, des cours de ventre, des saignemens de nez, ou des flux d'urine. Cette connaissance est de la plus haute importance pour le médecin; car les voies que la nature semble préférer sont précisément celles vers lesquelles il doit chercher à diriger les efforts critiques dans les maladies.

14° La propreté est indispensable dans toutes les maladies. Il n'y en a pas une seule à laquelle on ne puisse faire prendre un caractère de gravité ou de putridité en la négligeant. Ne pas s'y conformer, c'est en outre se rendre coupable envers les siens et le médecin, qu'il suffit de cette seule cause pour faire tomber malade. Ainsi on doit changer de linge tous les jours, mais avec les précautions nécessaires, renouveler l'air, faire éloigner sur-le-champ les déjections, admettre peu de personnes auprès de soi, et ne souffrir dans sa chambre ni animaux, ni fleurs, ni débris de repas, ni vieux habits, en un mot, rien de ce qui pourrait y répandre des exhalaisons quelconques.

# CHAPITRE XVII.

## DES SECOURS A DONNER DANS LE DANGER DE MORT VIOLENTE.

Il y a des causes qui peuvent trancher tout-à-coup le cours de la vie, au milieu même de la santé la plus florissante. Les diminuer ou les combattre est un point fort essentiel de l'art de prolonger l'existence. Je vais exposer ce qu'il importe le plus de savoir à cet égard.

Ces causes embrassent toutes celles des morts violentes produites par des lésions extérieures ou par des troubles de l'organisation. On peut en faire trois classes : les unes mettent les organes dans l'impossibilité de remplir désormais leurs fonctions; les autres détruisent tout-à-coup la force vitale, comme la foudre, une passion violente, et la plupart des poisons; d'autres encore nous privent des principes stimulans sans lesquels la vie ne saurait subsister, tels que le sang et l'oxigène.

Deux méthodes sont employées contre ces causes: ou l'on prévient leur action, ou bien on détruit leur influence quand déjà elles ont agi.

Lorsque je dis qu'on peut les prévenir, je n'entends pas qu'il soit en notre puissance de les écarter toutes. Nous ne le pouvons pas, parce qu'elles sont inséparables, les unes de notre existence, les autres de nos professions, et qu'il faudrait renoncer à la vie pour les éviter. Mais nous pouvons nous rendre moins susceptibles de recevoir leur funeste influence, et acquérir des qualités qui nous garantissent presque entièrement ou même tout-à-fait de leurs atteintes, quand nous sommes obligés de vivre dans leur sphère d'activité. Ainsi l'art d'éviter la mort n'embrasse pas moins les précautions relatives à l'être vivant lui-même que celles qui ont rapport aux objets capables de le faire périr. Chacun ferait sagement de s'attacher à bien connaître les premières, dont il me semble que l'étude devrait entrer dans le plan d'une éducation soignée. Elles se réduisent à des moyens fort simples.

1° Il faut acquérir de l'adresse et de l'agilité dans tous les exercices de la gymnastique. Les actions de courir, de grimper, de voltiger, de nager, et de marcher sur d'étroites surfaces, lorsqu'elles sont réduites à des préceptes généraux qui les régularisent, peuvent garantir d'une foule d'accidens. Il périrait certainement moins de monde dans l'eau, ou par des chutes, si la gymnastique était moins négligée.

2° Il faut cultiver sa raison et rectifier ses idées, au sujet de ces agens de destruction, par des notions générales de physique et d'histoire naturelle. Telle est la connaissance des poisons, des effets de la foudre, des moyens de s'en garantir, des propriétés des gaz délétères, du froid, etc. Il faudrait un livre entier pour traiter cette matière avec l'étendue qu'elle réclame; et l'ouvrage, s'il existait, serait d'une grande utilité dans les écoles.

3° Il faut acquérir le courage et l'intrépidité que la philosophie procure, et s'habituer à prendre sur-le-champ son parti dans les événemens imprévus. On retirera de là un double avantage, celui d'éviter le danger physique qu'entraînent toutes les impressions, lorsqu'elles sont soudaines et vives, et celui de savoir apprécier rapidement les moyens de salut dans un danger pressant.

4° Il faut s'endurcir contre le froid, le chaud et les intempéries de l'air. C'est le moyen de braver la mort dans beaucoup de cas où d'autres succomberaient.

Mais à quels moyens recourir lorsqu'il y a déjà réellement danger de mort? Que faut-il faire lorsqu'un homme vient d'être noyé, pendu, étouffé, frappé de la foudre, empoisonné, etc. On peut sauver les jours de celui qui n'est qu'asphyxié. C'est là une partie de la médecine que chacun devrait posséder, puisque chacun peut se trouver dans le cas d'en faire usage, et qu'alors le succès dépend de la promptitude avec laquelle on administre les secours. En pareille circonstance, chaque instant est précieux, et le moyen le plus simple, employé à temps, produit plus d'effet que toute la science d'Esculape prodiguée une demi-heure après. Le premier qui se trouve sur les lieux devrait se regarder comme tenu d'appliquer aussitôt les secours convenables, et ne pas perdre de vue que la vie du malheureux qui est devant lui dépend quelquefois d'une seule minute (1).

Les morts violentes peuvent être rangées en trois classes, d'après le traitement qu'elles exigent.

La premiere classe comprend les personnes qui ont été pendues, noyées, asphyxiées par un air méphitique, ou frappées de la foudre. Voici les moyens les plus simples et les plus efficaces qu'on puisse employer :

1° On mettra toute la diligence possible à retirer le corps de l'eau, ou à couper la corde, en un mot,

(1) Puisse l'exemple que je vais rapporter trouver beaucoup d'imitateurs ! Un habitant d'Ichtershausen trouva son enfant, âgé de quatre ans, dans l'eau, où il était peut-être resté une petite demi-heure. Tout le corps de cet enfant était bleu et roide. Les assistans le croyaient mort, et tous d'ailleurs étaient trop consternés pour songer même à lui donner le moindre secours. Madame Bruckner, veuve du médecin de la cour de Gotha, qui était présente aussi, crut devoir employer sur-le-champ les moyens dont elle avait entendu son mari vanter l'efficacité. Elle ouvrit, non sans peine, la bouche de l'enfant, pour enlever les ordures qui s'y étaient introduites, le déshabilla en coupant ses habits, mit le corps dans l'eau tiède, le frotta doucement, et plaça un flacon d'ammoniaque sous le nez. Au bout de trois quarts d'heure, il parut un peu de rougeur sur les lèvres, et l'on aperçut de légères convulsions autour de la bouche. Alors on mit l'enfant dans un lit bassiné, et on lui frotta le corps et la plante des pieds avec des linges chauds. Deux heures après il se ranima. On lui fit prendre de l'émétique, on lui donna quelques lavemens avec l'infusion de camomille, et, comme il ne réchauffait pas, on le coucha auprès d'une grande personne. Ces moyens furent couronnés d'un plein succès ; l'enfant ne tarda pas à transpirer beaucoup, il vomit, et fut bientôt parfaitement rétabli.

à éloigner la cause de la mort. Cette seule précaution suffit pour sauver l'infortuné, quand on l'emploie de suite. Malheureusement c'est ce qui n'a pas
toujours lieu. Il existe bien presque partout des établissemens pour administrer les premiers secours
aux noyés et asphyxiés, mais on y opère souvent
avec tant d'insouciance, qu'il semble que ces lieux
soient plutôt destinés à rendre les derniers honneurs
aux malheureux, qu'à sauver leurs jours. Ainsi je
suis persuadé, quant aux noyés par exemple, que
des mesures prises pour les tirer promptement de
l'eau vaudraient souvent mieux que tout ce qu'on
fait pour les rappeler à la vie. Quand on voit quelle
maladresse et quelle mauvaise volonté la plupart
des hommes mettent à cette œuvre importante,
combien d'ailleurs il règne encore de préjugés à cet
égard dans toutes les classes de la société, on ne
doit pas être étonné de ce qu'on sauve si peu de personnes. Il serait du devoir des magistrats de perfectionner les établissemens pour les premiers secours,
de détruire les préjugés populaires, de récompenser
ceux qui trouvent les corps, et de punir les négli-
gences volontaires.

2° On déshabillera sur-le-champ le malheureux,
et on essaiera de ranimer la chaleur dans toutes ses
parties. La chaleur est le premier et le plus universel des stimulans de la vie. Le moyen que la nature
emploie pour allumer le flambeau de la vie est aussi
le meilleur dont on puisse se servir pour le ranimer;

c'est un bain tiède, à défaut duquel on couvrira le malade de cendre, de sable échauffé, de couvertures bien chaudes, ou on lui appliquera des pierres chaudes sur diverses parties du corps. Si l'on néglige ces moyens, tous les autres sont inutiles. Il vaudrait mieux se contenter de réchauffer l'asphyxié, que le tourmenter, comme on fait d'ordinaire, avec des ventouses, des brosses ou des lavemens, tandis qu'on le laisse exposé aux atteintes du froid.

3° Ce qui importe le plus ensuite, c'est de pousser de l'air dans les poumons, moyen qu'on peut fort bien combiner avec le précédent. On n'emploiera jamais à cet usage qu'un soufflet et des tubes convenables, parce que l'air qui s'échappe de la poitrine d'un homme vivant est altéré et serait trop peu stimulant.

4° Il sera bon de laisser tomber d'une certaine hauteur quelques gouttes d'eau froide ou de vin sur le creux de l'estomac. Ce moyen fort simple contribue souvent beaucoup à ranimer le cœur.

5° On frottera et brossera les mains, la plante des pieds, le bas-ventre et le dos, on chatouillera les parties très-sensibles, on titillera le nez et la gorge avec les barbes d'une plume, on placera un peu d'ammoniaque sous le nez, on exposera les yeux à la lumière d'une bougie , on agira sur le sens de l'ouïe par tout ce qui peut faire naître un grand bruit, etc.

6° On poussera de la fumée de tabac dans le rectum. Deux pipes placées au bout l'une de l'autre remplissent très-bien cet office. Si l'on peut disposer d'une seringue, on donnera des lavemens, soit avec la décoction de tabac ou de moutarde, soit avec un mélange d'eau et de vinaigre ou de vin.

7° Dès qu'on aperçoit quelques signes de vie, on verse une cuillerée de bon vin dans la bouche du malade, et, s'il l'avale, on recommence plusieurs fois de suite. On peut aussi, en cas de besoin, se servir d'eau-de-vie, à laquelle on ajoute deux tiers d'eau.

Ces moyens simples, et que chacun peut manier sans crainte, feront plus d'effet, si on les emploie à temps, que les soins les plus habilement concertés n'en pourraient produire une demi-heure après. On a du moins la satisfaction d'avoir mis le temps à profit, et empêché la faible étincelle de la vie de s'éteindre tout-à-fait.

Les personnes gelées rentrent dans la seconde classe. Elles exigent un traitement particulier et tout différent. La chaleur les tuerait. Il faut les frotter avec de la neige, ou les mettre dans un bain froid. La vie se ranime d'elle-même, et dès qu'on en découvre quelque signe, on verse un peu de thé ou de vin chaud dans la bouche du malade, puis on le met au lit.

La troisième classe est celle des empoisonnemens. Jadis on comptait beaucoup en pareil cas sur l'huile et le lait, qu'on regardait comme des antidotes assurés. Les progrès de la chimie ne permettent plus de penser ainsi. La présence d'un médecin fort instruit est indispensable lorsqu'il s'agit d'un empoisonnement;

mais, jusqu'à son arrivée, on peut toujours provoquer le vomissement par la titillation de l'arrière-gorge et par d'abondantes boissons tièdes, attendu que ces deux moyens seront ceux que l'homme de l'art prescrira infailliblement, et qu'il suffit souvent d'un instant de retard pour détruire tout espoir.

# CHAPITRE XVIII.

### DE LA VIEILLESSE, ET DES SOINS QU'ELLE EXIGE.

Quoique la vieillesse soit la suite naturelle de la vie et le commencement de la mort, elle peut servir aussi à prolonger notre existence. Il est vrai qu'elle n'augmente pas en nous la capacité de vivre, mais elle rend la dissipation de la force vitale moins rapide. On peut donc dire que, quand l'homme est une fois arrivé à la dernière période de son existence, il descendrait plus vite dans la tombe s'il ne vieillissait pas.

Cette assertion, en apparence paradoxale, n'aura plus rien qui puisse causer de surprise après les explications dans lesquelles je vais entrer. L'homme a beaucoup moins de force vitale et de moyens de se restaurer dans sa vieillesse qu'à aucune autre époque de sa vie. Par conséquent, s'il vivait alors avec autant d'activité et de vivacité qu'auparavant, cette somme de force vitale se trouverait épuisée bien plus promptement, et il ne tarderait guère à succomber. Mais la vieillesse émousse la sensibilité et l'irritabilité; elle rend donc moins sensible à l'action des stimulans internes et externes, par conséquent aussi elle diminue la consommation et la dissipation des forces. Il résulte de là que, la consommation étant moins considérable, la provision de force vitale dure plus long-temps. La diminution de l'intensité de la vie dans la vieillesse contribue donc à prolonger sa durée.

La diminution de l'irritabilité diminue aussi l'effet des impressions fâcheuses et des causes morbifiques, par exemple, des passions, de l'échauffement, etc. Elle maintient le calme et l'uniformité dans l'économie intérieure, et préserve par conséquent d'une foule de maladies. C'est la même raison qui fait que les personnes avancées en âge sont moins sujettes que les jeunes à être frappées par les maladies contagieuses.

A toutes ces causes il faut encore ajouter l'habitude de vivre, qui contribue beaucoup, sans contredit, dans les derniers momens, à prolonger l'existence. Une action qui s'exécute si long-temps de la même manière finit par devenir tellement naturelle, qu'elle continue encore, par le seul pouvoir de l'habitude, alors même que les autres commencent à ne plus y coopérer. On est surpris de voir des vieillards décrépits se soutenir, pourvu que tout reste dans l'ordre accoutumé. L'homme moral est déjà mort quelquefois, que l'homme physique continue encore de végéter, ce qui exige à la vérité beaucoup moins de force vitale. C'est aussi cette habitude de vivre qui fait que, plus l'homme vieillit, et plus il tient à la vie.

Si l'on se conduit avec prudence dans la vieillesse, on peut s'en servir comme d'un moyen de prolonger la vie. Mais comme il est impossible d'atteindre ce but sans s'écarter à certains égards des règles générales, je crois devoir mettre sous les yeux du lecteur les préceptes auxquels il importe de se conformer.

Les indications à remplir sont de diminuer la sécheresse et la roideur de la fibre, qui, croissant toujours, finiraient par faire cesser tout mouvement; de faciliter autant que possible la restauration et la nutrition, d'augmenter l'énergie des excitans en raison de la diminution de l'excitabilité, et de favoriser la sortie des matériaux usés, dont la rétention partielle chez les vieillards entraîne l'altération des humeurs et accélère la mort. De ces indications découlent les règles qui suivent.

1° Comme il y a moins de chaleur naturelle chez les vieillards, on doit chercher à l'entretenir et à l'augmenter au dehors. Ainsi, des vêtemens chauds, un lit bien bassiné, une nourriture échauffante, et, s'il est possible, le passage sous un ciel plus chaud, sont autant de moyens qui contribuent à prolonger la vie.

2° Il faut que les alimens soient faciles à digérer, plutôt liquides que solides, chargés de matériaux nutritifs sous un petit volume, et plus stimulans qu'aux époques précédentes. Voici pourquoi les soupes chaudes et épicées conviennent tant aux vieillards, de même que les viandes bien tendres et bien rôties, les végétaux nourrissans et un vin généreux. Le bon vin les nourrit et les fortifie, sans les échauffer; c'est leur lait.

3° Les bains tièdes sont excellens pour augmenter

la chaleur naturelle , favoriser les excrétions , surtout celles qui se font par la peau , et diminuer la sécheresse et la rigidité de toutes les parties de la machine. Ils sont donc particulièrement appropriés aux besoins de cet âge.

4° On évitera toutes les évacuations considérables, telles que les saignées, à moins qu'elles ne soient impérieusement commandées, les purgatifs, l'exercice poussé jusqu'à provoquer la sueur, les jouissances de l'amour, etc. Ces évacuations épuisent le peu de forces qui restent, et augmentent la sécheresse.

5° A mesure qu'on avance en âge, il faut s'accoutumer à mettre de l'ordre et de la régularité dans ses actions. Le boire et le manger, le sommeil, l'exercice et le repos, les évacuations, les affaires, les occupations, tout doit être réglé et se succéder constamment dans le même ordre.

6° Il faut prendre de l'exercice, mais avec modération. Le meilleur est celui qui n'exige pas qu'on agisse, comme d'aller en voiture, et de se faire frotter tout le corps. Il est avantageux d'employer pour les frictions des substances odoriférantes et fortifiantes, qui diminuent la rigidité, et entretiennent la peau molle. On évitera surtout les commotions physiques, qui, à cet âge, sont un premier pas vers la mort.

7° Les affections douces et les occupations agréables de l'esprit produisent le meilleur effet. Mais il faut éviter les passions violentes , qui peuvent tuer subitement dans la vieillesse. Il faut tâcher d'acquérir ce

caractère gai et serein, qu'engendre toujours le bonheur domestique, joint au souvenir d'une vie qui n'a
pas été entièrement inutile, et à l'espérance d'un avenir
riant, même au-delà du tombeau. La disposition d'esprit qui naît du commerce des enfans et de la société
des jeunes gens, est aussi très salutaire aux vieillards;
leurs jeux innocens et leurs saillies plaisantes ont pour
ainsi dire la vertu de rajeunir. L'espérance est surtout
un excellent moyen de prolonger ses jours, dont on
recule le terme en formant incessamment de nouveaux
plans, de nouvelles entreprises, pourvu que ces projets continuels ne puissent pas nous nuire, et qu'ils
ne tendent qu'à reculer en idée le terme de l'existence.
Aussi voyons-nous qu'un instinct secret y porte tous
les vieillards : ils bâtissent des maisons, plantent des
jardins, et trouvent un plaisir infini dans cette petite
illusion, par laquelle ils semblent vouloir en quelque
sorte s'assurer de la vie.

# CHAPITRE XIX.

## DE LA CULTURE DES FACULTÉS PHYSIQUES ET MORALES.

La culture seule rend l'homme parfait. Il ne peut jouir de tous ses avantages que quand il a acquis, au physique comme au moral, un certain degré de développement et de perfectionnement. Un homme grossier, sans culture, n'est pas un homme; c'est une brute, qui a tout ce qu'il faut pour devenir homme, mais qui, tant que ses dispositions naturelles n'ont pas été développées, ne s'élève pas au-dessus de la classe des animaux. L'essence de l'homme consiste dans sa perfectibilité. Son organisation entière a été calculée pour qu'il ne fût rien, et pour qu'il pût devenir tout.

L'influence de la culture sur le physique et sur la prolongation de la vie est bien remarquable. On croit communément qu'elle affaiblit et abrège la vie ; mais cela n'est vrai que de l'excès de culture, qui amollit et efsémine l'homme. Cet excès est aussi pernicieux qu'un défaut absolu; il abrège également la vie. L'homme trop amolli, et dont les sens ou le moral sont trop développés, n'atteint pas plus qu'un sauvage le dernier terme assigné à son espèce, tandis qu'un degré convenable de culture physique et morale, et surtout le développement harmonique de toutes les facultés, est, comme je l'ai démontré précédemment, nécessaire à l'homme pour lui faire acquérir, même au physique, et sous le rapport de la durée de la vie, les avantages qui doivent le distinguer de la bête.

Il n'est pas inutile sans doute de faire connaître la manière dont la culture bien entendue influe sur la prolongation de la vie, afin qu'on puisse la distinguer de celle qui n'a pas été sagement calculée.

Elle développe parfaitement les organes, de sorte qu'elle multiplie les sources de jouissance et les moyens de restauration. Combien l'homme civilisé n'a-t-il pas de moyens pour réparer ses pertes, qui manquent au sauvage !

Elle amollit et adoucit la complexion, et diminue par conséquent cet excès de dureté qui nuit à la longueur de la vie.

Elle nous garantit des causes destructives qui abrègent beaucoup la vie des sauvages, telles que le froid, la chaleur, les intempéries de l'air, la faim, les poisons, etc.

Elle nous apprend à guérir les maladies, et à faire servir les forces de la nature au rétablissement de la santé.

Elle nous enseigne à faire plier nos passions sous le joug de la raison et de la morale. Elle nous apprend à supporter l'infortune avec résignation, à ne pas nous offenser des injures qu'on nous adresse, etc. Elle diminue donc la consommation, qui sans cela ne tarderait pas à nous détruire.

Elle réunit les hommes en corps de nations, et amène le besoin des sociétés, sans lesquelles il ne pourrait y avoir ni assistance mutuelle, ni police, ni lois. De cette manière elle contribue indirectement à prolonger nos jours.

Enfin, elle nous fait connaître une foule de commodités, dont on peut se passer dans la jeunesse, mais qui sont fort utiles dans un âge avancé, des alimens raffinés par l'art du cuisinier, l'exercice rendu plus facile par l'emploi des animaux, des jouissances plus multipliées, davantage de repos, etc. Ce sont là autant de prérogatives au moyen desquelles l'homme qui vit en société prolonge plus ses jours, durant la vieillesse, que celui qui vit encore dans l'état de pure nature.

On peut juger d'après tout cela quel degré de culture est nécessaire pour prolonger notre existence. La seule qui puisse nous procurer ce bienfait, c'est celle qui tend à perfectionner autant que possible toutes nos facultés physiques et morales, mais sans perdre jamais de vue la grande loi morale, à laquelle tout dans l'homme doit se rapporter pour que son existence corresponde réellement à sa destination.

# CONSEILS

SUR

## L'ÉDUCATION PHYSIQUE DES ENFANS.

—

Nulle part les progrès de la civilisation n'ont été plus sensibles de nos jours qu'en ce qui concerne l'éducation physique des enfans. Grâces en soient rendues aux hommes immortels qui ont donné la première impulsion! Un quart de siècle a suffi pour opérer une révolution d'autant plus surprenante, mais en même temps d'autant plus glorieuse, qu'elle a été l'œuvre de la raison, le fruit de la propagation des lumières, et que les préjugés, la superstition, l'habitude, se liguaient pour en rendre l'accomplissement difficile. On est rentré dans les voies de la nature, dont on s'était écarté d'une manière si effrayante, et maintenant on est convaincu que l'unique moyen de former des hommes sains et utiles à la patrie, consiste à familiariser de bonne heure les enfants avec les influences au milieu desquelles ils devront vivre un jour, à éviter tout ce qui pourrait leur procurer une maturité précoce, à bien se garder de développer l'esprit aux dépens du corps, en un mot à respecter les droits si long-temps méconnus de la nature et de l'enfance. C'est incontestablement de ce point que doit partir la restauration physique du genre humain, dont la nécessité se fait sentir chaque jour d'une manière plus impérieuse : c'est en persévérant dans cette nouvelle voie qu'on peut espérer de voir naître une génération qui jouira d'une prééminence notable sous le rapport de la vigueur et de la santé, qui connaîtra bien moins la goutte, l'hypochondrie, les spasmes, la susceptibilité nerveuse, et cette longue série de maux qu'une éducation molle et débilitante a fait pleuvoir sur la nôtre.

Quelque incontestables que soient les progrès qui ont été faits en ce sens, il est tout naturel qu'on ne soit point encore arrivé à la perfection. Les idées sont trop nouvelles, et les préjugés de la multitude ont trop de puissance, pour qu'on puisse s'attendre à l'adoption générale du mode perfectionné d'éducation. Chez ceux mêmes qui ont assez de lumières pour en apprécier les avantages et assez de bonne volonté pour le mettre en pratique, il existe encore certaines erreurs, qui exercent une fâcheuse influence, et qui sont d'autant plus dangereuses que, ne les reconnaissant pas ordinairement pour telles, on n'y fait aucune attention. Les mettre en relief, et montrer comment on peut les éviter, tel est le but que je me propose.

L'un des vices les plus importans et les plus méconnus tient à ce qu'en adoptant certains principes du système amélioré d'éducation, on demeure cependant fidèle à l'ancienne méthode sous d'autres points de vue, soit par ignorance, soit par l'effet d'une tendresse mal calculée. De là résulte un défaut d'ensemble et d'harmonie, qui ne peut manquer de nuire beaucoup. Ainsi, par exemple, on ne se fait pas scrupule de laisser toute la journée l'enfant exposé au froid, la tête nue, la poitrine découverte, et le corps garni de légers vêtemens; mais, quand vient le soir, on l'enferme dans un lit très chaud, et on l'emprisonne pendant dix à douze heures de suite dans une chambre dont la température est fort élevée; ou bien, dans la ferme conviction que c'est un moyen de l'endurcir, on le baigne fréquemment à l'eau froide, tout en continuant de lui faire porter des pelleteries, des habits chauds et d'épaisses chaussures. Ces contrastes se voient tous les jours, dans la crise actuelle, et ils entraînent des conséquences très fâcheuses; car le bien produit par l'impression fortifiante se trouve détruit par l'influence inverse qui s'exerce ensuite, et, ce qui est plus fâcheux encore, cette impression fortifiante peut même devenir nuisible et dangereuse, parce qu'on met continuellement obstacle à ce que la nature s'y accoutume. On ne saurait croire combien il importe, pendant la première éducation, de suivre un plan uniforme, et de ne point, comme on le fait souvent, égarer la nature par un continuel mélange d'influences contraires, les unes débilitantes et les autres fortifiantes : traitée d'une manière si peu rationnelle, elle ne peut certainement jamais acquérir un ton fixe et déterminé.

Mais, de tous les contrastes, le plus saillant, celui qui devient la principale source de maux variés, c'est, à mon avis, le défaut d'accord qui règne ordinairement entre la manière dont on dirige les enfans pendant les premiers six mois ou même la première année entière de leur existence, et le système qu'on adopte ensuite à leur égard. Les perfectionnemens qu'a éprouvés notre mode d'éducation ne portent en grande partie que sur les enfans d'un certain âge : ils n'ont point encore pénétré chez le peuple des nourrices, et peut-être même que nos réformateurs ne se sont pas non plus assez occupés du premier âge de la vie. En un mot, les préjugés et l'esprit d'imitation ont alors un jeu parfaitement libre, et il résulte de là, dans l'éducation, un grand vide, rendant toujours nécessaire un saut qui devient réellement mortel quand la distance est trop considérable entre les deux points extrêmes. Au lieu de poser, dès le début, les bases d'une éducation conforme à la nature, il arrive souvent, la plupart du temps même, que, durant la première enfance, on tient les enfans très chaudement, on les entoure de soins exagérés, on porte leur fibre au plus haut degré de relâchement, et on les rend sensibles aux moindres impressions, tandis qu'aussitôt qu'ils commencent à marcher, on les transporte subitement de la serre chaude au grand air, s'imaginant qu'on pourra faire tout-à-coup un petit Russe d'une pauvre créature accoutumée à être dorlotée.

Le résultat inévitable d'une telle méthode ne doit-il pas être d'abord qu'une année entière de couvaison, à l'époque précise du premier développement, pose les fondemens d'une débilité générale et d'une faiblesse de complexion qui se feront sentir pendant tout le reste de la vie, et auxquelles rien ensuite ne pourra remédier, d'un autre côté, que la transition de cette vie molle à une autre plus dure constituera une révolution fort dangereuse ? Une plante élevée en serre n'a jamais la même vigueur ni la même consistance que celle qui a végété librement dans son sol naturel; la moindre intempérie de l'air suffit pour la flétrir. Or, un enfant qui, depuis sa naissance, n'a presque pas quitté le lit et les vêtemens chauds, qui a rarement joui du grand air, et dont le corps délicat ne connaît d'autre impression que celle d'une chaleur constante, pourra-t-il supporter sans inconvénient d'être soumis tout-à-coup à une température basse, à l'eau froide, à des vêtemens légers ? Aussi rien n'est-il plus ordinaire que de voir cette catastrophe, coïncidant en outre presque toujours avec l'époque de la dentition, entraîner des suites très graves, des coqueluches, des apoplexies, des maladies de poitrine, des coliques, des diarrhées, auxquelles succombent tant d'enfans, ou qui effraient les parens et les détournent de persister dans la nouvelle voie. Telle est la principale source du préjugé fort répandu qu'une éducation dure ne convient point à nos climats en général, que du moins elle n'est pas applicable à tel ou tel sujet en particulier.

On dit qu'une éducation dure ne convient point encore au premier âge de la vie, et l'on a raison si on prend ce mot dans toute la latitude de son acception ; mais il faudrait ne pas faire précisément le contraire ; il faudrait chercher quelles sont les modifications dont ce mode d'éducation est susceptible qui permettent de l'appliquer aux enfans en bas âge ; il faudrait au moins préparer dès le principe le corps à s'y ployer. A la vérité là se trouve le nœud ; car il n'est pas facile de déterminer, dans la pratique, comment on peut éviter le trop ou le trop peu. Je vais proposer, pour atteindre à ce but, quelques moyens empruntés à la théorie et à l'expérience. Qu'on ne s'attende donc point à trouver ici un système entier d'éducation physique des enfans, dont le tableau complet a été tracé avant moi par d'autres écrivains. Je veux seulement faire connaître la meilleure manière d'éviter la lacune ordinairement existante entre la première éducation et celle qui vient après, la méthode qui convient le mieux pour imprimer une direction convenable au corps des premiers momens de la vie, et lui procurer le degré de vigueur qu'il est susceptible d'acquérir à cette époque.

L'enfance a pour caractères la délicatesse et la laxité de la fibre, une grande irritabilité, la facilité avec laquelle s'épuise la force vitale, la promptitude du cours de la vie, la non-interruption de l'activité intérieure de la nature pour le développement du corps, la disproportion entre les diverses parties et les diffé-

rentes forces, une propension extrême aux congestions vers la tête ou la poitrine, à l'accumulation des
mucosités ou des acides dans les premières voies, à la
production des vers. L'enfant est un homme en perspective; la vie qu'il mène pendant ses premières années
est encore une procréation prolongée, et tout ce qui
agit sur lui pendant cette période exerce une influence
sérieuse et décisive, non seulement pour le présent,
mais encore pour tous les jours que le destin lui
réserve.

Les idées principales qu'on doit admettre à cet égard,
comme base de la première éducation, et qui renferment en même temps le plan de la conduite à observer,
sont les suivantes. Il faut chercher à consolider et fortifier, autant que possible, la fibre molle de l'enfant,
et à retenir son irritabilité dans les limites convenables, sans cependant s'exposer à la rendre insensible
ou rigide, en lui imprimant trop de fermeté; il faut,
par des gradations insensibles, l'accoutumer aux élémens et même aux agens nuisibles, sous l'influence desquels il doit vivre un jour; il faut le soumettre à un
régime qui soit toujours le même, écarter tout ce qui
pourrait mettre obstacle à son développement naturel,
favoriser ce dernier, en évitant néanmoins qu'il dépasse
les bornes, et surtout s'attacher dès le principe à entretenir ce précieux équilibre des forces morales et physiques, qui est la seule et unique source de la santé. En
suivant un plan d'éducation fondé sur de tels principes, on peut être certain de former non seulement

le corps, mais encore l'âme, et d'imprimer dès les premières années, aux organes chargés des fonctions intellectuelles, une direction qui favorise beaucoup le
développement des facultés morales, qui en est même,
suivant moi, une condition essentielle. Car combien
d'aberrations de l'esprit et du sentiment qui ne
sont autre chose, au fond, qu'une conséquence de
l'imperfection et du défaut d'ensemble des rouages de
l'économie ! Je suis pleinement convaincu qu'un état
sain de l'organisation et une harmonie parfaite des
forces sont les principales sources de cette précieuse
qualité qu'on appelle le bon sens, et qui n'est, à proprement parler, autre chose que l'équilibre des forces
départies à l'âme. Un médecin sera sans doute excu-
sable de croire qu'on doit s'en prendre à cette cause,
si l'esprit de saillie, le génie, l'imagination, l'enthou-
siasme, sont bien plus communs de nos jours que le
simple bon sens et la justesse du jugement, de considérer ces brillantes qualités de la génération présente
non comme un véritable déploiement de forces, mais
comme les fâcheux symptômes d'une irritabilité morbide de l'âme, et d'oser espérer qu'en traitant l'homme
physique d'une manière plus conforme à la nature,
on imprimera aussi une meilleure direction à son
esprit.

Qu'il mé soit permis maintenant d'indiquer les principaux moyens à l'aide desquels on peut réaliser, dès le
principe, les idées que je viens d'émettre. Ces moyens
sont le lavage à l'eau froide, les bains d'eau tiède,

les bains d'air journaliers et la propreté. Quoiqu'ils soient fort simples et connus de tout le monde, j'ai remarqué ou qu'on les néglige entièrement, ou qu'on les emploie mal, ou qu'on ne les combine pas bien ensemble, et cependant j'ai la pleine et intime conviction que c'est par eux surtout qu'on peut se flatter d'arriver au grand but de former des hommes bien portans, aptes à vivre long-temps et utiles à la société.

Après les avoir passés en revue, j'examinerai les autres points les plus essentiels du régime diététique et du traitement médical des enfans, et je dirai ce qu'il importe de savoir à ces différens égards.

### Du lavage journalier à l'eau froide.

La première règle, et la plus importante, est de *laver l'enfant tous les matins avec de l'eau froide, depuis la tête jusqu'aux pieds.*

On ne saurait croire quel effet extraordinaire produit ce moyen si simple. Il entretient la propreté, il endurcit peu à peu la surface du corps, et la rend moins sensible aux impressions nuisibles du froid, de l'humidité et des autres influences atmosphériques, ce qui en fait un des meilleurs préservatifs du coryza, de la toux, des fluxions et de la fièvre ; il fortifie le système nerveux, et préserve ainsi les enfans des spasmes, des accidens nerveux et de cette exaltation morbide de la sensibilité qui est souvent le fléau de la vie entière ; il consolide la fibre, et procure à la peau cette vitalité

pleine de santé, dont l'absence est une source principale des maux qui règnent de nos jours.

Ordinairement je fais commencer ces lotions dès la
troisième ou la quatrième semaine. On rafraîchit peu à
peu l'eau chaude dont on s'était servi jusqu'alors, et
l'on arrive ainsi par degrés à ne faire usage que d'eau
froide. Les enfans s'habituent promptement à ce régime. Qu'on ne croie pas qu'il les expose au moindre
danger. Je recommande seulement d'observer deux
précautions : la première, de ne pas les laver à leur réveil, mais seulement une demi-heure après, quand ils
ont eu le temps de perdre la chaleur du lit ; et la seconde, de procéder au lavage avec rapidité. Je crois
dangereux d'humecter la peau lentement et sans la
frotter, comme on en a généralement l'habitude ; car
rien n'excite alors cet organe à réagir, et l'eau a le
temps de s'évaporer, ce qui peut déterminer un véritable refroidissement. Mais lorsqu'on agit avec promptitude, et qu'en même temps on frotte la peau, de manière à la sécher et à l'échauffer bientôt, on joint à
l'utilité de l'impression du froid les grands avantages
du frottement, et la réaction qu'on détermine met à
l'abri de tous les inconvéniens qui pourraient résulter
d'une rétropulsion des humeurs. Si l'enfant est débile
et très irritable, il vaut encore mieux ne le laver à froid
que dans la soirée, et le coucher immédiatement
après. Durant l'hiver, le lavage doit toujours avoir lieu
dans une chambre chaude.

Heureux les hommes auxquels on a fait contracter

dès l'enfance cette habitude de se laver chaque jour le corps entier avec de l'eau froide, à tel point qu'elle soit devenue pour eux un véritable besoin! Ils possèdent en elle un des meilleurs préservatifs contre la goutte, les flux de toute espèce, la faiblesse nerveuse, les catarrhes, etc., et un des plus puissans moyens de conserver la santé. Ils témoigneront certainement toute leur vie de la reconnaissance à ceux qui leur auront imposé un si salutaire besoin. On peut juger de la puissance que déploie ce moyen mis en usage dès le principe, d'après plusieurs exemples venus à ma connaissance de personnes débiles et continuellement tourmentées par la goutte ou par des spasmes, qui, après y avoir eu recours dans un âge avancé déjà, ont été débarrassées par lui des maux qui les affligeaient, et lui ont dû une vigueur et une santé dont elles n'avaient eu jusqu'alors aucune idée. Mais une condition rigoureuse est de ne jamais laisser passer un seul jour sans l'employer, afin que la peau n'en perde point l'habitude. Des incommodités légères ne sont même pas un motif suffisant de s'en abstenir. C'est seulement dans les cas de catarrhes intenses, d'éruptions à la peau, de diarrhée et de fièvre, qu'il est prudent de substituer l'eau chaude à l'eau froide, ou de suspendre les lotions pendant quelques jours.

Mais je me vois forcé de répéter encore que c'est le lavage rapide et avec frottement à l'eau froide que je recommande, et non le bain froid, car ce dernier nuirait certainement aux enfans d'une et deux années, dont il s'agit ici.

### Bains tièdes.

Une autre loi non moins importante de la première éducation physique est celle qui veut que l'enfant soit, dès le principe, baigné une ou deux fois par semaine dans l'eau tiède.

S'il existe un moyen de satisfaire à toutes les exigences de cet âge, d'entretenir la santé, de fortifier la constitution, d'établir l'harmonie, et de régulariser le développement des forces et des organes, c'est assurément celui-là. Examinons quels sont les effets qu'il produit pendant cette première période de la vie. Ces effets méritent toute notre attention, et cependant on s'en est peu occupé ; on les a rarement envisagés sous leur véritable point de vue.

1° Rien n'égale le bain pour entretenir la propreté du corps, cette colonne fondamentale de la santé. L'abondance de la transpiration et des autres excrétions, jointe au peu de soin qu'on apporte ordinairement à renouveler le linge et les pièces de l'habillement, font que les enfans sont les plus malpropres des créatures, et que leur peau se couvre d'une crasse qui, pour peu qu'on y mette de négligence, ne tarde pas à se déceler par une odeur particulière et fort désagréable. Qu'on ne croie pas les lotions superficielles auxquelles on a recours pour débarbouiller les enfans, capables d'enlever cette crasse qui a pénétré jusque dans les pores de la peau. Les bains seuls ont ce pouvoir, et quand on les néglige, la malpropreté devient une des principales sources des nombreuses maladies de la peau, et finit même par altérer et corrompre la masse des humeurs.

2° Le bain rafraîchit et vivifie le tissu de la peau, qui, par le traitement ordinaire, ne perd que trop souvent sa vigueur, et tombe ou dans l'inertie ou dans un état d'irritabilité morbide.

Un enfant donc qu'on baigne fréquemment acquiert par là une prérogative dont la génération actuelle est presque dépouillée, celle d'avoir une peau douée de tonicité, de solidité et d'activité vitale. En conséquence, il sera non seulement exempt des éruptions qui tiennent généralement à l'atonie de cet organe, et il supportera beaucoup mieux celles qui sont inévitables, comme la variole, la rougeole, etc., mais encore la sympathie bien connue de la surface extérieure du corps avec la surface intérieure fera que les systèmes internes se ressentiront du surcroît d'énergie acquis par la peau. Ce n'est point exagérer que de dire qu'un tiers des maladies nous viennent par les tégumens extérieurs ; combien donc n'en peut-on pas éviter en fortifiant de bonne heure cet appareil !

3° Nul moyen n'est aussi apte que les bains à résoudre les engorgemens, à mettre fin aux désordres des mouvemens et de la circulation, à répandre la vie et l'activité dans tous les points de l'économie, même les plus éloignés, à établir par conséquent l'harmonie dans l'ensemble des fonctions, et, ce qui a surtout une importance spéciale, à régulariser le développement organique de manière que les forces se trouvent réparties avec uniformité. C'est là un avantage immense, et qu'on ne sera point tenté de contester, quand on se rappellera combien les irrégularités du développement sont communes de nos jours, et combien est grand le nombre des maux qui découlent de là. Y a-t-il rien de plus répandu aujourd'hui que les distorsions ou les contractures des membres, les tuméfactions, les scrofules, le carreau, le rachitisme, l'éruption trop précoce ou trop tardive des dents, l'hydrocéphale, la faiblesse des extrémités inférieures, et l'impossibilité de marcher qui en est la conséquence, la manifestation trop hâtive ou inégale des facultés intellectuelles et de celle de parler? La plupart de ces maux, sinon même tous, tiennent à la mauvaise marche du développement des organes, à l'inégale distribution des forces, et la plus sûre manière de les prévenir est d'employer un moyen en parallèle avec lequel aucun autre ne saurait être mis sous le point de vue des vertus apéritives et fortifiantes, eu égard à la propriété de distribuer la nourriture et l'influence de la force vitale d'une manière uniforme et proportionnelle sur tous les points.

4° Enfin l'habitude des bains, contractée de bonne heure, a encore un avantage immense, inaperçu jusqu'à ce jour, et qui consiste en ce qu'elle dirige davantage la nature entière, c'est-à-dire l'activité vivante, vers la superficie et les parties extérieures, de sorte qu'elle communique même à la force médicatrice une tendance plus prononcée à porter ses mouvemens critiques vers la peau, et à profiter de la sécrétion cutanée pour juger et faire cesser les maladies. Je ne connais rien de plus pernicieux, rien qui corresponde si bien à l'idée de faiblesse et de maladie, que l'habitude généralement acquise aujourd'hui à la nature humaine d'agir du dehors au dedans, de réfléchir toutes les impressions nuisibles vers l'intérieur, et d'opérer toutes les crises sur les parties internes, notamment sur l'appareil digestif. Il y a inversion complète de l'ordre naturel quand la surface intérieure usurpe les fonctions de l'externe, tandis que la direction normale des mouvemens doit être du centre à la circonférence. Qu'on observe avec attention la marche actuelle de la nature malade, on verra que toutes les causes morbifiques, même les plus diverses, échauffement, refroidissement, frayeur, joie, agissent sur l'estomac; que toutes elles portent atteinte au jeu des premières voies; que les maladies les plus étrangères les unes aux autres opèrent leurs crises par les organes digestifs, et qu'il est fort peu de principes morbifiques que nous puissions maintenant digérer, dans l'acception propre du mot. La cause de ce mouvement rétrograde tient à l'inertie de la peau et au défaut de réaction du dedans au dehors. Ce n'est point ici le lieu de montrer combien la vie sédentaire, les

boissons chaudes et les stimulations presque continuelles, tant morales que physiques, de notre intérieur, contribuent à ce résultat. Je veux seulement
faire remarquer que les bases d'un état si contraire à
la nature sont réellement posées dès la première enfance, qu'elles le sont par la négligence des bains et
de tous les moyens propres à fortifier la peau, comme
aussi par l'abus qu'on fait chez les enfans des alimens
et des médicamens propres à irriter et débiliter le canal intestinal. En tenant ces petits êtres plongés au
milieu d'une chaleur constante et souvent exagérée,
nous faisons, dès l'origine, tout ce qu'il faut pour détendre et affaiblir la peau, sans chercher le moins du
monde à la vivifier et la fortifier; d'un autre côté, nous
ne cessons de déterminer la masse entière des humeurs
à refluer vers le canal intestinal, par une nourriture
relâchante, des boissons chaudes, du café, etc.; mais
surtout par un usage immodéré des purgatifs et des
vomitifs. Peut-il s'ensuivre de là autre chose, sinon
que l'appareil affaibli et constamment irrité attire à
lui toutes les impuretés et âcretés de notre corps, que
toutes les influences nuisibles et tous les mouvemens
critiques se portent vers lui, que par conséquent le
caractère gastrique, c'est-à-dire la prédisposition aux
troubles de l'action des organes digestifs, prédomine
et dans la constitution de l'homme en général et dans
celle des maladies? Il fut un temps où l'on cherchait à
guérir toutes les maladies par des sudorifiques; à cette
époque aussi, toutes les maladies avaient un caractère

exanthématique, et les maux gastriques étaient rares. Aujourd'hui que tous les accidents, même les plus disparates, sont traités comme gastriques, ce qui équivaut à dire qu'on détermine la nature à accomplir ses crises par le canal intestinal, aujourd'hui qu'on purge les enfans à l'occasion de la plus insignifiante incommodité, toutes les maladies revêtent un caractère gastrique, et le tube alimentaire est l'unique arène des combats qui se livrent entre la maladie et la santé, entre la mort et la vie. Or il est à peine nécessaire de dire que ce lieu n'est pas toujours celui qui convient le mieux. L'estomac a une destination plus importante et plus noble : il doit être la source de la nutrition, de l'assimilation, le fondement de toute restauration et de la santé ; mais comment pourrait-il jouer ce rôle quand on l'oblige d'élaborer sans cesse des maladies ? Jamais il n'est pur, jamais il ne possède la vigueur et l'intégrité qui lui sont nécessaires ; des désordres continuels de la digestion, une mauvaise constitution des humeurs, l'hypochondrie et la faiblesse nerveuse doivent en être la suite immédiate. Je ne connais pas de plus sûr moyen pour prévenir cette tendance maladive, pour établir un meilleur équilibre dans la nature, pour diriger davantage les mouvemens vers la périphérie, pour donner à l'organisme une prédisposition naturelle à se débarrasser des maladies par la peau, que de moins purger les enfans et de les baigner plus souvent.

Qu'on ne croie pas que ce sont là des hypothèses

et des propositions en l'air. Je ne parlerais point avec tant de chaleur, si l'expérience, une longue expérience, ne m'avait convaincu de la vérité de ce que j'avance, si l'exemple de mes propres enfans n'était là pour m'en donner la preuve la plus concluante. Dès leur naissance, mes enfants ont été chaque jour lavés à l'eau froide depuis la tête jusqu'aux pieds, et une fois au moins par semaine mis dans le bain ; aussi jouissent-ils d'une excellente santé. Non seulement ces précau-tions, aidées de celles dont je parlerai plus loin, ont si bien prévenu jusqu'ici toute manifestation de symp-tômes gastriques, qu'il s'est écoulé des six mois entiers sans que je fusse obligé de recourir aux laxatifs, mais encore la nature est tellement régulière et simple dans ses efforts curatifs, que des causes morbifiques qui bouleversent sur-le-champ la digestion chez d'autres enfans, comme des refroidissemens, de petits écarts de régime, des rhumes de cerveau ou de poitrine, etc., n'exercent aucune influence notable, et guérissent la plupart du temps en quelques jours, sans médica-mens, même sans évacuations sensibles, c'est-à-dire par la simple voie de la transpiration insensible et de la sécrétion rénale. Au printemps de l'année 1803, époque à laquelle de violens rhumes frappèrent les enfans, et où l'influence épidémique finit par atteindre aussi les miens, ils demeurèrent exempts de fièvres et de symptômes gastriques, prirent l'air tous les jours, n'eurent besoin d'aucun remède, et furent rétablis dans l'espace de quatre à cinq jours, tandis que la plupart des autres enfans demeuraient malades un mois ou six semaines. La dentition même, qui, d'ordinaire, affecte tous les systèmes, et surtout celui de la digestion, exerça si peu d'action sur eux, qu'ils n'en perdirent point l'appétit, et que leur santé n'éprouva aucun dérangement. Je suis intimement convaincu que l'habitude précoce des bains et de tout ce qui contribue au soin de la peau, non seulement diminue la prédisposition aux accidens gastriques, mais encore peut guérir ceux qui surviennent, et cela par le seul fait de l'énergie plus grande avec laquelle la nature agit alors vers la périphérie. Dans une foule de cas, la cause primordiale des maladies des enfans est une irritation nerveuse légère, à laquelle le défaut de réaction vers l'extérieur et un traitement mal dirigé donnent seuls le temps de se fixer sur les voies digestives et d'y déterminer des désordres et des congestions qu'à tort ensuite on regarde comme la cause fondamentale. Mais quand, par l'habitude des bains, on sait ouvrir à temps des voies générales à la nature, l'irritation morbide peut se résoudre, se déplacer et se dissiper de la manière la plus simple dès les premiers momens, avant qu'il lui ait été loisible d'occasionner des désordres réels et de produire des assimilations de matières morbifiques. De cette manière, quelque paradoxale que puisse sembler une telle proposition, l'habitude des bains supplée les évacuans, elle en rend l'emploi moins fréquemment nécessaire, et si, comme je le désire du fond de mon cœur, elle devient de plus en plus générale, même à l'égard des enfans du plus bas âge, elle mettra certainement des bornes au progrès toujours croissant du caractère gastrique et bilieux des maladies auxquelles l'homme est exposé.

Quels sont les bains à l'usage diététique auxquels il convient le mieux d'assujettir les enfans? D'après mon expérience, ce sont les bains tièdes, ceux dont la température est d'environ 24 à 25 degrés du termomètre de Réaumur. Il ne faut pas s'imaginer que les bains à la glace soient les seuls qui fortifient. De lui-même, le bain est déjà un excellent fortifiant, soit par rapport à l'impression vivifiante de l'eau, élément dont les vertus ne sont point assez généralement appréciées, et dans la composition desquelles la chimie a depuis long-temps démontré qu'il entre de l'air vital, de l'oxigène, soit eu égard à l'efficacité avec laquelle il nettoie la peau et en ouvre les couloirs. Qu'on se rappelle combien un pédiluve tiède ranime et délasse les jambes épuisées par une longue marche, avec quelle promptitude presque instantanée il dissipe la fatigue et ranime la sensibilité éteinte; n'est-ce point là une preuve suffisante de la propriété vivifiante dont jouit l'eau tiède? Bruce a même remarqué, sous le ciel brûlant de l'Abyssinie, qu'un bain tiède le rafraîchissait et le fortifiait davantage qu'un bain froid. D'ailleurs nous avons affaire ici à des sujets délicats et qui ne sont habitués qu'à la chaleur. Le bain froid rentre dans la classe des fortifians héroïques, de ceux qui impriment une violente secousse à l'économie, et il tient de près à l'électricité. Or, nous savons que l'action des moyens propres à ranimer et stimuler doit être proportionnée au degré de la force vitale, qu'un souffle trop violent éteint une faible étincelle plutôt qu'il ne l'allume, et qu'un degré d'excitation salutaire pour un corps robuste peut être funeste à un autre plus faible. D'après cela, n'y a-t-il pas de la témérité à employer chez des êtres délicats et débiles un moyen qui n'est pas toujours sans danger, même chez les adultes? Sans doute beaucoup d'enfans le supportent très bien, comme l'atteste le baptême des Russes dans la Newa; mais combien n'en pourrait-on pas citer qui l'ont payé de leur vie? Il y a plus, le bain froid est non seulement dangereux, mais encore contraire au but que nous nous proposons. Son principal effet est de resserrer fortement la surface entière du corps, de faire refluer violemment toutes les humeurs vers l'intérieur, d'ébranler l'économie, d'irriter. Ne doit-il pas s'ensuivre de toute nécessité, chez des êtres faibles et possédant encore si peu de réaction intérieure, une répartition inégale de la vitalité, une stase des humeurs, leur accumulation dans la tête surtout, qui seule est garantie de l'impression tumultueuse, et une rigidité spasmodique, au lieu du développement harmonique, du salutaire effet fortifiant et de l'heureuse perméabilité qu'opère le bain tiède, et qui sont les effets qu'il s'agit surtout ici d'obtenir.

Qu'on donne donc aux enfans des bains tièdes, plus

frais pour ceux qui sont robustes, plus chauds pour ceux qui sont faibles, mais en abaissant toujours la température à mesure que les années s'accumulent et que les forces se développent. En été, il ne faut pas négliger d'exposer pendant toute une journée l'eau du bain au soleil, qui lui communique la plus agréable et la plus vivifiante chaleur. Le mieux est d'employer l'eau de pluie ou de rivière; et, si l'on est obligé de recourir à celle de source, on doit y ajouter soit du lait chaud, soit de l'eau bouillie avec un peu de savon et quelques poignées de son. Mais j'insiste pour qu'on ne fasse pas bouillir toute l'eau : ce serait lui enlever trop des principes gazeux qui en font pour ainsi dire l'esprit.

Durant les premières semaines, les premiers mois, on ne laissera l'enfant dans l'eau qu'un demi-quart d'heure, puis peu à peu un quart d'heure. Au bout d'un an, son séjour pourra y être plus long. Mais ce qu'il importe surtout, c'est de lui frotter doucement le corps avec la main, ou avec une éponge, pendant toute la durée du bain.

Il est essentiel aussi de consacrer une attention spéciale au moment de la sortie de l'eau; car c'est à cet égard que l'on commet le plus de fautes, auxquelles j'ai remarqué qu'il fallait presque toujours s'en prendre quand le bain ne produisait pas de bons effets. On doit essuyer le corps aussi vite que possible. Le mieux est de préparer d'avance une grande pièce de toile de coton, bien échauffée, dans laquelle on enveloppe l'enfant et qui sert à le frotter. Rien, en effet, ne cause un froid plus pénétrant et plus nuisible que l'évaporation de l'eau, et il y a une différence immense entre se trouver plongé dans l'eau et avoir seulement la peau mouillée. Or, en pareil cas, le refroidissement doit nuire d'autant qu'il succède immédiatement à un état dans lequel la peau était chaude et ouverte. Aussi est-il indispensable, en hiver, de faire prendre les bains dans une chambre dont la température soit convenablement élevée.

Quant au moment d'administrer le bain, la principale règle est de ne le point faire prendre tandis que l'estomac est plein. Il faut donc le donner ou avant le repas, ou trois heures après.

Il est essentiel aussi de ne pas exposer sur-le-champ l'enfant à l'air, quand la saison est rigoureuse. Les bains les plus avantageux sont ceux qu'on lui fait prendre le soir, et au sortir desquels on peut le mettre au lit.

### Bain d'air journalier.

J'ai encore à parler d'une troisième sorte de bains, non moins indispensables que les précédens, les bains d'air; car c'est ainsi que nous devons considérer l'usage du grand air chez les enfans. En général, lorsqu'il s'agit de prendre l'air, on ne pense qu'au plaisir de la promenade; et comme l'enfant d'un an ne connaît pas ce plaisir, qu'en outre il arrive souvent au temps de ne point être beau, on commet l'impardonnable faute de laisser ce petit être des semaines entières renfermé dans la chambre. Mais dès que nous envisageons la jouissance de l'air, ainsi qu'elle doit l'être réellement, comme une nourriture essentielle, comme un moyen de ranimer les forces les plus subtiles et les plus nobles de l'homme, il suit de là qu'elle n'est pas moins indispensable que le boire et le manger, et qu'il ne s'agit pas tant de la beauté ou des agrémens du temps, que du grand air en lui-même, abstraction faite de toutes ses qualités accessoires.

Ce devrait donc être une loi sacrée et inviolable que de ne pas laisser passer un seul jour sans procurer à l'enfant cette jouissance, qui est pour lui d'un si haut prix. L'habitude de le sortir ainsi régulièrement devient en même temps l'un des plus sûrs moyens d'endurcir son corps aux intempéries atmosphériques, et d'empêcher qu'elles puissent lui nuire. Ce seul motif devrait déjà suffire pour qu'on ne négligeât pas une petite promenade au moins chaque jour; car on ne saurait croire avec quelle promptitude le corps se désaccoutume de l'air, et il suffit de l'y soustraire pendant une huitaine de jours seulement pour être ensuite obligé de recommencer sur nouveaux frais. Du reste, une certaine circonspection est nécessaire durant les premiers mois de la vie.

Les enfans nés au printemps et en été ont un grand avantage sur les autres, en ce qu'on peut les familiariser de meilleure heure avec cet élément, et les tenir plus long-temps exposés à son action.

Je recommande d'éviter, pendant les deux premiers mois, les temps humides et venteux ; mais, ce terme écoulé, il faut accoutumer le plus qu'on pourra l'enfant à l'air, n'avoir aucun égard au temps, et l'exposer chaque jour, ne fût-ce qu'une petite demi-heure, à la bienfaisante influence du grand air, qui fera sur lui l'effet d'un médicament fortifiant. On choisira pour cela un jardin, ou un lieu couvert d'herbe et d'arbres ; car il n'y a que l'air de ces localités qui soit vraiment balsamique pour l'enfant, et l'on se trompe beaucoup lorsqu'on croit lui procurer les avantages du grand air en le promenant au milieu des rues sales et pleines d'émanations de nos grandes villes.

L'hiver lui-même ne doit point être un motif de s'abstenir, à moins qu'il ne s'agisse d'enfans d'une ou deux années, que le froid dépasse six degrés du thermomètre de Réaumur, ou qu'il souffle un vent âpre du nord ou du nord-est. En général, il faut éviter que le vent, lorsqu'il est fort, frappe au visage des très jeunes enfans. Mais ce qu'on ne doit non plus jamais perdre de vue, c'est que le meilleur moyen d'éviter les effets du refroidissement consiste à s'habituer au froid.

Partout où la nature se pare de fleurs et de plantes, là aussi est le véritable élément des enfans, celui qui contribue de plus à entretenir leur santé. Un triste entourage de murailles agit sur eux d'une manière à tous égards stupéfiante, et les rend aussi sûrement pâles, froids, indolens, qu'un riant paysage leur com-

munique de coloris, de vie et de chaleur. Aussi re-
gardé-je comme une chose importante, pour former
des enfans sains et vigoureux, de les laisser vivre,
autant que possible, à la campagne ou dans un jardin
pendant l'été. C'est même le meilleur moyen de guérir
les maladies dont ils pourraient déjà être atteints, et
d'opérer de véritables métamorphoses dans leur constitution.

Je ne puis donner plus de poids à mes paroles qu'en
faisant remarquer la différence qui existe entre les enfans des campagnes et ceux des villes, ou, ce qui revient au même, entre ceux qui vivent au grand air et
ceux qu'on élève dans les appartemens. N'est-ce pas
à l'air, dont ils jouissent en toute liberté, que les premiers doivent d'avoir un teint plus fleuri, une meilleure santé, des forces plus développées, d'être moins
sujets aux maladies, et de mieux supporter tout, même
les écarts de régime?

Je ne dois pas non plus omettre la salutaire influence que l'habitude de goûter journellement le
grand air exerce sur les yeux, et qui est de la plus
haute importance, surtout à l'époque actuelle, où l'espèce humaine dégénère sensiblement eu égard aux
facultés visuelles. Nul doute que la myopie, si répandue parmi les habitans des villes, ne tienne principalement à ce qu'on laisse les enfans presque constamment enfermés entre quatre murs, de sorte que
l'œil, n'apercevant que des objets voisins, s'organise
uniquement pour voir de près, et finit par perdre en-

tièrement la faculté de s'adapter à la vision des corps éloignés ; mais nul doute non plus que l'habitude précoce de vivre en plein air, et d'avoir devant soi un vaste horizon, ne fortifie la vue dès l'origine, ne la rende et plus perçante et plus longue. C'est assurément là un nouveau motif bien puissant d'arracher les enfans aussi souvent et aussitôt que possible à l'étroite prison dans laquelle on les tient renfermés.

D'après ce qui précède on voit aussi combien il importe de veiller à ce que la chambre des enfans soit bien aérée, en hiver comme en été. L'air renfermé est un poison mortel pour ces petits êtres ; l'expérience constate qu'il suffit à lui seul pour provoquer les spasmes les plus violens, et qu'il est une des principales causes de la grande mortalité que les convulsions déterminent pendant les premiers mois de la vie. Combien ne serait-il pas à désirer que l'on consacrât aux enfans la meilleure chambre de la maison, et non pas, comme on le fait ordinairement, la plus mauvaise !

On aurait peine à croire combien ce moyen si simple, l'emploi précoce du lavage à l'eau froide, du bain tiède et du bain d'air, influe sur la complexion de l'enfant, et combien celui chez lequel on y a recours diffère de tous les autres par son extérieur entier. J'ai observé avec attention les avantages qu'il en retire, et le tableau que je vais retracer, sous la dictée de la seule expérience, offrira l'image fidèle d'une nature ainsi traitée dès le principe.

1° L'enfant est moins sensible aux impressions et aux intempéries de l'air.

2° Son corps est droit et robuste; ses membres sont uniformément nourris et développés. Le lavage à l'eau froide et le bain tiède sont les meilleurs moyens de prévenir les disproportions de parties, les contractures, les déviations de la colonne vertébrale, etc., qui sont malheureusement si communes aujourd'hui, et de les guérir quand elles existent. Il est faux que ces difformités reconnaissent pour unique cause des lésions physiques, des chutes et des coups : autrement les enfans des villageois, qui sont les plus exposés à ces sortes de lésions, devraient offrir la plus grande proportion d'êtres difformes et bossus, tandis que le contraire précisement a lieu. Une cause bien plus fréquente se rattache à une débilité intérieure, à une prédisposition morbide, surtout à un mode spécial de faiblesse des glandes et de la charpente osseuse, qu'on nomme scrofule et rachitisme. Tous les enfans doués de cette constitution sont sujets à se nouer; les bains et le mouvement au grand air l'emportent sur tous les autres moyens pour la combattre.

3° Les périodes du développement se succèdent avec plus de régularité : nulle force, aucune aptitude n'empiète sur l'autre; les dents ne percent ni trop tôt ni d'une manière désordonnée, comme il arrive si souvent dans le mode ordinaire d'éducation, et l'enfant ne commence à marcher ni trop tôt ni trop tard. Il en est de même pour la parole. Le développement des facultés de l'âme est plus régulier aussi, et ne survient qu'après celui des parties les plus importantes du corps. Tout suit une marche plus conforme à la nature, et l'enfant reste long-temps enfant.

4° La circulation des humeurs, tous les mouvemens internes et les évacuations ordinaires ont un cours régulier. Les bains ont surtout de l'importance chez les enfans sujets à la constipation, maladie qui peut entraîner les plus funestes conséquences, non seulement pour la période de l'enfance, mais encore pour la vie entière. Les enfans qu'on a l'habitude de baigner ont le ventre libre.

5° Les chairs sont fermes, élastiques, très colorées, et aussi éloignées de la mollesse qui accompagne la bouffissure que de la sécheresse qui caractérise la maigreur. La peau est pleine de vie et de fraîcheur. Ni la tête, ni le ventre ne sont trop gros, ou proportionnellement trop nourris, et l'on n'y remarque point cette prédisposition au carreau ou au rachitisme, qui est si commune chez d'autres enfans.

6° Le système nerveux n'exerce point d'influence prédominante; son action est calme et uniforme. Nulle part on ne remarque cette excessive irritabilité, qui dégénère si fréquemment de nos jours en spasmes et en convulsions, et qui pose dès l'enfance le germe de ces malheureuses créatures humaines réduites à n'être, pendant toute leur vie, que des systèmes nerveux ambulans, que des organisations en apparence propres uniquement à sentir et incapables d'agir.

7° L'enfant est moins sujet aux affections de peau, aux catarrhes, aux troubles des fonctions digestives; et quand il vient à perdre la santé, les maladies durent moins long-temps, les crises en sont plus faciles et plus naturelles.

8° Les maladies dangereuses des enfans, la variole, la rougeole et la scarlatine, qui appartiennent à la catégorie des affections exanthématiques, sont beaucoup moins graves et plus faciles à supporter, parce que la peau est saine, vivante et douée d'une pleine activité, qualités dont le mode ordinaire d'éducation la dépouille, et dont la perte est une des principales causes du danger et de la mortalité de ces maladies.

9° L'enfant est moins exposé aux maladies contagieuses. Presque toutes les infections ont lieu par la peau; elles exigent d'abord la communication du poison contagieux, puis la réaction des nerfs cutanés, et l'admission du venin dans les vaisseaux absorbans. L'un et l'autre effets sont prévenus par les bains. En nettoyant la peau, l'eau enlève le principe de la contagion; en exaltant l'action de cet organe et rendant la transpiration plus libre, le bain s'oppose à l'absorption du poison, et le fait rejeter au dehors. J'ai vu des enfans traités d'après la méthode que je conseille, être épargnés par des maladies contagieuses et épidémiques générales, la coqueluche, par exemple.

10° L'habitude contractée de bonne heure du lavage et des bains, non seulement tient la peau toujours nette, mais encore inspire aux enfans le goût de la propreté, malheureusement si peu répandu, et développe en eux ce sentiment inconnu aux nations chez lesquelles il n'y a pas de bains, qui annonce quand la peau est chargée d'ordures au point de boucher les pores, qui rend cet état insupportable, et qui nous fait un besoin de nous en délivrer par l'immersion dans l'eau. Le Russe, dont le sentiment est si loin d'égaler le nôtre en délicatesse, nous surpasse cependant de beaucoup à cet égard, précisément parce qu'il contracte de très bonne heure l'habitude des bains : un sentiment tout particulier lui dit quand sa peau a besoin d'être nettoyée ; et naguère encore je lisais avec plaisir qu'un homme du peuple, qui s'était mis au service d'un voyageur en qualité de cocher, le supplia humblement de lui accorder quelques heures pour prendre un bain dont il avait été depuis long-temps obligé de s'abstenir. C'est là réellement une délicatesse de sentiment cutané que plus d'une élégante ne possède pas chez nous. Je remarque la même chose chez les enfans qui ont contracté l'habitude de se baigner ; au lieu de trembler et de se débattre, comme les autres, à la vue de l'eau, ils ont un véritable amour pour cet élément ; le bain est un de leurs plus grands plaisirs, et ils attendent avec impatience le moment de s'y plonger ; leur âge peu avancé ne les empêche pas de sentir combien ce moyen leur est salutaire, et le besoin qu'ils éprouvent de s'y soumettre devient pour eux une inestimable acquisition.

Choix d'une température convenable (1).

Ce qui a été dit jusqu'ici suffit pour prouver combien la méthode que je conseille est apte à conduire au but principal de l'éducation physique, c'est-à-dire à former des hommes sains, robustes, bien organisés et utiles à leurs semblables. Mais pour que les moyens dont j'ai donné l'indication remplissent entièrement leur objet, ils ont besoin que toutes les autres circonstances soient en harmonie avec eux, sans quoi ils deviennent inutiles et même nuisibles. Il y a donc nécessité absolue de proscrire les lits, les vêtemens et les appartemens trop chauds.

La chaleur est sans contredit la première et la plus nécessaire des conditions de la vie ; mais, poussée trop loin, elle devient l'un des plus puissans moyens de la détruire et une source abondante de maladies. En effet, il n'y a rien qui relâche et affaiblisse autant le corps entier qu'une haute température soutenue ; de plus, elle exalte outre mesure la sensibilité du système nerveux ; elle active la circulation du sang, accélère tous les actes de la vie intérieure, et favorise la consommation des matériaux organiques ; elle fait porter le sang vers les parties supérieures du corps,

(1) Consultez *De l'influence de la température sur la mortalité des enfans nouveau-nés*, par Villermé et H. Milne Edwards. (Annales d'hygiène publique et de médecine légale, tome 2, page 291 et suivantes.)

et prédispose aux maladies de la tête ; enfin elle donne de la tendance à suer, et, par cela même, expose à de fréquens refroidissemens. En un mot, je ne connais rien qui soit plus propre qu'elle à imprimer au corps entier, dès son premier développement, un caractère de débilité et d'aptitude à contracter des maladies.

Je dois d'abord m'élever contre les appartemens trop chauds. La température d'une chambre d'enfans ne doit jamais s'élever à plus de 14 ou 15 degrés du thermomètre de Réaumur. C'est là aussi le terme qu'il ne faut point dépasser dans celle où couchent les enfans d'un à deux ans. Plus tard, on peut ne point chauffer du tout l'appartement, si ce n'est quand le froid devient trop rigoureux.

J'ai à parler en second lieu des lits. Je ne connais rien de plus nuisible, rien qui soit plus propre à détruire toute énergie chez l'homme que la funeste habitude d'ensevelir le nouveau né dans un monceau de coussins en plume ; c'est un moyen infaillible de frapper son organisation entière d'atonie, et de lui donner une peau suante, incommodité qui devient la source d'une multitude d'autres, notamment de refroidissemens continuels, de maux de tête et de dents, de catarrhes, etc. J'ai vu un enfant à qui la tendresse aveugle de sa mère avait fait passer les deux premiers mois de sa vie dans un pareil bain de vapeur, derrière un poêle ; il était devenu la plus chétive créature qu'on puisse imaginer ; une sueur visqueuse inondait continuellement sa peau, que couvrait en outre une éruption miliaire; sa tête était d'un volume démesuré, et sa colonne vertébrale déjà déviée : ce ne fut qu'en le faisant passer avec lenteur et circonspection à une vie plus aérienne, qu'on parvint à le débarrasser de ces maux et à lui rendre la santé. Je ne saurais donc trop recommander la méthode que j'ai employée avec un avantage notable pour mes enfans et pour d'autres, de leur donner une couverture de coton ouatée, qui ne gêne point le corps, laisse les mains libres, et ne procure jamais un trop haut degré de chaleur. Dans les premiers temps, surtout en hiver, et quand il s'agit d'un enfant débile, on peut recourir à un léger édredon, mais qu'on doit supprimer dès que le beau temps arrive, ou que l'enfant devient plus fort. Le principal défaut des lits de plume tient à la malpropreté et à la mauvaise odeur dont ils finissent par s'imprégner; en effet, ils deviennent un véritable pot pourri d'émanations méphitiques, et l'être condamné à coucher, pendant une année entière, sur un pareil fumier, ne peut manquer d'en ressentir les plus déplorables effets. On pare à tous ces inconvéniens en ayant recours à des coussins de balle d'avoine, qui ont l'avantage de laisser passer les liquides, de pouvoir être aisément renouvelés, et de n'entretenir qu'un degré médiocre de chaleur.

Propreté. Changement de linge. Pureté de l'air.

La propreté occupe un des premiers rangs parmi les principaux ressorts de l'éducation physique. Peut-être même est-elle la seule chose à l'égard de laquelle on ne puisse jamais aller trop loin. Toutes les précautions dont j'ai parlé jusqu'ici, le lavage journalier, les bains fréquens, la promenade au grand air, ont déjà pour effet d'entretenir la propreté. Mais celle-ci en exige deux autres fort importantes, le changement de linge et la pureté de l'air.

Un enfant transpire bien plus qu'un adulte, et par conséquent salit son linge bien plus vite ; cependant on met en général beaucoup de négligence à l'en changer. Celui qui le peut devrait donner chaque jour du linge blanc et sec à son enfant, et il vaut mieux le laisser manquer de quelque autre chose, que de lui refuser celle qui a tant d'importance pour lui. En agissant ainsi, on lui procurera un capital de santé et d'énergie d'une bien autre valeur que tout l'argent qu'on pourrait lui laisser par une économie mal entendue. Je ne puis mieux faire sentir l'utilité de cette habitude, qu'en disant qu'il m'a suffi, pour guérir beaucoup d'enfans d'un commencement de rachitisme, de leur faire donner tous les jours du linge blanc, bien sec et parfumé de vapeurs aromatiques.

C'est surtout de la pureté de l'air qu'il s'agit ici, et malheureusement ce point si essentiel est celui qu'on néglige le plus. L'air est la première source de la force vitale et de l'alimentation, particulièrement chez les enfans. Or, qu'on se représente sa constitution ordinaire dans les chambres habitées par ces petits êtres. Presque toujours ce sont les plus basses et les plus humides de toute la maison. Il s'y trouve, en outre, avec les petits enfans, deux à trois domestiques qui y dorment et y transpirent, des couches, des vases de nuit, et même, en hiver, du linge mouillé qui sèche autour du poêle. Quel assemblage d'émanations dégoûtantes et nuisibles! Quel air doit régner en de tels lieux! Au lieu d'être un élément vivifiant, il devient un poison lent, qui ronge les plus beaux germes de toute force future, et qui mine sourdement la vie. Au lieu de nettoyer le corps, comme le fait certainement un air pur, cet air fétide et animalisé lui restitue ses propres exhalaisons, c'est-à-dire tout ce que la sagesse de la nature en avait expulsé comme inutile et nuisible, et porte un véritable foyer de corruption dans la masse des humeurs. C'est au milieu de pareilles influences que la plus grande partie de notre génération marche vers sa destination. Doit-on être surpris de ce que la débilité, les maladies nerveuses, la phthisie pulmonaire, les engorgemens glandulaires, les éruptions à la peau, les difformités de tout genre, lui tombent en partage dès les premiers momens de son développement? La principale source en est l'air corrompu qu'elle respire en venant au monde.

Que la pureté de l'air attire donc spécialement notre attention dans l'éducation première des enfans. Voici les règles dont elle exige l'observation. On choisira, pour loger les enfans, une chambre élevée et spacieuse, qui donne non sur une cour, mais sur le devant, et dans laquelle le soleil ait accès, car les rayons solaires sont une condition de salubrité : ils servent non seulement à échauffer l'air, mais encore à le dessécher et à le purifier. On laissera séjourner, et surtout coucher, le moins possible d'hommes et d'animaux dans cette chambre, car rien n'altère davantage l'air que la respiration et la vie. Le mieux est de disposer les choses de telle sorte que les enfans ne passent point la nuit dans la même chambre où ils se tiennent le jour. On aura soin d'ouvrir les croisées tous les jours. Le meilleur moyen de purifier l'air d'un appartement est d'y établir un poêle, ou, si l'on craint la fumée et la vapeur du charbon, un tuyau de chaleur traversant le foyer et s'ouvrant sur un point quelconque des parois de la chambre, où il verse continuellement de l'air du dehors, qui oblige celui du dedans à passer par la cheminée. Enfin, on éloigne avec soin tout ce qui donne des émanations, le linge sale, les déjections, les fleurs, les charbons incandescens. Il est même nuisible de trop multiplier les moyens d'éclairage, car rien ne vicie plus promptement l'air.

### Maillot et premier vêtement des enfans.

Quel peut être notre but en recourant aux premiers vêtemens dont nous couvrons les enfans? C'est de les tenir chaudement et de fournir un appui à leur corps délicat, que la moindre cause suffit pour léser. Je suis donc ennemi de ces liens tyranniques, à l'aide desquels jadis on entravait la circulation du sang, la digestion, le mouvement des membres, et l'on condamnait les pauvres enfans à l'immobilité complète, qui est un tourment affreux, puisqu'en certains endroits on l'emploie avec succès comme moyen de torture. Mais je désapprouve également qu'on n'emmaillotte pas du tout les enfans pendant les premiers temps, car leur corps flexible, surtout l'épine du dos, a besoin d'abord d'un soutien, qui, ne fût-il même d'aucune utilité pour eux, est au moins nécessaire à ceux qui les soignent, pour pouvoir les soulever, les remuer et les porter, sans crainte de les blesser. Je recommande donc de suivre en cela un juste milieu, et voici quelles sont les précautions qui m'ont paru convenir le mieux.

On couvre d'abord le nouveau né d'une toile fine, par dessus laquelle on met une flanelle, après quoi on entoure lâchement le corps d'une bande ayant la largeur d'une main et faite au tricot, parce qu'elle s'applique ainsi plus également que de toute autre manière. Les bras demeurent libres, ce qui permet à l'enfant d'apprendre à s'en servir. Le corps entier est étendu dans un matelas en ouate de coton, qui soutient en même temps la tête, et qui procure le degré convenable de chaleur, sans trop échauffer, comme font les lits de plume. On continue de cette manière pendant huit à dix semaines, ou jusqu'à ce que l'enfant soit en état de se tenir le dos et la tête droits. Alors on supprime le matelas, mais on continue l'usage de la bande jusqu'à six mois, parce qu'elle est le meilleur moyen de tenir le corps chaud. Au bout de ce laps de temps, on la remplace par un gilet sur la chemise, en laine tricotée en hiver, en toile de coton légère pendant l'été, qu'on recouvre d'une large robe à manches, ouverte sur le dos, en toile durant l'été, en coton pendant l'hiver.

Quant à la tête, il va sans dire qu'on doit la couvrir d'un léger bonnet, tant qu'elle n'est point suffisamment garnie de cheveux. Mais quand ceux-ci ont assez poussé pour procurer un abri suffisant contre les rayons solaires et le froid, il faut la laisser nue. Cependant je recommande d'avoir égard aux règles précises que je tracerai plus loin à ce sujet. Je conseille aussi, chez les enfans qui ont dépassé le sixième mois, de ne point couvrir la région supérieure de la poitrine et du corps, quand le temps n'est pas trop froid, car c'est le moyen d'endurcir ces parties, et de rendre moins sujet aux rhumes.

### Le bercement.

On a beaucoup crié contre le bercement, et l'on a prétendu qu'il rendait les enfans imbéciles, quoique les déclamateurs aient été bercés eux-mêmes dans leur jeune âge, et qu'en conséquence ils soient de leur personne la meilleure réfutation de la thèse qu'ils

soutiennent. D'un autre côté, on a représenté le bercement comme la chose la plus innocente et même la
plus salutaire. Qui devons-nous croire? Il me semble
qu'ici comme partout on a été trop loin de part et
d'autre. Un bercement violent est nuisible à coup sûr:
il peut indubitablement affaiblir les nerfs et la tête, et
occasionner des lésions mécaniques du corps. Mais un
bercement doux et modéré me semble être, au contraire, le moins inoffensif de tous les mouvemens et
celui qui convient le mieux pendant la première période de la vie. Le seul inconvénient qu'il entraîne,
c'est que les enfans finissent par s'y accoutumer au
point de vouloir être continuellement bercés, ce qui
ne peut manquer de leur être nuisible.

Je crois donc que, pour éviter un abus dans lequel
il est si facile de tomber, le mieux est de proscrire les
berceaux, ou du moins de n'admettre que ceux dont la
construction est telle qu'ils ne peuvent point faire de
grandes oscillations. J'ai employé, pour mes enfans
et pour beaucoup d'autres, des lits montés sur de petites roues, qui m'ont paru fort avantageux en ce qu'ils
permettent de procurer aux enfans un mouvement
qui n'a point les mêmes inconvéniens que celui de
bascule,

Je regarde ces lits roulans comme un des meubles
les plus utiles et les plus nécessaires aux enfans. C'est
une petite corbeille qui repose sur quatre roues. L'appareil est si léger qu'un enfant de quatre ans peut le
traîner sans peine. Il procure un mouvement doux,

rend le bercement inutile, et dispense d'avoir sans cesse l'enfant sur les bras, coutume non seulement fatigante pour la mère, mais encore nuisible pour l'enfant, qu'il échauffe trop, enveloppe d'une atmosphère d'émanations animales, et expose aux inconvéniens qu'entraîne le port habituel du même côté. Les lits roulans sont surtout avantageux dans les cas de maladies et de douleurs, car ils diminuent la chaleur et la fièvre, et permettent un changement continuel de place, condition si importante lorsque l'enfant est atteint de maladies pendant le cours desquelles ses émanations se chargent d'une grande quantité de principes nuisibles et contagieux, formant autour de lui une atmosphère très dangereuse, quoique invisible. Du reste on ne peut les employer que dans l'intérieur des habitations : sur le pavé, ils occasionnent trop de secousses.

### Les cris des enfans.

Dès que l'homme aperçoit la lumière, son premier acte est de crier, et tout ce que nous concluons de là, c'est qu'il vit. Au lieu d'en prendre souci, nous nous en réjouissons, et avec raison, puisque c'est l'annonce de la force vitale et du libre jeu des poumons. Nous devrions en agir de même dans la suite, et considérer cette manifestation bruyante de l'existence comme un signe tout naturel de vie, qui n'annonce rien d'inquiétant. Mais la tendresse maternelle s'alarme au moindre cri, et tente alors, dans la vue d'apaiser l'enfant, une foule de moyens qui tournent à son détriment. Pour diminuer ces inquiétudes et prévenir les inconvéniensqu'elles entraînent, je crois nécessaire de faire voir qu'à part certaines restrictions (1), les cris des enfans, loin d'être contraires à la nature, sont conformes à ses vœux et utiles.

Si nous remontons à leur cause, nous ne pouvons pas les considérer toujours comme l'expression d'une douleur ou d'un état désagréable ; en agir autrement, ce serait commettre la faute, malheureusement si commune, d'assimiler l'état et les manifestations de l'adulte à l'état et aux manifestations de l'enfant, qui néanmoins est un être tout autre. Pendant les premiers temps de l'enfance, une foule de phénomènes ne sont que des efforts tendant à déployer de la force. Nous voyons l'enfant emmaillotté jouer des bras et des jambes, et se livrer parfois à des mouvemens très violens, d'où personne n'est tenté de conclure qu'il se trouve dans un état de gêne et de contrainte. Mais on ne raisonne plus de même quand il est question d'interpréter ses cris : cependant ils ne sont dans beaucoup de cas que des efforts pour mettre en jeu les forces du poumon. Or, ce n'est point en vain que la nature fait naître le besoin de se livrer à ces efforts, car ils sont un moyen de développer et de perfectionner l'appareil respira

(1) Le cri considéré comme symptôme séméiologique a été l'objet d'un bon chapitre dans l'ouvrage de C.-M. Billard. (*Traité des maladies des enfans nouveau-nés et à la mamelle*, Troisième édition augmentée, Paris, 1837, page 48 et suivantes.

toire. D'où il suit qu'empêcher toujours un enfant de crier, c'est vouloir qu'il ait la poitrine faible et qu'il devienne sujet aux maladies des organes qu'elle renferme. Mais en admettant même qu'un sentiment de malaise ou de souffrance soit la source réelle de ses cris, ceux-ci sont fort souvent le meilleur moyen d'éloigner la cause qui les provoque. Ainsi l'un des motifs qui portent le plus fréquemment les enfans à crier est l'accumulation de vents qui compriment le diaphragme de bas en haut, et qui, soit par ce refoulement, soit par les douleurs qu'ils déterminent, contraignent pour ainsi dire involontairement l'enfant à respirer avec plus de force, ou en d'autres termes à crier, ce qui est le plus sûr moyen de les répartir d'une manière uniforme dans le bas-ventre. Les amas de mucosités ou les congestions de sang dans les poumons sont une autre cause de cris; mais en pareil cas aussi il n'y a pas de remède local plus certain que l'action de crier. Alors même que, comme on le voit souvent, les cris des enfans dépendent d'une gêne de la circulation dans les parties extérieures et du malaise qui en est la conséquence, nul moyen n'agit avec plus d'efficacité qu'eux, précisément parce qu'ils accélèrent la marche des humeurs.

Si d'un autre côté nous avons égard aux causes particulières qui portent les enfans à pousser des cris, nous voyons que l'action de crier, envisagée sous le point de vue des phénomènes généraux qu'elle produit, a des effets fort avantageux et même nécessaires.

C'est presque l'unique mouvement qu'un enfant puisse se donner dans les premiers temps de sa vie ; elle ranime la circulation du sang, elle rend la distribution des humeurs plus uniforme, elle favorise la digestion la nutrition et l'accroissement du corps, elle dissipe les congestions dans le bas-ventre, elle vient en aide à toutes les sécrétions, et notamment à la transpiration cutanée, qui joue un si grand rôle dans l'économie. En un mot, je trouve parfaitement juste le vieil adage populaire, qu'il y a peu de fonds à faire sur les enfans qui ne crient point. Dans quelle erreur ne tombe-t-on pas en considérant le moindre cri de leur part comme un appel au secours ! Combien cette fausse manière de voir n'entraîne-t-elle pas de pratiques inutiles et dangereuses ! La plupart du temps, on s'empresse de leur donner à boire ou même à manger, et par là on leur fait contracter la mauvaise habitude de demander sans cesse quelque chose, on dérange leurs digestions, on vicie leurs humeurs. Ou bien on les sort du lit et on les promène sur les bras, d'où il suit que, la nuit surtout, les refroidissemens fréquens font plus de mal que n'en auraient produit les cris. Des mères inquiètes vont même jusqu'à leur donner de suite un lavement, espérant par là les débarrasser des vents ou prévenir des convulsions, et le malheureux enfant se trouve ainsi avoir pris, dès la première année de sa vie, quelques centaines de lavemens, qui lui ont relâché le canal intestinal pour le restant de ses jours, ou bien enfin, on appelle le médecin, qui prescrit quelque chose, ne fût-ce que pour ne pas quitter la maison sans y laisser une ordonnance. Et quand rien de tout cela n'arrive, l'anxiété peinte sur le visage des parens apprend bientôt à l'enfant que ses cris ont une signification, qu'ils peuvent lui servir à se procurer une chose ou l'autre, ce qui est un infaillible moyen de lui inspirer des caprices, de le faire crier à plaisir, et de rendre ses criailleries plus fréquentes, au lieu de les diminuer. J'ai toujours remarqué que les enfans aux cris desquels on avait beaucoup d'égard étaient ceux qui criaient le plus, tandis que ceux auxquels on faisait moins d'attention ne tardaient pas à perdre cette habitude, et je ne puis me dispenser d'ajouter ici que le plus sûr moyen d'altérer le physique et le moral des enfans est de trop s'occuper d'eux. L'expérience journalière nous apprend que les moins surveillés sont ceux qui viennent le mieux ; ils développent eux-mêmes leurs forces, et en acquièrent ainsi davantage, au lieu que les enfans trop choyés ont pour sort ordinaire d'être débiles et incomplets. La première règle de toute éducation est de ne jamais oublier que l'homme doit être une créature indépendante, qu'il doit de lui-même développer ses forces physiques et morales et apprendre le plus tôt possible à s'en servir, afin de devenir ce que son organisation veut qu'il soit, et non ce qu'il plaît à l'art de faire de lui. Le grand art consiste à ne perdre jamais les enfans de vue, mais sans leur laisser apercevoir qu'on les surveille et qu'on les dirige.

Cependant il y a des circonstances dans lesquelles

les cris des enfans méritent attention ; mais c'est seulement lorsqu'ils sont prolongés ou violens, que l'enfant ramène en même temps ses jambes vers son corps, ce qui annonce des coliques, qu'il porte ses mains à sa bouche, ce qui dénote qu'il éprouve des douleurs de dents, qu'il offre simultanément d'autres phénomènes morbides, ou enfin que ses cris reviennent périodiquement, et toujours aux mêmes époques.

### Nourriture. Lait. Eau. Mauvais effets du vin.

Heureux l'enfant qui puise sa première nourriture au sein de sa mère ou d'une bonne nourrice ; la santé et la vigueur deviennent son partage pour le reste de la vie. Je regarde comme la première loi de la nature, comme la première condition du développement complet de l'homme, que sa première nourriture lui soit donnée immédiatement par un être vivant. L'enfant, qui a fait si long-temps partie de sa mère, doit l'être encore pendant quelque temps après sa naissance : ce n'est que peu à peu, et quand il a acquis des forces suffisantes, qu'il peut échanger cette dépendance salutaire contre une vie indépendante et spontanée. Il y a une énorme différence entre le lait qui passe immédiatement d'un être vivant dans un autre corps doué de vie, et le lait mort : le premier est d'une digestion facile pour l'enfant, qu'il ne nourrit pas seulement, mais qu'encore il ranime, fortifie, échauffe ; l'autre est difficile à digérer, il engendre des vents, des mucosités, des acides, il est froid et sans force. Quelle impardonnable atteinte aux 'lois de l'organisation n'est-ce donc pas de soustraire cet aliment salubre au nouveau-né, et de substituer à la transition graduelle si sagement prescrite par la nature, un saut brusque d'autant plus dangereux que l'enfant qui vient au monde est un être délicat et faible! La nature ne manque pas de punir cette infraction. L'enfant nourri par des moyens artificiels n'acquiert jamais le degré de perfection auquel il était destiné; il demeure en proie à la faiblesse nerveuse et aux maladies du système glandulaire.

La mère devrait donc toujours allaiter son enfant, à moins qu'elle n'en fût empêchée par des motifs péremptoires, sur la validité desquels le médecin peut seul prononcer, et parmi lesquels je ne comprends que les affections spasmodiques et la faiblesse de poitrine. Elle devrait, autant que possible, lui donner le sein pendant neuf mois, en un mot, jusqu'à ce que les premières dents eussent percé. Si les circonstances ne lui permettent pas de nourrir si long-temps, ce qui arrive fort souvent dans un siècle où la débilité est si répandue, ce qu'il y a de mieux, c'est que la mère donne le sein durant les deux ou trois premiers mois à l'enfant, qui souffre moins ensuite d'être soumis à une nourriture artificielle.

Mais quand la mère n'est pas même en état d'agir ainsi, il faut donner à l'enfant une nourrice bien portante, dont surtout le lait ne soit pas trop ancien, qui ait le sang pur, et dont le caractère soit doux, calme, à l'abri du tumulte des passions.

Lorsque la mère ou la nourrice a suffisamment de lait, le mieux est de ne donner aucune autre nourriture aux enfans. Les cas d'insuffisance ou d'absence totale de l'allaitement sont les seuls où il y ait nécessité de recourir à des alimens; les plus appropriés m'ont paru être le biscuit en poudre, le pain blanc rassis, et de temps en temps une semoule cuite dans moitié d'eau et de lait, dont on peut donner une petite quantité le matin, dans le milieu de la journée et le soir; mais jamais on ne doit permettre de tels alimens durant les premiers quinze jours. Je blâme aussi la bouillie, qui, au lieu d'un bon chyle, n'engendre que des mucosités, et qui donne lieu à des vers et à des engorgemens du mésentère. Lorsque l'enfant a atteint l'âge de six mois, on peut lui donner à midi une soupe au bouillon de veau ou de poulet; les purées de légumes dans du bouillon de viande et les fruits cuits lui conviennent également. S'il a des dents, et qu'il soit sevré, on doit lui faire prendre un peu de viande, avec des légumes, du laitage, etc., et, en général, l'habituer peu à peu à tout ce dont se compose la nourriture d'une maison bien tenue; j'excepte seulement les pâtisseries, les sucreries, le fromage, les oignons, le raifort, la moutarde, les aromates, les viandes salées et fumées. Je veux aussi qu'on ne lui présente pas des mets trop variés; car, plus la nourriture est simple, et mieux elle convient à la santé. Les pommes de terre doivent être données avec ménagement, en potage, et non accommodées au beurre. Long-temps encore le lait est la meilleure nourriture des enfans, et j'ai remarqué qu'ils se trouvaient très bien de prendre une soupe au lait, matin et soir, jusqu'à l'âge de dix ans.

L'époque du repas n'est point indifférente non plus. Pour les très jeunes enfans, il en est à cet égard comme du sommeil; consommant plus vite, ils ont plus souvent besoin de restaurant. Mais, même en ce qui les concerne, il est avantageux d'accoutumer la nature à un certain ordre, et de leur faire prendre des alimens trois ou tout au plus quatre fois par jour, à des époques fixes. Plus tard, cette régularité devient plus nécessaire encore, et j'ai toujours observé que les enfans qu'on n'y assujettissait pas, devenaient chétifs et malingres. L'estomac a besoin de repos pour redevenir apte au travail de la digestion. Je propose le plan suivant, dont j'ai constaté les bons effets : le matin, au sortir du lit, une tasse de lait tiède, avec du pain bien cuit et rassis; à neuf heures, du pain avec un fruit ou du beurre; à midi, le dîner; vers quatre ou cinq heures du soir, une tartine de pain et de confitures; à sept heures, un souper léger, consistant en une soupe au lait, du pain avec quelques fruits, ou autres choses semblables, en évitant la viande, les farineux et les alimens venteux. Il faut veiller surtout à ce que les enfans ne mangent pas trop à leur dernier repas, et à ce qu'ils ne se couchent qu'une heure après.

Quant à la boisson, le mieux est de ne donner que du lait aux enfans jusqu'à six mois, en ne perdant pas de vue, d'ailleurs, qu'il importe aussi de les habituer promptement à un certain ordre sous ce rapport, et qu'on leur nuit beaucoup en leur permettant de téter continuellement. Il ne faut leur présenter le sein qu'à quelques heures d'intervalle, et les accoutumer à ne pas le demander pendant la nuit. Mieux vaut les laisser crier quelquefois, que de s'exposer, par une aveugle condescendance, à détériorer leur estomac, à faire naître en eux le germe du carreau, des scrofules et du rachitisme ; car tels sont les résultats qui pourraient s'ensuivre.

A défaut du lait de femme, ce qu'on doit préférer est le lait de vache, coupé avec moitié d'eau ; mais il faut toujours employer celle-ci assez chaude pour que le mélange ait à peu près la température du lait qui sort de l'animal.

Vers la fin de la première année, on peut commencer à donner de temps en temps une autre boisson. La meilleure est l'eau pure et non chauffée. On assure le bonheur de ses enfans pour toute leur vie en les accoutumant à boire de l'eau. Ceci me conduit à l'examen d'une question qui a soulevé de grandes controverses, la prééminence de l'eau et les inconvéniens du vin chez les enfans.

Jadis, c'était une des première règles d'éducation de ne jamais accorder de vin aux enfans, qui n'en étaient pas moins vigoureux et sains ; aujourd'hui on en est venu, dans beaucoup d'endroits, à croire que l'eau pure pourrait leur nuire, et à leur donner du vin de très bonne heure, pour en faire des hommes robustes. Loin de partager cette opinion, je pose en principe que l'habitude de l'eau, pendant l'enfance et la jeunesse, fortifie l'estomac et le corps pour le reste dé la vie, tandis que celle du vin débilite l'un et l'autre. Je vais chercher à démontrer la vérité de cette règle importante, autant qu'il est possible de le faire en parlant à des personnes dépourvues de connaissances médicales.

Qu'est-ce qu'un bon estomac ? Assurément, c'est celui qui peut tout digérer et tout supporter. Mais il faut pour cela qu'il conserve son irritabilité et sa vigueur naturelles. Or, si on l'habitue de bonne heure à de forts stimulans, comme est le vin, il perd cette irritabilité naturelle, et contracte à tout jamais le besoin d'excitans pour accomplir sa fonction, c'est-à-dire pour digérer. De là ces hommes, si communs à rencontrer, qui ne supportent ni l'eau, ni la soupe, ni les légumes aqueux, parce qu'ils éprouvent sur-le-champ des vents, des pesanteurs d'estomac et autres accidens semblables : ils ne peuvent digérer que la viande et le vin, tandis que l'estomac accoutumé à l'eau digère et supporte tout. L'expérience journalière en fait foi. Les estomacs des buveurs d'eau demeurent excellens jusque dans un âge avancé, au lieu que ceux des buveurs de vin sont d'une excessive faiblesse.

Mais l'habitude prématurée du vin n'affaiblit pas

seulement l'estomac, elle débilite encore le corps entier. C'était une loi, chez tous les peuples anciens, quand ils voulaient avoir des hommes distingués, au physique ou au moral, des héros ou des prophètes, d'interdire le vin aux enfans et aux jeunes gens. Et certes rien n'est plus propre à ruiner les forces physiques et morales que la surexcitation à laquelle le vin donne constamment lieu pendant l'enfance.

De plus, l'excitation que le vin détermine chez les enfans accélère outre mesure le travail intérieur de la vie et le développement, ce qui ne peut manquer d'exercer la plus funeste influence sur la durée et l'énergie de la vie, ce qui a surtout le fâcheux effet d'éveiller prématurément l'instinct sexuel.

Ajoutons encore que le vin et le régime animal échauffent le sang, communiquent plus de violence au caractère, stimulent les passions, et détruisent par conséquent tout ce qui fait le charme de l'enfance.

Par là, aussi, on accroît la prédisposition aux maladies inflammatoires, au croup, aux fièvres cérébrales, etc.; et je suis certain que la fréquence actuelle de ces affections est due en grande partie à l'habitude de donner du vin aux enfans.

Il faut habituer les enfans à ne boire qu'après avoir terminé leur repas. Cette règle, qu'on néglige presque partout, me paraît d'une haute importance. Boire en mangeant peut troubler la digestion, et, d'ailleurs, nuit aux dents, par la différence de température entre le liquide et les alimens.

Beaucoup de personnes croient faciliter l'action de boire aux petits enfans, en leur faisant sucer une éponge fixée au bout d'un flacon et représentant une espèce de tétine. Je ne saurais trop m'élever contre cet usage. Non seulement l'éponge est très sujette à contracter des altérations, qui se communiquent ensuite au liquide, mais encore l'enfant avale beaucoup d'air, qui lui donne des vents. On ne doit se servir que d'une cuillère ou d'un petit vase dont la forme corresponde à celle de la bouche.

### Sommeil.

Certains parens ont un singulier préjugé ; ils craignent que leurs enfans dorment trop long-temps ou trop profondément, et vont jusqu'à interrompre leur sommeil, en lui assignant une durée pour laquelle ils consultent, non la volonté de la nature, mais leur propre caprice. Je dis, au contraire, que c'est un bon signe quand un enfant dort beaucoup et tranquillement, et que c'est un devoir de le laisser jouir aussi long-temps que possible d'un repos si salutaire. L'enfant vit beaucoup plus vite que l'adulte, son sang coule avec plus de vélocité, les excitans font plus d'impression sur lui, les matériaux organiques et les forces se consument plus rapidement. Il faut donc de toute nécessité que les deux principaux moyens réparateurs de la vie, la nourriture et le sommeil, lui soient accordés bien plus libéralement qu'à l'adulte. Ajoutons qu'il en a besoin non pas seulement pour sa conservation, mais encore pour son accroissement. Sous ce rapport, le sommeil doit être placé au même rang que le boire et le manger : il fait même plus qu'eux. En effet, il soustrait pendant quelque temps l'enfant à toutes les excitations du dehors, même à celles de l'âme, et permet ainsi aux forces de réparer leurs pertes. Il calme la circulation, laisse à la nourriture le temps de se mêler avec le sang, et donne aux matériaux alibiles celui de se distribuer d'une manière régulière. La situation horizontale qu'il exige, et qui diminue la pression sur le rachis, rend le développement plus uniforme. Enfin, il régularise les sécrétions, et contribue ainsi à purifier la masse du sang. En un mot, il répond à tous les besoins de cet âge.

Qu'on me permette d'entrer dans quelques développemens.

Plus l'homme est rapproché de son origine, plus il a besoin de dormir. Après le sommeil de neuf mois dans lequel il a été plongé, il doit encore pendant quelque temps passer la plus grande partie de son existence à dormir, et je suis convaincu qu'on ferait périr un nouveau-né en le forçant de veiller durant vingt-quatre heures. A mesure que l'organisme se fortifie, la faculté et le besoin de veiller croissent aussi, mais il n'en faut pas moins encore céder à l'envie de dormir dès qu'elle se fait sentir. Lorsque l'enfant est parvenu à l'âge de six mois, on peut commencer à régler ses momens de sommeil, ce qui est en général très salutaire pour toutes les fonctions animales. On le laisse dormir la nuit entière, et en outre quelques heures, tant avant qu'après midi. Il faut surtout chercher de bonne heure à lui faire contracter l'habitude de consacrer la nuit au sommeil, ce qu'on obtient en éloignant toutes les impressions extérieures, la lumière, le bruit, mais surtout en ne cédant pas de suite au désir qu'il exprime de se lever, de boire, etc. Vers la fin de la seconde année, peut-être même plus tôt, il perd de lui-même l'habitude de dormir dans la matinée; mais, sous ce rapport, on doit s'en rapporter uniquement à l'instinct. Quant au sommeil après midi, on peut le permettre jusqu'à trois ans, et même plus tard, lorsque le besoin s'en fait sentir d'une manière impérieuse, car jusque là on doit compter qu'une moitié de la vie, c'est-à-dire douze heures par jour, est nécessairement consacrée à dormir. Cette durée diminue ensuite d'une heure environ chaque année, et vers l'âge de sept ou huit ans, l'enfant ne dort plus que huit à neuf heures, terme auquel il peut demeurer jusqu'à l'époque de la virilité.

Rien ne nuit davantage à l'enfant que de l'éveiller brusquement, si ce n'est d'employer la violence pour l'arracher au sommeil. Le passage de l'état de non-existence à celui de conscience, c'est-à-dire à l'aptitude de recevoir l'impression de toutes les causes excitantes du dehors, est un acte fort important pour un système nerveux si délicat; aussi la nature ne l'accomplit-elle sagement que d'une manière graduelle. Le sommeil fait place à l'assoupissement, et de légers rêves, des sensations incomplètes, nous préparent à un réveil complet; mais, quand la transition est brusque, elle imprime à l'organisation délicate de l'enfant une secousse qui peut amener des spasmes ou des convulsions, et même le prédisposer aux affections nerveuses. Il ne me paraît pas hors de toute vraisemblance qu'elle est susceptible de donner lieu au somnambulisme. Par la même raison, il ne faut pas qu'en se réveillant l'enfant soit frappé d'une vive lumière directe ou réfléchie; cette impression subite offenserait ses yeux et pourrait affaiblir sa vue.

Mais il n'est pas moins important que les enfans, après leur réveil, ne soient point livrés long-temps à eux-mêmes dans lé lit; car l'imagination tendue, la chaleur du lit, et même la rétention des matières excrémentitielles pourraient fort bien produire certaines excitations, qui entraîneraient le développement trop précoce de l'instinct sexuel. On ne saurait trop recommander de précautions sous ce rapport à ceux qui veulent préserver leurs enfans de l'onanisme. Le mieux est de les coucher à neuf heures du soir au plus tard, et de les tirer du lit le matin à six heures, dès qu'ils sont bien éveillés.

### La tête nue.

L'un des plus grands perfectionnemens de l'éducation physique est sans contredit la suppression de ces chauds bonnets qu'on faisait porter jadis aux enfants, et qu'on croyait indispensables à leur santé. Nulle révolution n'a été plus rapide et plus générale que celle-là, mais aucune non plus n'a produit de si beaux fruits. Depuis cette heureuse époque, la teigne, maladie autrefois presque inévitable, est passée de mode; les enfans sont moins sujets aux rhumes, ils ont de plus longs cheveux, leur complexion est meilleure, et, si je ne me trompe, tout leur extérieur est plus florissant. La médecine prouve que la nudité de la tête permet à la transpiration de s'y accomplir d'une manière plus libre et plus complète, modère l'afflux des humeurs vers cette partie du corps, fortifie le centre du système nerveux, endurcit même la substance osseuse du crâne, que, par conséquent, elle préserve d'une foule de maladies et d'accidens que les coiffures chaudes de nos ancêtres contribuaient tant à multiplier. Hérodote rapporte qu'après une bataille des Perses contre les Égyptiens, sous Cambyse, les morts des deux côtés ayant été mis à part, on fut surpris de trouver les crânes des Perses tellement mous qu'ils cédaient au moindre effort, tandis que des chocs violens étaient nécessaires pour briser ceux des Égyptiens. Il attribuait cette différence à la coutume que les habitants de l'Égypte contractaient dès leur enfance de raser leurs cheveux et de rester tête nue en toute saison, tandis que les Perses portaient continuellement de chauds bonnets.

La nature nous aurait depuis long-temps éclairés à cet égard, si les hommes étaient dans l'usage de la consulter dans les mœurs et les règles de conduite qu'ils adoptent. Siége des sens les plus importants, la tête devait rester nue ; aussi la nature en a-t-elle garni les parties rases d'une peau si imprégnée de sang, qu'elle résiste sans peine au froid, tandis que les autres sont garanties des intempéries de l'air par des poils que leur faculté peu conductrice du calorique rend propres à prévenir la dissipation de la chaleur intérieure et l'action trop vive de celle du dehors. Nous trouvons dans ces indications tout ce qu'il faut pour éviter des fautes dont on ne sait point encore assez se garantir, et sur lesquelles je crois devoir appeler l'attention.

Les cheveux sont la couverture naturelle et nécessaire de la tête ; d'où il suit qu'on doit couvrir la tête des enfants aussi long-temps qu'ils n'ont point encore de cheveux. C'est donc leur nuire que de les laisser nue tête pendant les premiers mois, surtout quand le temps est froid et humide. Les variations de la température, qui agissent alors immédiatement sur un organe délicat, la minceur et la non-fermeture du crâne, l'excessive sensibilité de l'enfant, qui le rend accessible aux moindres impressions du dehors, tout se réunit pour rendre cette habitude très préjudiciable à la santé, et capable même de compromettre la vie, sans parler des lésions mécaniques dont elle multiplie les chances. Cependant le bonnet ne doit point être trop chaud, et il faut le supprimer peu à peu, dès que les cheveux couvrent suffisamment la tête.

Ce n'est point non plus une chose indifférente que de couper les cheveux aux enfants. Peu importe que la mode allonge ou raccourcisse les habits, qui ne font point partie de notre corps ; mais il n'en est point de même à l'égard des cheveux. Écourter tout-à-coup une chevelure longue et fournie, c'est l'équivalent d'enlever brusquement le bonnet fourré à celui qui a l'habitude d'en porter un, et exposer, surtout dans les temps froids et humides, à des refroidissemens qui peuvent entraîner de fâcheuses conséquences. J'ai vu des enfants atteints de la teigne, dont on venait de couper les cheveux, tomber dans des maladies dangereuses, l'éruption ayant été répercutée ainsi avec autant de promptitude qu'elle aurait pu l'être par des affusions d'eau froide. Il faut donc, sous ce rapport aussi, éviter les sauts brusques, consulter le temps, avoir égard aux circonstances accessoires, et, dans tous les cas, ne point tailler les cheveux de trop près.

C'est encore un défaut que de pousser trop loin les préceptes qui viennent d'être tracés, et de laisser les enfants tête nue pendant les extrêmes de la chaleur et du froid. Une foule d'exemples établissent qu'un haut degré de chaleur ou de froid, quand il agit immédiatement sur la tête, peut donner lieu à des accidens dangereux, même mortels, par exemple, à des apoplexies, à des spasmes, à des convulsions, à des inflammations cérébrales. La prudence veut donc, quand la saison est rigoureuse, ou lorsque les enfans sont exposés aux rayons d'un soleil ardent, qu'on leur couvre légèrement la tête, qu'on leur donne un chapeau de feutre en hiver, de paille en été.

### L'exercice.

Vers la fin de la première année, l'enfant commence à sentir le besoin d'exercer ses jambes, de se tenir debout et de marcher. C'est le moment de lui venir en aide à cet égard, et de perfectionner cette nouvelle manifestation de force.

En commençant plus tôt à mettre l'enfant sur ses jambes et à le faire marcher, on s'expose à distordre les os des membres inférieurs, qui ne sont point encore assez solides pour supporter le poids du corps; on court même le risque de déformer ceux du bassin.

Mais ce n'est point assez de suivre la nature en ce qui concerne l'époque de ce développement, il faut également ne pas s'écarter de ses lois eu égard à la manière dont on appuie ses efforts. En d'autres termes, on doit suivre sa marche progressive, et laisser la nouvelle faculté se développer d'elle-même, plutôt que de chercher à la faire naître. On laissera donc d'abord l'enfant se traîner à terre, puis on lui présentera de temps en temps la main, pour qu'il apprenne à se redresser, à se tenir sur ses jambes et à marcher. Rien ne convient mieux pour cela qu'un gazon qui a été desséché par l'ardeur du soleil; tout s'y trouve réuni, conditions de sécurité et pureté de l'air.

Lorsque l'enfant commence à se tenir debout et à mettre ses jambes en action, on le fait marcher avec les deux mains. Il faut proscrire les brassières, qui gênent la poitrine, l'aplatissent, et déforment les épaules.

Il est essentiel, à cette époque, de ne pas laisser trop long-temps debout les enfans à la même place, inconvénient qu'entraînent surtout les chariots roulans. Rien ne les dispose plus à la difformité des jambes, du bassin et de la colonne vertébrale.

On voit certains enfans qui ne veulent ni marcher, ni se tenir debout, qui s'affaissent pour ainsi dire sur eux-mêmes quand on les met sur leurs jambes, ou qui, tout-à-coup, cessent de marcher après avoir commencé à le faire. Parfois ce phénomène tient à quelque autre travail de développement, par exemple, à la dentition, qui prive momentanément les membres inférieurs de leur force : en pareil cas, il ne tarde pas à cesser de lui-même. Mais, s'il persistait, si l'enfant, parvenu à l'âge de deux ans, refusait de se tenir debout et de marcher, ce serait l'annonce d'un commenment de rachitisme, et il faudrait alors réclamer les secours de la médecine.

Maladies ordinaires des jeunes enfans.

Mon intention n'est point ici de transformer les mères en médecins Il leur faudrait pour cela de longues et pénibles études, qui ne leur conviennent point, et je ne puis rien imaginer de plus dangereux qu'un être qui connaît des médicamens et des recettes sans savoir les appliquer. L'abus est alors inévitable : le meilleur remède employé à tort peut devenir un poison mortel , et il sera vrai de toute éternité qu'il vaut beaucoup mieux abandonner les maladies à la nature que leur opposer de mauvais moyens. Cette maxime s'applique plus encore aux enfans qu'aux adultes, tant parce qu'au début de la vie la moindre erreur de traitement peut entraîner de bien plus tristes conséquences, que parce que la nature possède alors bien davantage d'activité et de ressources. Ainsi, point de médicamens entre les mains de quiconque ne sait pas les placer à propos ! Les purgatifs, dont on se montre souvent si prodigue, nuisent toutes les fois qu'on les donne en temps inopportun. Ne perdons jamais de vue qu'administrer un médicament, c'est provoquer une maladie artificielle, ce dont la permission ne doit être accordée qu'à celui qui connaît bien la nature de l'homme et les principes de la médecine. Combien n'ai-je pas vu de tendres mères donner à leurs enfans, sur la foi de ces écrits populaires si imprudemment lancés dans le monde, des drogues dont l'effet était déplorable ! Condamnées à d'éternels remords, elles souffraient doublement et de leur perte et de la désolante idée d'en avoir été elles-mêmes la cause.

Je me propose donc uniquement d'inculquer aux mères quelques idées raisonnables sur les accidens ordinaires chez les jeunes enfans, de leur dire quels peuvent être dangereux et quels ne doivent inspirer aucune crainte, pour leur épargner des inquiétudes inutiles et de les préserver d'une fausse sécurité; enfin, de leur apprendre ce qu'elles ont à faire, mais surtout ce dont il leur importe de s'abstenir, et dans quelles circonstances l'appel du médecin devient nécessaire. Ce sont là, dans mon opinion, les seuls points à l'examen desquels un livre de médecine populaire doive se livrer.

Qu'on me permette seulement une remarque générale. Rien n'est indifférent dans les premiers temps de la vie; tout agit et influe bien davantage sur un être délicat et à demi formé que sur l'adulte. Un seul exemple en donnera la preuve. Percer les oreilles afin d'y mettre des anneaux, passe pour une opération insignifiante, et n'est réellement pas autre chose chez les personnes d'un certain âge ; mais une mère, préoccupée de l'idée d'épargner dans la suite des douleurs à son enfant, imagina de lui faire percer les oreilles quand il n'avait encore que quinze jours ; le petit malheureux fut pris du trisme des mâchoires, et il y succomba.

### Ictère des nouveaux-nés.

C'est une chose fort ordinaire que de voir, au troisième ou quatrième jour après la naissance, la peau de l'enfant prendre une teinte jaune, souvent très intense. Elle demeure ainsi pendant trois, quatre ou même huit jours, après quoi elle repasse à sa couleur naturelle.

Ce phénomène dépend de deux causes : l'une est le

changement nécessaire que doit produire l'impression inaccoutumée de l'air et des variations de température sur la peau, notamment sur le réseau délicat placé au-dessous de l'épiderme, et qui est le siége proprement dit de la couleur. La peau, qui n'avait été jusqu'alors en contact qu'avec un liquide doux et toujours chaud, est maintenant exposée à un élément auquel il lui faut s'accoutumer; elle a besoin pour ainsi dire de s'organiser en conséquence des nouvelles conditions au milieu desquelles elle se trouve placée, et ce grand changement doit nécessairement influer sur la composition de ses principes constituans, se déceler par une modification de la couleur. L'autre cause tient au méconium. On appelle ainsi les impuretés qui, durant le cours de la grossesse, se sont amassées dans le canal intestinal de l'enfant, et qui constituent une matière noire, semblable à de la poix, dont l'évacuation s'opère par le bas pendant les premiers jours de la vie, souvent jusqu'au huitième. Une certaine quantité de ces matières, en partie bilieuses et chargées de principes colorans, passe du canal intestinal dans les vaisseaux absorbans, et s'échappe par la peau et par l'urine, auxquelles par conséquent il arrive quelquefois de se teindre en jaune durant les premiers jours.

On voit donc que cet accident mérite à peine le nom de maladie, et que c'est un événement très naturel, qui ne devient maladie que dans quelques circonstances. On peut souvent le prévenir par deux moyens fort simples, le bain tiède et l'expulsion du méconium.

Je dois insister sur ce dernier point, car il s'y rattache une importante question, à l'égard de laquelle le pour et le contre ont été longuement débattus, celle de savoir si l'on doit donner des laxatifs à l'homme au moment où il entre dans la vie. Une foule de médecins modernes se prononcent pour la négative, et quelques uns même aiment mieux faire prendre un peu de vin, ce que je m'empresse de condamner; car il est certainement contraire à la nature de débuter par le plus fort et le plus échauffant des excitans.

Les partisans des laxatifs au début se fondent sur ce qu'il existe dans le canal intestinal de l'enfant du méconium, c'est-à-dire une substance étrangère et nuisible, qui doit être expulsée du corps, et sur ce que la nature elle-même en fait un précepte, puisqu'elle a rendu le premier lait des mères purgatif. Leurs adversaires disent qu'on a tort de débiliter par des purgatifs l'enfant qui vient de naître, et que d'ailleurs cette pratique est inutile, puisque la nature a pris soin d'assurer l'évacuation du méconium en communiquant des propriétés spéciales au premier lait.

A cela, je réponds que des deux côtés on reconnaît la nécessité de l'expulsion du méconium. La question se réduit donc à savoir s'il faut laisser agir la nature seule, ou si l'art doit lui venir en aide. Si l'on était bien certain que la nature exécutât toujours complétement le travail, on devrait à coup sûr le lui abandonner; mais il n'en est point ainsi dans tous les cas. Chez certaines mères, le lait est déjà si visqueux, qu'il n'agit plus

comme laxatif, et chez beaucoup d'enfans auxquels
on donne des nourrices, par conséquent du vieux lait,
il ne faut plus compter là-dessus.

Je crois donc que le plus sûr est de donner au nouveau-né un léger laxatif, en ayant soin de le choisir
tel qu'il ne débilite point, et qu'il n'aille pas au delà
des vœux de la nature. Or, la rhubarbe me paraît
être celui qui convient le mieux. On donne, pendant
trois ou quatre jours, trois ou quatre cuillerées par
jour de teinture aqueuse de rhubarbe, mêlée avec
parties égales d'eau de roses ou de fenouil, jusqu'à
ce qu'il ne reste plus aucune trace de méconium dans
les selles.

### Diarrhée.

La diarrhée, l'une des maladies les plus communes
chez les enfans, est souvent insignifiante, même parfois salutaire, mais aussi, dans certains cas, mortelle.
Le traitement exige donc de grandes précautions; car
il peut être aussi dangereux de supprimer une diarrhée
utile, que de n'en point arrêter une nuisible.

Tout dépend ici de la cause, de la constitution du
sujet, de la durée et du degré de la maladie.

Les causes les plus ordinaires sont, chez les petits
enfans, une indigestion, une surcharge de l'estomac,
la mauvaise qualité du lait de la mère ou de la nourrice, des acides, un refroidissement, le travail de la
dentition, la faiblesse, l'usage trop fréquent des purgatifs.

Le principe fondamental du traitement doit être de considérer toute diarrhée comme salutaire et utile, jusqu'à ce qu'on soit convaincu du contraire. Car si la cause se rattache à des matières âcres et indigestes dans les intestins, la diarrhée les entraîne au dehors, et par conséquent se guérit elle-même. Dans les cas même où elle dépend du travail de la dentition, ce qui arrive souvent, elle est un puissant moyen d'éloigner les accidens de la tête et de la poitrine, et l'expérience nous apprend que les enfans qui ont le cours de ventre en faisant leurs dents sont exempts de fièvre, de convulsions, de congestions pulmonaires, etc. Mais, d'un autre côté, il ne faut point oublier que cette évacuation, quand elle est trop forte ou prolongée, peut mettre la vie de l'enfant en danger.

Aussi long-temps donc que la diarrhée est modérée, c'est-à-dire qu'elle ne détermine pas plus de trois ou quatre selles par jour, que les matières ne sont ni vertes, ni trop aqueuses, que l'enfant conserve sa gaieté, son appétit, son embonpoint, on peut se renfermer dans le rôle de simple observateur, et il n'y a autre chose à faire que d'éviter les refroidissemens, de tenir le ventre et les pieds chauds, d'éviter les fruits, les acides, les alimens venteux, et de rendre les boissons et la nourriture mucilagineuses à l'aide du riz ou du gruau.

Mais quand les selles sont plus fréquentes, lorsque la diarrhée dure au-delà de huit jours, quand l'enfant devient pâle et faible, qu'il perd l'appétit, que sa peau s'échauffe, que les évacuations prennent un caractère insolite, ou que des cris fréquens témoignent l'existence de la douleur, il n'y a point de temps à perdre, et on doit appeler le médecin.

Si l'enfant est chétif et débile, toute diarrhée doit aussitôt être regardée comme un accident grave, qui nécessite l'intervention de l'art.

Lorsque les matières sont vertes et comme hachées, on a lieu de soupçonner des acides, et il convient alors de donner la rhubarbe; avec un peu de magnésie; on doit rechercher également s'il n'y aurait pas dans la nourriture de l'enfant quelque chose qui fût apte à engendrer des acides, comme l'abus du sucre, la graisse, la pâtisserie, les fruits, les légumes; s'il s'agit d'un enfant à la mamelle, on étudiera le genre de vie de la mère ou de la nourrice, qui devra renoncer aux alimens précités, et vivre principalement de viande et d'œufs.

Je dois signaler une cause fréquemment méconnue de diarrhées opiniâtres, l'habitude qu'ont certains enfans de se découvrir la nuit. On y obvie à l'aide de pantalons en tricot, retenus par une ceinture autour du corps.

Si les déjections sont teintes de sang, le cas mérite la plus sérieuse attention, et le concours du médecin devient nécessaire.

Ophthalmie des nouveau-nés.

C'est un des maux les plus dangereux, et malheureusement une cause qui fait que, dès leur entrée au
monde, les pauvres enfans perdent la vue pour toujours. Il importe donc d'y faire attention, et de bien
méditer ce que je vais dire à l'égard des moyens de
l'éviter.

Les enfans apportent rarement la maladie en venant
au monde. D'ordinaire, elle se déclare huit ou quinze
jours après la naissance. Plus elle se manifeste de
bonne heure, et plus elle est dangereuse.

Les causes sont : une lumière trop vive, la poussière,
la fumée, le manque de propreté, tant des yeux que du
corps entier, parfois aussi des principes morbifiques
héréditaires ou communiqués au moment de l'accouchement, des âcretés, pour me servir du terme consacré.

On voit, d'après cela, en quoi consistent les moyens
de la prévenir ; ils sont, pour la plupart, entre les
mains de la mère. Le principal est de ne jamais exposer
les yeux des enfans à une lumière trop vive ; de veiller
à ce que leur chambre soit exempte de poussière et de
fumée ; de nettoyer plusieurs fois par jour les yeux
avec de l'eau ; de laver souvent le corps, et de donner
fréquemment des bains. J'ai toujours vu que les enfans chez lesquels on observait scrupuleusement ces
précautions étaient exempts de l'ophthalmie, comme
aussi des aphthes et des maladies de peau.

Mais dès que la maladie a réellement éclaté, il faut recourir de suite à un médecin habile. Les devoirs de la mère se bornent alors à ouvrir les paupières plusieurs fois par jour avec circonspection, et à y instiller un peu de lait, pour entraîner la matière qui s'accumule fréquemment entre elles.

### Trisme des mâchoires.

Après l'ophthalmie, le trisme des mâchoires est la plus dangereuse des maladies qui attaquent l'enfant durant les premiers quinze jours de la vie, car celle-ci ne paraît pas plus tard, et par bonheur elle n'est point commune.

Les causes ordinaires sont les refroidissemens qui suivent de près la naissance, l'omission des moyens propres à nettoyer le canal intestinal, la ligature trop serrée du cordon ombilical, et la mauvaise qualité du lait de la nourrice ou de la mère, car l'expérience a appris qu'un prompt changement de lait met fin au mal. Je connais une famille dont la mère, voulant allaiter elle-même, perdit trois enfans de suite du trisme des mâchoires dans les premiers quinze jours, et sauva le quatrième, pour lequel fut prise une nourrice.

Ici également ce qu'il importe le plus, c'est de reconnaître la maladie à temps; car, une fois complétement développée, elle enlève à coup sûr l'enfant. Les mâchoires se serrent avec force l'une contre l'autre, de manière à ne pas laisser pénétrer une seule goutte de nourriture; le corps entier finit par devenir roide, et la mort arrive dans l'espace de deux fois vingt-quatre heures.

Les signes qui font craindre l'approche de cette maladie sont : l'enfant ne veut plus prendre le sein, il avale avec peine le liquide qu'on lui verse dans la bouche, en rejette une partie, et pousse des cris vio-lens; en y regardant de près, on s'aperçoit que les mâchoires s'écartent difficilement l'une de l'autre; l'enfant pousse souvent tout-à-coup de grands cris et se pelotonne convulsivement, les yeux distors, ou bien il se réveille en sursaut.

A l'apparition de ces symptômes, il faut appeler le médecin en toute diligence.

### Rhumes de cerveau et de poitrine.

Tous deux sont fort communs, mais ils le seraient bien moins si l'on gouvernait mieux les enfans; ordinairement c'est parce qu'on prend trop de soin pour les préserver de ces maladies qu'on les leur attire, et que parfois on ne peut plus les en débarrasser. La mère qui voit que son enfant s'est enrhumé, l'habille bien chaudement et ne l'expose plus à l'air. Arrive-t-il plus tard qu'on le sorte, il est pris de rhume sur-le-champ, et on lui fait subir une nouvelle quarantaine de huit à quinze jours dans la chambre. J'ai vu des enfans qui avaient ainsi passé la première année presque entière de leur vie sans jouir des bienfaits du grand air, et que cette réclusion avait rendus pour le reste de leurs jours tributaires du coryza et du rhume.

Je prie donc les mères de bien méditer les règles suivantes.

La vraie cause de la fréquence des catarrhes est toujours la faiblesse et l'irritabilité morbide de la membrane muqueuse du nez, de celle des poumons, et de la peau entière.

La cause prochaine du catarrhe est bien toujours un refroidissement; mais le froid n'aurait point agi ainsi si le corps avait été accoutumé aux intempéries de l'air, si la surface de la peau et des poumons, premier point de contact de ces influences extérieures, avait été plus endurcie.

Ce qui fait naître et alimente cette prédisposition aux catarrhes, c'est qu'on tient les enfans dans un air renfermé et trop chaud, qu'on les prive du grand air, et que, par des vêtemens trop chauds, on les accoutume à suer.

Donc le véritable et unique moyen de le prévenir consiste à observer les règles que j'ai tracées précédemment lorsqu'il a été question du lavage à l'eau froide, des bains tièdes et des bains d'air journaliers. Par là on fortifie la peau et les poumons, on endurcit la surface contre les pernicieux effets de la chaleur, du froid et des intempéries de l'atmosphère, et on corrobore la constitution au point qu'elle est difficilement atteinte, même dans les épidémies de catarrhe et de coqueluche.

Mais le bien qu'on procure ainsi aux enfans ne se borne pas uniquement à les garantir de catarrhes. On fortifie encore leur peau et leurs poumons pour la vie entière, et on les met à l'abri de toutes les autres maladies de poitrine, même de la phthisie pulmonaire. Car ce que nous appelons prédisposition aux catarrhes est toujours une faiblesse des poumons, et par conséquent une tendance à la phthisie. Plus un enfant est souvent enrhumé du cerveau et de la poitrine, et plus on peut être certain qu'il porte en lui le germe de cette triste maladie, de même que plus on le tient chaudement et renfermé, plus on peut compter que ce germe viendra à maturité. Nouvel exemple qui prouve combien, à l'aide de moyens simples, on peut, dès la première enfance, contribuer à consolider et prolonger la vie, même à éloigner ses plus cruels ennemis, au nombre desquels la faiblesse et les maladies du poumon tiennent à coup sûr le premier rang.

Quand le catarrhe existe, s'il est léger, si le temps n'est point humide ou très froid, il n'y a point nécessité de retenir l'enfant à la maison ; on suspendra seulement le lavage journalier à l'eau froide et le bain ; on fera prendre aussi une légère infusion de tilleul, avec du lait et du sucre, ou, si le petit malade tousse, de l'eau de gruau sucrée. Mais quand le catarrhe est intense et accompagné de fièvre, le grand air et tout changement brusque de température seraient nuisibles ;

il convient alors de consulter le médecin , dans la crainte qu'une inflammation pulmonaire ou quelque autre accident grave ne survienne.

Si la toux dure au-delà de quinze jours, en supposant même qu'il n'y ait point de fièvre , elle mérite attention et rentre dans les attributions du médecin, parce qu'ordinairement alors elle réclame des moyens plus énergiques.

Cependant je dois faire observer que, chez certains enfans, le travail de la dentition s'accompagne d'une toux et d'un engouement de poitrine , qui résistent à tous les remèdes tant que l'irritation dentaire persiste, mais cèdent d'eux-mêmes aussitôt que la dent est percée. Ces accidens tourmentent beaucoup les mères, mais à tort, puisqu'ils ne se rattachent point au poumon ; je les ai rarement vus entraîner des suites fâcheuses. Cependant on fait bien, s'ils acquièrent de la violence, ou s'ils se compliquent d'autres symptômes, de chercher au moins à les soulager, si l'on ne peut parvenir à les faire cesser entièrement.

### Fièvre.

La fièvre est un accident qui peut se joindre à toutes les maladies et éclater à tous les âges de la vie ; mais elle mérite toujours une grande attention, qu'elle soit seule ou qu'elle complique une affection quelconque. Car, bien qu'elle n'entraîne souvent aucun danger, elle peut aussi devenir mortelle, et il est impossible de rien préjuger sur ce sujet au début.

Je conseille donc dès qu'un enfant est pris de la fièvre, ou que ce symptôme vient s'adjoindre à une maladie qui en avait été exempte jusqu'alors, de ne point s'en rapporter à la nature seule, et d'invoquer les secours de l'art. En effet, il suffit souvent de quelques remèdes pour guérir à son origine une maladie qui devient mortelle au bout de huit ou quinze jours.

On aura soin de ne point exposer à l'air l'enfant atteint de la fièvre. On ne lui donnera rien non plus, pas même du bouillon, jusqu'à l'arrivée du médecin.

Les signes de la fièvre chez les petits enfans sont : une chaleur qui ne se fait d'abord remarquer qu'au front, la respiration chaude et précipitée, la soif et l'accélération du pouls. Cependant ce dernier signe laisse beaucoup d'incertitude chez les jeunes enfans, dont le pouls est toujours très vite et peut changer à la moindre cause.

### Hoquet et vomissement.

Rien de plus commun que le hoquet pendant les premiers mois de la vie ; rien aussi de plus insignifiant. Une légère surcharge de l'estomac, quelque peu d'acide dans ce viscère, un petit refroidissement, des vents, peuvent le faire naître. Tantôt il se dissipe de lui-même, tantôt il cède promptement à des serviettes chaudes sur l'estomac ou à une gorgée d'infusion de camomille chaude.

Mais quand il revient souvent et en toute occasion,

il annonce un estomac faible, et sous ce rapport peut servir de guide au traitement général.

Quant au vomissement, il a plus d'importance ; mais tout dépend des circonstances qui accompagnent et de ses diverses espèces. ·

Chez certains enfans, le vomissement est si ordinaire, qu'ils rendent une partie du lait ou des alimens qu'ils prennent, ce qui n'empêche pas beaucoup d'entre eux d'être bien portans, de profiter et d'acquérir des forces. Mais tous ne sont pas dans le même cas ; il y en a chez lesquels le vomissement habituel annonce une mauvaise disposition, et prouve qu'ils sont malades ou sur le point de le devenir. Il importe beaucoup de bien distinguer ces deux cas l'un de l'autre, car on aurait tort de recourir à des remèdes dans le premier, tandis que dans le second on doit faire cesser les vomissemens. Je vais donc indiquer les signes distinctifs que chaque mère peut saisir aisément et doit connaître.

Le vomissement, incapable de nuire, salutaire même, a cela de particulier que l'enfant rend le lait, non pas tel qu'il l'a pris, mais caillé. Il indique que l'appétit est très fort, que l'estomac admet plus qu'il peut contenir, mais qu'il possède une faculté digestive suffisante pour élaborer complétement le lait ; car la coagulation de ce liquide dans l'estomac est une condition indispensable pour qu'il soit digéré, et l'on se trompe en concluant de ce qu'il est vomi caillé, que l'estomac n'a point assez de vigueur ou souffre.

Le vomissement annonce en outre que l'estomac possède assez d'énergie pour rejeter le trop-plein. C'est donc non seulement un signe de bonne digestion, mais encore un moyen de prévenir les indigestions. On conçoit d'après cela que les enfans qui l'offrent prospèrent.

L'autre vomissement habituel, qui est nuisible et de mauvais augure, a pour caractère la couleur blanche et la non-altération du lait rendu. Ici il y a évidemment faiblesse de l'estomac et défaut de faculté digestive ; ou parfois aussi le lait est trop gras, pesant, indigeste. En pareil cas, on doit recourir au médecin.

### Aphthes.

Cette maladie consiste en petits ulcères blancs, non pas creusés, mais saillans, en manière de champignons, qui couvrent la langue et la surface intérieure de la bouche. Ces ulcères, par l'irritation qu'ils causent, déterminent des douleurs, la salivation, le hoquet, le vomissement, même la diarrhée et la fièvre, en même temps qu'ils gênent la succion et la déglutition. Ils peuvent finir par s'étendre jusque dans l'estomac et le canal intestinal, et devenir une maladie très dangereuse. Enfin ils ont cela de désagréable que l'enfant fait naître au sein de sa mère ou de sa nourrice des ulcérations douloureuses et fréquemment difficiles à guérir.

Les causes sont la mauvaise qualité du lait et des

alimens, les maladies de la mère ou de la nourrice, des saburres dans l'estomac ou le canal intestinal; mais surtout, ce à quoi on pense ordinairement le moins, la malpropreté, dans l'acception la plus large du mot. Ici je range l'omission du lavage et des bains, l'air corrompu et renfermé, le renouvellement trop rare du linge et des draps, enfin la mauvaise habitude de faire boire à la poupée, quand on n'a pas soin de changer très souvent l'éponge.

L'énumération de ces causes suffit pour indiquer les moyens de traiter, et, ce qui est plus important encore, de prévenir la maladie. On verra rarement des aphthes chez les enfans qui seront lavés tous les jours, qu'on baignera dans l'eau tiède une fois chaque jour pendant la première semaine, et tous les deux ou trois jours au moins dans la suite, dont on changera le linge aussitôt qu'il sera sale, dont on renouvellera souvent les draps et les matelas, dont la chambre sera bien nettoyée et aérée, qu'on fera boire à la cuillère et non au biberon, dont on aura soin de nettoyer fréquemment la langue et la bouche, enfin auxquels on procurera un bon lait de mère ou de nourrice.

Si les aphthes apparaissent dès le principe, outre les moyens qui viennent d'être indiqués, le mieux qu'on puisse faire est de frictionner souvent la langue et la bouche avec du sucre en poudre. Dans le cas où la maladie persisterait, il faudrait appeler le médecin, et surveiller la nourrice à l'égard soit des qualités de son lait, soit d'affections qu'elle aurait pu dissimuler.

### Intertrigo et éruptions à la peau.

L'un des accidens les plus ordinaires chez les enfans est qu'il se coupent dans les points où la peau forme des plis et subit des frottemens. J'ai reconnu que, de toutes les causes auxquelles on peut l'attribuer, la plus commune est la malpropreté, et surtout l'impardonnable négligence de changer le lit imbibé d'urine. Qu'on renouvelle trois ou quatre fois par jour les paillassons, qu'on observe les précautions indiquées à l'égard des lotions et des bains, et je puis assurer qu'on n'aura point à craindre que les enfans se coupent ou s'échauffent.

Lors même que le mal est arrivé, il n'y a rien de mieux à faire que de laver fréquemment les parties avec de l'eau froide, de donner des bains, et de changer souvent le linge. Presque toujours ces moyens réussissent avec promptitude. Je désapprouve les onguens et les corps gras, qui prolongent la durée du mal, et peuvent faire naître des ulcères.

Le meilleur préservatif est le lycopode, dont on saupoudre les plis de la peau.

Quand les écorchures ne cèdent pas à ces moyens simples, et qu'elles prennent un mauvais caractère, passent à la suppuration, répandent une odeur désagréable, on doit craindre que leur cause ne soit plus simplement superficielle, qu'elles ne dépendent d'une altération plus profonde des humeurs, et il faut consulter le médecin.

A l'égard des autres éruptions qui peuvent avoir lieu chez les enfans, elles exigent la plus grande circonspection. On doit s'abstenir même du lavage et des bains jusqu'à ce que le médecin ait prononcé. Car, quoique beaucoup de maladies cutanées cèdent à la propreté et à l'eau, il y en a, surtout parmi celles que la fièvre accompagne, dans lesquelles l'eau pourrait nuire beaucoup, et la mère ne saurait en faire la distinction.

La teigne se range ici. Ordinairement elle se rattache à la malpropreté chez les petits enfans. Je recommande donc, comme le meilleur moyen pour la prévenir et même pour la guérir quand elle existe, de comprendre la tête dans les lotions générales et les bains, de nettoyer souvent les cheveux avec un peigne fin ou une brosse, et d'enlever la crasse qui s'amasse sur le cuir chevelu.

### Acides dans les premières voies.

Il s'engendre très facilement dans l'estomac et le canal intestinal des acides dont la présence est décelée par les cris répétés et violens des enfans, qui ramènent leurs jambes vers le corps, vont souvent à la selle, rendent des matières vertes ou semblables à des œufs brouillés et d'odeur aigre, ou exhalent une odeur aigrelette par la bouche, et vomissent des liquides aigres. Cet état a de l'importance en ce qu'il occasionne de mauvaises digestions, trouble la nutrition, donne lieu à des maladies de peau, et peut déterminer des vomissemens violens, la diarrhée, même des accidens nerveux, des spasmes et des convulsions.

La cause qui fait que les enfans sont plus sujets à engendrer des acides que les adultes, est la faiblesse et le caractère incomplet de leur faculté digestive, qui les empêche d'élaborer les alimens, au point de faire disparaître toute trace de leur constitution primitive. Ainsi, la présence d'acides dans les premières voies peut tenir ou à l'usage d'alimens très susceptibles de subir la fermentation acide, comme les fruits, les légumes, le lait ancien, trop gras, aqueux, de mauvaise qualité, ou à une faiblesse extrême des organes digestifs, de laquelle il résulte que les propres humeurs de l'estomac passent à l'acidité.

On voit d'après cela combien est nuisible l'usage si répandu de combattre cet accident par des purgatifs et vomitifs. A la vérité, on enlève par là les acides existans, mais comme on débilite de plus en plus l'estomac, on ajoute à l'intensité de la cause, qui en reproduit sans cesse.

Le traitement rationnel consiste donc à rechercher la cause et à la détruire, par conséquent à changer le régime de l'enfant, à mettre de côté tous les alimens tirés du règne végétal, à examiner le lait, à rechercher si la mère ou la nourrice vit d'une manière convenable, car c'est souvent jusqu'à elle qu'on se voit forcé de remonter. La femme qui allaite doit donc aussi éviter les végétaux, manger de préférence de la viande ou des œufs, et surtout prendre plus d'exercice ; car c'est un point sur lequel on ne saurait trop insister, qu'à la vie sédentaire des nourrices se rattache souvent l'unique cause des acides chez les enfans. Ce phénomène a lieu de préférence chez les personnes qui menaient auparavant une vie active et laborieuse : voilà pourquoi tant de campagnardes qui jouissaient de la meilleure santé, la perdent et donnent de mauvais lait quand elles ont contracté pendant quelque temps l'habitude de la vie molle et oisive des nourrices sur lieu,

### Convulsions.

Les convulsions sont un accident grave qu'il ne faut jamais négliger.

Il est vrai qu'en raison de la grande irritabilité des enfans, des causes légères suffisent pour y donner lieu, et qu'alors elles se dissipent aisément ; mais elles peuvent aussi mettre la vie en danger.

Très souvent elles dépendent de vents ou d'acides dans les premières voies. En pareil cas, elles cèdent promptement, et à des moyens fort simples. Elles sont déjà plus sérieuses quand elles se rattachent à un refroidissement, à une affection morale de la mère ou de la nourrice, à des vers, et plus encore lorsqu'elles reconnaissent pour cause une variole ou une rougeole débutante, une grande faiblesse, comme dans le cas de diarrhée violente, ou une congestion de sérosité dans le cerveau. Les personnes étrangères à l'art de guérir ne pouvant distinguer ces divers cas, il y a nécessité absolue de faire venir le médecin.

J'ajouterai cependant que le plus efficace de tous les moyens, pour mettre les enfans à l'abri des convulsions, est de suivre le régime dont j'ai tracé la formule, et que quand elles ont éclaté, le meilleur traitement qu'on puisse employer, en attendant l'arrivée du médecin, consiste à donner un lavement d'eau de gruau, à faire prendre une légère infusion de camomille, à frotter doucement le bas-ventre, l'épine du dos et les jambes, avec de la flanelle, et à entretenir une chaleur douce autour de l'enfant.

## Dentition.

Quoique la dentition soit une opération toute naturelle, diverses circonstances accessoires, notamment la faiblesse et l'irritabilité de l'enfant, peuvent en faire une cause de maladie, et même de mort. On doit donc toujours considérer comme le signe d'une prédisposition maladive, ou d'une maladie déjà existante, lorsque l'éruption des dents s'accompagne d'accidens fâcheux.

L'époque à laquelle la nature veut que les dents percent est celle du huitième au dixième mois de la vie, et le travail continue, avec des intervalles de repos, jusqu'à la fin de la seconde année. Si les dents paraissent plus tôt, c'est un événement fâcheux, car il prouve que la nature marche avec trop de précipitation, et tout développement prématuré est nuisible; d'ailleurs, l'enfant est trop irritable encore à cette époque, et trop sujet aux accidens nerveux. Si elles percent plus tard, il n'y a point à s'en plaindre; peut-être même est-ce un bien, puisque le corps est alors plus robuste et moins impressionnable.

Mais il faut bien distinguer le travail de la dentition de l'éruption des dents. Le travail de la dentition est l'époque à laquelle le germe de ces petits os commence à se développer et à s'étendre dans tous les sens. Il débute ordinairement dès le cinquième ou sixième mois, et s'annonce par de la tension, un flux de salive et des douleurs, sans qu'on aperçoive encore de gonflement aux gencives.

L'ordre naturel que les dents suivent en perçant les mâchoires est celui-ci : on voit paraître d'abord les huit incisives, puis les premières molaires, ensuite les quatre canines, et en dernier lieu les molaires postérieures. Les dents parallèles des deux côtés percent constamment ensemble. Tout écart de cet ordre est contraire au vœu de la nature, et d'une fâcheuse signification.

Les signes annonçant que les dents vont percer sont les suivans : l'enfant pousse souvent tout-à-coup de grands cris, en portant les mains à la bouche, et redevient non moins subitement calme; il a toujours les doigts fourrés dans la bouche, et il y porte tout ce qu'on lui donne, pour le serrer entre ses mâchoires; il salive continuellement, la gencive est gonflée et rouge sur certains points, et l'enfant ne permet pas qu'on y touche, ce qui annonce de la douleur, ou aime qu'on la lui frotte, ce qui prouve qu'il y ressent du prurit.

S'il ne survient pas d'autres accidens, il faut demeurer spectateur oisif, et se borner à satisfaire l'instinct de la nature, en donnant à l'enfant quelque objet qu'il puisse mordre. Ici les opinions sont partagées. Les uns veulent qu'on lui présente des corps durs, et les autres recommandent les corps mous. Pour décider la question, examinons quel est le but qu'on se propose. On veut d'un côté user la gencive qui couvre la dent, et d'un autre côté, diminuer la tension douloureuse des parties. L'une et l'autre intentions se trouvent remplies en faisant usage d'un morceau de racine de guimauve. La succion du sein est un excellent moyen aussi, et il ne faudrait pas d'autre preuve pour démontrer qu'on ne doit au moins pas sevrer les enfans avant qu'ils aient fait leurs premières dents.

Mais souvent la dentition s'accompagne d'accidens qui peuvent dégénérer en maladies très dangereuses. Le plus ordinaire et le moins redoutable est la diarrhée. L'expérience nous apprend que les enfans qui éprouvent alors une diarrhée légère, sont ceux qui franchissent le mieux cette époque sans fièvre ni symptômes nerveux. Il ne faut donc point supprimer le cours de ventre : loin de là même, on doit chercher à le rétablir s'il vient à cesser, et que des accidens se déclarent. Bien entendu toutefois qu'il s'agit uniquement d'une diarrhée modérée; car, si elle devient trop forte, si du sang se mêle aux matières, il y a maladie, et on doit appeler le médecin.

D'autres enfans sont pris de toux et d'engouement de poitrine, qu'on peut supporter, tant qu'ils ne dépassent pas certaines bornes, et qui résistent même à tous les moyens jusqu'à ce que l'éruption des dents soit terminée. Cependant si ces accidens acquéraient de la violence, il faudrait consulter un homme de l'art.

Quelquefois il paraît des éruptions cutanées de forme diverse, ou des places écorchées et suppurantes. On ne prendra aucun souci de ces accidens, qui en préviennent d'autres plus graves, et qui cesseront d'eux-mêmes après la fin du travail de la dentition.

La complication de fièvre ou de convulsions est plus sérieuse. Ici il y a toujours danger, et le médecin doit être appelé en toute diligence.

### Croup.

Le croup est une de ces maladies dont la guérison dépend de la promptitude avec laquelle on la reconnaît, car le danger croît d'heure en heure, et la mort est inévitable au second, ou tout au plus au troisième jour. Sa cause la plus ordinaire est le passage subit des enfans du chaud au froid, ou leur exposition à un vent âpre du nord ou du nord-est. Il est digne de remarque qu'on ne l'observe pas après l'âge de sept ans.

Voici les signes de cette maladie : l'enfant est pris tout-à-coup, presque toujours la nuit, d'une respira-

tion sifflante, et d'une toux qui ressemble à l'aboie-
ment d'un gros chien ou au cri d'une poule, sans que
d'ailleurs il paraisse encore malade. Mais on doit, sans
perdre de temps, appeler le médecin; car s'il arrive
trop tard, la mort est infaillible, tandis que si les secours sont administrés à temps, la guérison est sûre
et même facile. Jusqu'à son arrivée, le mieux est de
faire avaler fréquemment des gorgées d'eau de guimauve et de tilleul sucrée, ou des cuillerées de sirop
simple; de tenir sous le nez une éponge imbibée d'infusion chaude de tilleul, afin que l'enfant respire la
vapeur, et de mettre un cataplasme de levure autour
du cou; on peut aussi placer de légers sinapismes aux
mollets, et les y laisser jusqu'à ce que la place rou-
gisse, ou que l'enfant ressente des douleurs.

Je dois ajouter, pour tranquilliser les mères, qu'une
voix rauque n'annonce pas toujours le croup, et qu'elle
peut avoir lieu dans tout rhume intense de cerveau
ou de poitrine, sans traîner aucun danger à sa suite.

### Inflammation du cerveau.

Cette maladie est plus commune aujourd'hui qu'elle
ne l'était autrefois, ce dont il faut incontestablement
accuser surtout la nourriture échauffante et trop co-
pieuse qu'on prodigue aux enfans, et la mauvaise habitude d'exposer leur tête nue et presque rasée à l'action d'un grand froid ou d'une vive chaleur. Malheureusement elle est une des plus dangereuses de toutes.

Comme à l'égard de la précédente, tout dépend de la promptitude avec laquelle on constate qu'elle existe. Je vais donc faire connaître quels en sont les premiers signes.

Elle affecte deux formes différentes, suivant qu'elle frappe tout-à-coup les enfans, ou qu'elle se développe peu à peu.

Dans le premier cas, l'enfant est pris d'une fièvre qu'accompagne surtout une forte chaleur à la tête. La maladie complique souvent la dentition, lorsque la constipation se joint à cette dernière. Bientôt il survient un sommeil continuel, ou un état de stupeur, avec rougeur de la face; les enfans portent leurs mains à leur tête, et ils éprouvent des convulsions plus ou moins vives. En pareil cas, il n'y a point un instant à perdre pour appeler le médecin.

Dans l'autre, les premiers symptômes consistent en ce qu'un enfant jusqu'alors bien portant commence à devenir, sans cause appréciable, fatigué, indolent, indifférent pour tout, ou à changer entièrement de caractère : il a mal à la tête; quelquefois son visage est par momens pâle et affaissé; il a le regard terne et les pupilles très dilatées; pendant la nuit, son sommeil est agité. Il se réveille fréquemment en sursaut, il grince des dents; sa digestion se fait mal; il éprouve de la constipation; il a des nausées et des vomissemens. J'ai noté aussi, comme signe qui mérite une attention spéciale, qu'il se laisse fréquemment tomber, et sans la moindre cause. J'ai vu plusieurs enfans être en proie pendant plusieurs nuits à des spasmes soudains, dont il ne restait pas la moindre trace dans la journée. Dès qu'une mère reconnaît ces symptômes, elle doit se hâter d'invoquer les secours de l'art, parce qu'autrement la mort aurait lieu infailliblement en une, deux ou trois semaines.

### Lésions extérieures.

Les lésions extérieures déterminées par des coups, des chutes, etc., sont des événemens fort ordinaires chez les enfans, et ceux qui alarment le plus la tendresse des mères. Il est heureux que nous puissions recommander, pour en combattre les suites, un moyen réellement universel, et qu'on trouve partout sous sa main, l'eau froide. On lavera de suite la partie avec l'eau la plus froide qu'on pourra se procurer, et on la couvrira ensuite d'un cataplasme froid, qui devra être renouvelé aussitôt qu'il se sera échauffé. Par là on prévient l'inflammation, la douleur, le gonflement, l'extravasation du sang. La prompte application de l'eau froide est même d'un grand secours dans les lésions les plus graves, celles qui exigent l'emploi des ressources de la chirurgie.

Toutes les fois qu'un enfant a fait une chute ou reçu un coup sur le dos, on fera examiner la colonne vertébrale avec le plus grand soin, car ces accidens donnent souvent lieu à des déplacemens de vertèbres, qui plus tard entraînent des déviations.

Dans les brûlures qui ne sont point avec perte de l'épiderme, je ne connais pas de meilleur moyen que l'immersion de la partie dans l'eau froide et renouvelée sans cesse. On y laissera la partie jusqu'à ce que toute douleur ait disparu. Ce moyen non seulement fait taire sur-le-champ la douleur, mais encore prévient toutes les suites fâcheuses. Si l'immersion n'est pas praticable, on aura recours aux fomentations à la glace.

Ordinairement on prévient par là les ampoules. Mais s'il s'en produit, on se gardera bien de les ouvrir.

Quand la brûlure a été assez forte pour que l'épiderme soit détaché de suite, il faut recourir aux applications de corps gras, tels que le beurre frais ou le cérat.

En cas de coupures, le mieux est de les laisser saigner jusqu'à ce que le sang s'arrête, et d'en réunir alors les bords avec du taffetas d'Angleterre.

### Scrofules. Rachitisme (1).

Ces deux maladies ont beaucoup d'affinité l'une avec l'autre, sont très communes, et appartiennent à la catégorie de celles qui dépendent le plus souvent d'un mauvais système d'éducation physique, qu'on

(1) Voyez *Traité des maladies scrofuleuses*, par Hufeland, traduit de l'allemand par J.-B. Bousquet, avec des notes, par le baron Larrey. Paris, 1819, in-8°.

peut par conséquent prévenir à l'aide d'une méthode rationnelle. Aussi importe-t-il que les mères sachent les reconnaître à leur début, puisque la médecine, appelée à temps, peut en arrêter les progrès et les guérir.

Les scrofules ont pour signes ceux qui suivent : la peau est fine, le visage un peu bouffi; la lèvre supérieure grosse; le corps volumineux, mais sans consistance, mou et comme spongieux; çà et là, surtout au cou, on aperçoit des gonflemens glandulaires : il y a souvent des éruptions cutanées, notamment à la tête; dans beaucoup de cas, les yeux sont chassieux, ou les oreilles coulent. Les enfans blonds et à yeux bleus sont les plus exposés à cette maladie.

Le rachitisme se reconnaît au volume extraordinaire de la tête; à la tuméfaction des extrémités articulaires des os, ceux du poignet surtout; enfin à ce que les enfans, quoiqu'ils aient atteint leur deuxième année, non seulement ne marchent pas, mais ne veulent pas même se tenir debout.

Les causes ordinaires sont une mauvaise nourriture, c'est-à-dire l'usage de la bouillie, la surcharge habituelle de l'estomac, le défaut de lait, le mauvais air, les habitations humides, et la malpropreté. On ne peut malheureusement pas nier non plus l'influence de l'hérédité.

Les meilleurs préservatifs sont les règles d'éducation physique que j'ai tracées : la propreté, les lotions journalières avec l'eau froide, les bains tièdes fréquens, le grand air, un régime simple , des alimens de bonne qualité.

Quand la maladie est déclarée, il faut recourir à la même méthode, mais en insistant davantage encore sur l'observation des préceptes. Le traitement ne peut être confié qu'à un médecin habile.

### Vaccine.

Je m'estime heureux d'avoir à exposer, au lieu du traitement de la petite vérole, le moyen simple et facile à l'aide duquel on s'en garantit. L'expérience a parfaitement démontré qu'on peut préserver les enfans de cette cruelle et pestilentielle maladie , en leur inoculant la vaccine, qui ne leur fait pas courir le moindre danger, et qui mérite à peine le nom de maladie. C'est donc un devoir sacré pour toutes les mères de faire participer leurs enfans à ce bienfait de la Providence, et elles sont responsables de tous les malheurs qui pourraient résulter de leur négligence. La vraie vaccine, quand elle a suivi son cours régulier, met infailliblement à l'abri de la variole ; elle ne fait jamais courir le moindre danger , et jamais non plus elle ne traîne de fâcheuses conséquences à sa suite. Ainsi, d'un côté, une maladie légère, sans danger ni douleurs ; de l'autre, une véritable peste, qui mène à sa suite une effroyable cortége de maux, occasionne souvent la mort, et détermine plus fréquemment encore d'ineffaçables difformités de tous genres. Qui oserait hésiter dans le choix ?

La vaccine peut être pratiquée dans tous les temps de l'année et à tout âge ; mais le mieux est d'y recourir à la fin du troisième mois, pour mettre le plus tôt possible l'enfant à l'abri de la petite-vérole. Il faut la confier à un praticien habile, non à cause d'un danger qui n'existe pas, mais pour être bien certain que toutes les précautions propres à assurer le succès auront été prises.

### Déviations des os.

J'arrive à un sujet qui mérite une sérieuse attention. Les déviations de la colonne vertébrale sont une des plus tristes, et malheureusement une des plus fréquentes infirmités du corps humain. On n'en finirait pas s'il fallait énumérer toutes les conséquences qu'elles entraînent chez l'homme considéré comme être physique, comme être moral et comme citoyen. Irritabilité morbide du système nerveux, hypocondrie, spasmes, irrégularité de la circulation, hémorroïdes, crachement de sang, asthme, phthisie pulmonaire, désordres de la digestion, hernies, difficultés de la parturition, sont les plus ordinaires de leurs résultats physiques. Et qui ne sait combien elles influent sur le caractère, sur la tournure d'esprit, sur la conduite, sur la destinée entière d'un homme? La source de tous ces maux remonte ordinairement à la jeunesse, même à la première enfance, et il suffit d'un peu plus d'attention consacrée à l'enfant pour le préserver sûrement d'un malheur qui fera plus tard son désespoir. Je vais donc faire connaître les causes qui l'amènent, les traces auxquelles on peut en apprécier le début, et les moyens simples à l'aide desquels on parvient à prévenir ou à guérir le mal commençant. J'ai eu souvent occasion d'observer les déviations de la colonne vertébrale, et je suis pleinement convaincu que l'ignorance des causes et le défaut d'attention aux premiers symptômes sont les circonstances qui ont le plus de part à leur fréquence, et que les moyens auxquels on a ordinairement recours sont plus propres à les aggraver qu'à y porter remède, tandis que ceux dont je vais donner l'énumération m'ont plus d'une fois permis de guérir la maladie, soit lorsqu'elle était seulement commençante, soit même quand elle avait déjà fait d'assez grands progrès.

Voici quel est le principe fondamental à l'aide duquel on explique le développement de la maladie et on fixe les règles de son traitement : un degré convenable de force et d'activité des muscles et des ligaments maintient le rachis droit, et résiste même aux influences nuisibles et aux efforts mécaniques qui pourraient lui imprimer une direction vicieuse. Au contraire, la faiblesse et le relâchement sont les circonstances les plus favorables aux déviations de l'épine du dos, colonne formée de nombreuses pièces empilées les unes sur les autres, qui ne peuvent être maintenues dans la bonne direction que par l'action puissante et uniforme des ligaments et des muscles.

Telle est la cause principale des déviations, qui dépendent bien plus rarement qu'on ne le pense de lésions mécaniques, telles que coups et chutes. En effet, où rencontre-t-on le plus d'individus difformes? Ce n'est point dans les campagnes, où les enfants passent la journée entière sans qu'on les surveille, et éprouvent des accidents sans nombre, mais dans les villes, et surtout dans les grandes villes, où ils vivent renfermés et sédentaires, où on écarte d'eux toutes les causes de lésions, mais où ils sont privés du grand avantage d'exercer leurs forces physiques, et condamnés à une vie pour ainsi dire passive. En y regardant même de près, nous trouvons que les villes où l'on compte le plus de gens difformes sont celles où les enfants sont le plus sévèrement assujettis à ce genre de vie sédentaire, et traités moins comme des êtres vivants que comme de jolies poupées.

Les causes sont :

1° Tout ce qui peut produire la faiblesse et le relâchement du corps. Malheureusement l'hérédité se place ici en première ligne. Il n'est que trop certain qu'un homme peut devoir à des parents débiles une complexion chétive, qui le prédispose toute sa vie à une foule de maux, sans excepter les déviations de la colonne vertébrale. Une faiblesse ou une difformité locale peut même se transmettre aux enfants. Mais, bien plus fréquemment, la débilité est le résultat d'influences nuisibles, parmi lesquelles je range surtout la privation de l'air, l'ensevelissement dans une atmosphère trop chaude, la soustraction au grand air, la malpropreté, la mauvaise nourriture et le défaut de mouvement.

2° La station prolongée, la vie sédentaire et toute direction uniforme du corps qui persiste long-temps. On commet souvent des fautes à cet égard dès les premières années de la vie, et l'on pose ainsi les fondemens de distorsions futures. C'est ce qui arrive, par exemple, quand on porte toujours l'enfant du même bras. J'ai vu cette habitude suffire en peu de mois pour élever une épaule au-dessus de l'autre et même dévier le rachis. Les mères et les nourrices doivent donc se faire une loi de porter alternativement les enfants sur l'un et l'autre bras.

L'habitude d'être assis est la source d'un grand nombre de maladies inconnues aux anciens, qui se tenaient plus souvent couchés qu'assis. Je suis persuadé, par exemple, que la fréquence de l'hypocondrie et des hémorroïdes doit être attribuée à ce que beaucoup d'hommes passent aujourd'hui la plus grande partie de leur vie sur un siége, attitude dans laquelle le bas-ventre subit une compression continuelle. La circulation et la digestion sont gênées, et les viscères abdominaux finissent par s'engorger et tomber dans l'atonie. Mais la vie assise nuit bien davantage encore aux enfans, dont elle trouble le développement, et je ne doute pas qu'elle ne soit une des principales causes de la fréquence actuelle des déviations de la colonne vertébrale. Rien n'est plus absurde que de convertir

en une statue l'enfant auquel la nature a si sagement
inculqué l'instinct du mouvement, et dont l'organisation semble avoir été calculée pour en faire un mobile
perpétuel; aussi la nature se venge-t-elle cruellement
de cette infraction à ses lois.

Examinons de plus près les effets de la situation assise prolongée sur les enfans. Les vertèbres du dos
sont continuellement comprimées, ce qui entraîne la
stase et l'épaississement des humeurs. D'ailleurs, l'enfant condamné à ce genre de torture ne peut se tenir
droit; il se penche, soit en avant, soit de côté, et dès
lors rien n'est plus facile qu'une ou plusieurs vertèbres
cèdent peu à peu, ou que la colonne entière prenne
une fausse direction, qui, à une époque où l'accroissement marche avec tant de rapidité, ne tarde pas à
dégénérer en vice de conformation. De plus, la situation assise laisse dans l'inaction les muscles du dos et
des lombes, dont l'office est de redresser l'épine ; le
bassin lui-même devient oblique. La situation assise
n'est jamais plus nuisible que le soir et pendant la
nuit, parce que la fatigue du jour a fait perdre aux
muscles et aux ligamens leur énergie et leur ressort.

J'ai connu une famille entière dans laquelle presque tous les enfans étaient difformes, parce qu'on les
forçait d'étudier fort avant dans la nuit. Si donc
les circonstances obligeaient d'imposer cette situation
aux enfans, il faudrait du moins veiller à ce qu'ils se
tinssent droits, sans s'incliner ni à droite ni à gauche.

C'est surtout lorsqu'ils écrivent qu'on doit les surveiller avec attention.

La station prolongée leur est également nuisible, car ils ne sauraient la supporter quelque temps sans faire peser le poids du corps tantôt sur une jambe et tantôt sur l'autre, ce qui peut entraîner la déviation du rachis.

3° Le défaut de mouvement libre et uniforme. C'est pendant l'enfance que le corps croît le plus. Il s'étend dans toutes les directions : la masse de force et de matière augmente sans cesse sur chaque point. La principale condition est que le développement s'opère d'une manière uniforme et complète, ce qui ne peut avoir lieu que par un mouvement actif; et à la faveur d'attitudes variant à chaque instant.

Il n'y a que ce jeu libre des organes, que cette activité générale qui rendent possible l'harmonie du tout, une belle et complète croissance. Mais malheureusement nous réprimons avec violence cette salutaire propension au mouvement, nous travaillons à développer les facultés de l'âme quand il ne faudrait s'occuper que de celles du corps, et nous faisons tout ce qui dépend de nous pour réduire les enfans à un état passif; car trop souvent l'enfant qu'on dit bien élevé n'est autre chose que celui qui aime à rester assis et à ne point agir.

Les conséquences sont un développement incomplet et vicieux, une répartition inégale des forces et des humeurs, l'altération des liquides, la distorsion du corps. Qu'on visite certaines fabriques et maisons d'orphelins, où les enfans sont de bonne heure sevrés du mouvement et contraints de demeurer assis, on verra se multiplier par centaines les exemples à l'appui de cette vérité.

Les mouvemens et les efforts qui ne sont point uniformes et s'exercent toujours dans une même direction, peuvent également donner lieu dans l'enfance à des vices de conformation.

4° Les fautes commises à l'égard du sommeil. Le sommeil est le temps pendant lequel l'enfant croît le plus et le travail de la nutrition s'accomplit avec le plus de perfection. C'est donc en quelque sorte l'atelier de la nature créatrice, et par cette seule raison il faudrait y veiller avec soin dans l'éducation physique. Rien ne devrait alors agir sur l'enfant, au dehors ou au dedans de lui, qui pût troubler une opération si importante, ou lui imprimer une fausse direction. Qu'on réfléchisse bien d'ailleurs que le lieu où l'on dort est celui où l'on reste le plus long-temps. Aussi, les influences fâcheuses, l'air vicié, les émanations malsaines, les mauvaises positions du corps, ne nuisent-elles jamais plus qu'alors, parce qu'elles ont le temps de s'infiltrer en quelque sorte dans la constitution. Mais ici je ne dois parler que des circonstances qui, pendant le sommeil, peuvent donner lieu à des déviations. Voici quelles sont les principales :

Faire mettre les enfans trop tard au lit, et les obliger de rester assis sur des siéges, où la fatigue des muscles leur fait prendre de mauvaises positions et les porte à s'endormir. Dès qu'un enfant est las, et qu'il a envie de dormir, on doit le coucher.

Raccourcir trop le sommeil des enfans; car c'est diminuer le temps pendant lequel ils conservent la situation droite et étendue, si favorable à l'accroissement.

Les laisser dormir assis ou dans une fausse position; c'est une faute à laquelle on ne fait ordinairement point attention, et que je ne saurais trop signaler. Beaucoup de parens croient utile que les enfans aient la poitrine et la tête hautes en dormant; et pour cela ils relèvent le haut du lit presque à angle droit. Mais ceux qui ont à cœur la croissance régulière de leurs enfans, doivent renoncer à cette pernicieuse habitude. Au lieu que les vertèbres soient écartées l'une de l'autre, elles continuent de se comprimer, les muscles et les ligamens relâchés cèdent facilement, et l'épine se dévie à droite ou à gauche. Un autre inconvénient de cette coutume, c'est qu'elle se conserve pendant toute la vie et entraîne une foule de conséquences fâcheuses, notamment des maladies chroniques du bas-ventre, qui éprouve de la gêne et de la compression durant la nuit entière, en sorte que la circulation, la digestion et la sécrétion ne peuvent point s'accomplir librement. Toute position autre que l'extension en ligne droite, pendant le sommeil, est nuisible.

Faire coucher les enfans dans des lits de plume. La

trop grande chaleur qu'occasionnent ces lits relâche les muscles et les ligamens. Leur mollesse fait aussi qu'ils cèdent au poids du corps, et forment un creux, de sorte que la colonne vertébrale ne se trouve jamais étendue en ligne droite.

Parmi les causes, il faut encore ranger les vêtemens trop étroits ou mal ajustés, mais surtout les corsets, à l'aide desquels on croit prévenir les déviations, quoiqu'ils soient le plus sûr moyen de les produire, en privant les muscles dorsaux de leur énergie et forçant le corps, par leur pression, de prendre des inflexions vicieuses.

Toute maladie, aiguë ou chronique, peut donner lieu à des déviations de la colonne vertébrale. Elle produit quelquefois cet effet par l'obligation qu'elle impose de conserver long-temps la même position, par exemple dans le cas de fractures. J'ai connu un jeune homme qu'une pleurésie força de rester trois semaines entières sur le même côté, et qui se releva atteint d'une difformité complète de la colonne vertébrale, dont on parvint cependant ensuite à le guérir. Dans d'autres circonstances, c'est par la faiblesse générale qu'elles déterminent, ou par les métastases auxquelles elles donnent lieu. Les scrofules et la rougeole sont les causes les plus fréquentes des difformités.

Une croissance trop rapide affaiblit le corps, mais surtout les ligamens et les os. Elle peut amener la déviation de la colonne vertébrale, soit par elle-même en raison du manque de soutien et de ressort, soit par l'influence d'autres causes qui agissent à cette époque.

Les chutes, particulièrement sur le dos, et les distensions violentes peuvent produire le même résultat. Cependant l'effet dépend beaucoup ici de l'énergie naturelle du corps. Il est certain qu'un enfant robuste et bien portant supportera de telles lésions sans inconvéniens, tandis qu'elles auront les plus tristes conséquences chez un autre d'une constitution débile. Aussi sont-elles à redouter surtout pendant les deux premières années de la vie. Il faut donc les éviter alors avec le plus grand soin. Je recommande instamment de ne point soulever les petits enfans par un bras, comme on le fait si souvent, car c'est un moyen presque infaillible de leur donner une épaule plus haute que l'autre et de dévier leur colonne vertébrale.

Exposer les causes des difformités, c'est tracer les règles du traitement préservatif. Tout l'art consiste à éviter ces causes, et à suivre une marche directement inverse. On aura soin de laver tous les jours le corps entier, et l'épine du dos surtout, avec de l'eau froide; on fera prendre des bains tièdes une ou deux fois par semaine; on ne donnera que des alimens de bonne qualité; on sera très sévère sur l'article de la propreté. On fera prendre l'air aussi souvent que possible aux enfans; on ne les forcera pas de rester constamment assis ou debout, et on leur permettra de se mouvoir en toute liberté; on les couchera sur des matelas de crin ou de paille fraîche, en veillant à ce qu'ils soient bien étendus en ligne droite, la tête seulement un peu relevée par un petit coussin en crin; on corrigera toute mauvaise habitude qu'ils pourraient prendre dans la tenue de leur corps; on les couchera dès qu'ils auront envie de dormir; on ne leur fera porter que des habillemens bien faits.

S'il existe déjà un commencement de déviation, on doit en toute hâte consulter l'un des médecins qui s'occupent spécialement de ces difformités. Le succès dépend de la promptitude avec laquelle on se décide à invoquer les secours de l'art.

**FIN.**

# TABLE DES MATIÈRES.

FIN DE LA TABLE.

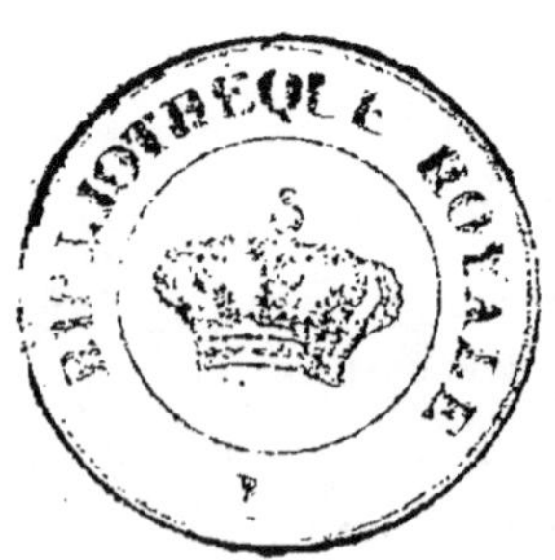

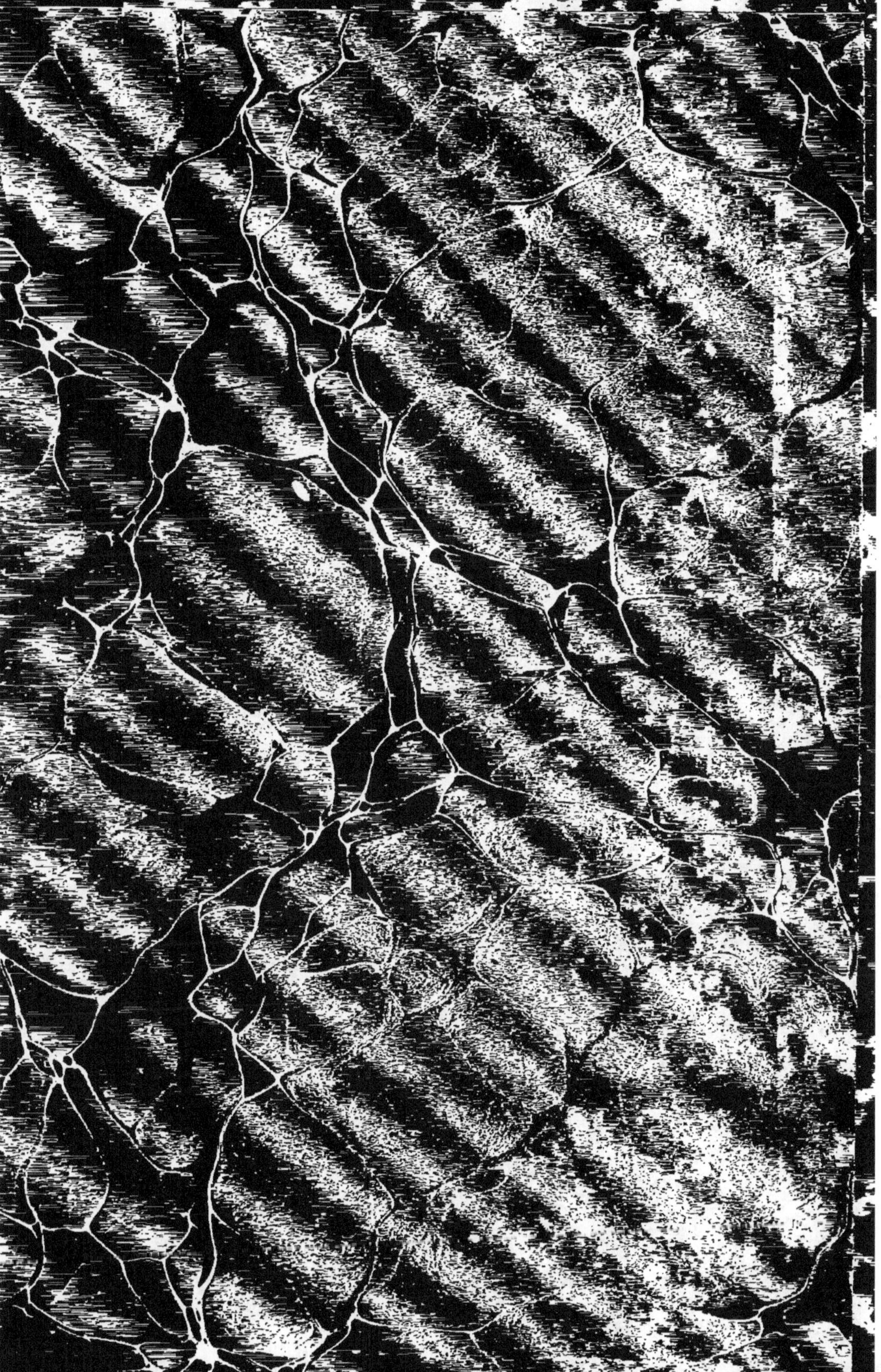